北京市高等教育精品教材立项项目

高等医学院校护理学专业教材

现代护理新概念与相关理论

（第三版）

主　编　邹　恂

副主编　尚少梅　吴　瑛

编　者　按姓氏笔画顺序排序

丛笑梅　孙玉梅

孙宏玉　刘　宇

邹　恂　吴　瑛

陈卫红　陆　虹

尚少梅　宫玉花

路　潜

北京大学医学出版社

XIANDAI HULI XINGAINIAN YU XIANGGUAN LILUN

图书在版编目（CIP）数据

现代护理新概念与相关理论/邹恂主编.—3版.
—北京：北京大学医学出版社，2004.7（2021.2 重印）
ISBN 978-7-81071-655-0

Ⅰ.现…　Ⅱ.邹…　Ⅲ.护理学　Ⅳ.R47

中国版本图书馆 CIP 数据核字（2004）第 057675 号

现代护理新概念与相关理论

主　　编：邹恂
出版发行：北京大学医学出版社
地　　址：（100083）北京市海淀区学院路 38 号　北京大学医学部院内
电　　话：发行部 010－82802230；图书邮购 010－82802495
网　　址：http://www.pumpress.com.cn
E－mail：booksale@bjmu.edu.cn
印　　刷：北京溢漾印刷有限公司
经　　销：新华书店
责任编辑：许立　**责任校对：**李宗华　**责任印制：**罗德刚
开　　本：787 mm×1092 mm　1/16　**印张：**15　**字数：**372 千字
版　　次：2004 年 7 月第 3 版　2021 年 2 月第 8 次印刷
书　　号：ISBN 978-7-81071-655-0
定　　价：21.50 元

序

非常高兴地看到《护理程序入门》更名为《现代护理新概念与相关理论》并再版，感到我国的护理教育工作前途光明。

本书系统介绍了现代护理学中的很多新概念，通过本书的学习，使读者能够全面了解在护理实践中必须掌握的基本知识与基本理论。

许多护理教科书和参考书虽然也涉及一些新概念，但我认为本书更详细和更完整。本次再版，编者们又根据国内外护理理论的发展，补充了许多新内容，使其与时代变化同步。因此，本书不仅是护理学生学习、了解、掌握护理的入门书籍之一，也是护理从业人员和护理教育工作者了解现代护理学新理论的重要参考书。

全书内容丰富，文笔流畅，理论结合实际，相信读者会有许多启发和收益。

林菊英

2004.5.13.

三版再言

时光流逝得很快，瞬眼间本书距二版面世又有五年了，没想到居然还有生命力，那就再版一次吧！为了顺应目前我国护理专业和理教育的发展趋势，此次再版将书名由《护理程序入门》更改为《现代护理新概念与相关理论》。

回顾本人从事护理教学以来，由于过去从事的医务工作受旧的医学模式的影响，对心理、社会方面有关理论很陌生，但这些却是在国外护理本科教育的课程设置中不可缺少的内容。本书就是在我们边学边教的过程中逐渐汇集而成。其所以能成为现在护理教学中护理理论课程的主要教材，可能是因为：

1. 本书涉及的内容主要是心理社会方面的理论和概念，是现代社会转型期及医学模式转变所需的，但又是过去护理教科书中所缺少的。

2. 比较全面：包括所有护理中常应用的借助于其他学科的理论。如一般系统理论、基本需要层次论、应激与适应、成长与发展、角色理论等。

3. 文字简洁，陈述清楚：一般来说，理论或概念都比较抽象，但本书能做到深入浅出，重点明确，容易理解。

4. 能联系护理实际：在各理论的陈述中，多以护理常见的问题为例，将如何联系和应用该理论于实际情景加以说明，这对掌握内容及具体操作很有帮助。

值得欣慰的是：不少学员在学习本课之后，都能感到由于自身知识的充实，整体素质的提高，工作效率及质量也有所改善，并加强了护理是一门艺术和科学的认识，这对护理事业可能是个促进。

愿我国的护理事业与时俱进，更加兴旺发达。

邹　恂

2004年2月于北京

目 录

第一章　护理发展概况

护理学与护理专业的形成和发展与人类社会文化、科学的进步息息相关。护理被认为是最古老的艺术和最年轻的专业。随着人们健康需求的不断增加和变化，护理学从一个简单的医学辅助学科迅速地向更加成熟和独立的现代学科发展。护理工作者与其他健康保健人员共同在为实现“人人享有卫生保健”的目标而努力着。

第一节　护理学简史

一、护理发展史

自从地球上出现了人类之后，就开始了原始的医药和护理活动。古代医学起源于生活实践，是人类应对生、老、病、死的客观现象，是保护自己、维持生存和繁衍后代的活动。早期的医学与护理学是合二为一、密不可分的，“三分治，七分养”就是我国古代对医学与护理学的关系所作出的高度概括。19世纪以前，对病人的照顾是以家庭护理为主。欧洲各国虽然建立了一些大小不等的医院，但大多条件很差，病人和医务人员的交叉感染率和死亡率很高。这些医院大多受宗教影响，担任护理工作的多为修女，她们出于爱心和宗教观念对病人提供一些生活照顾和精神安慰，但得不到任何科学的、正规的护理训练和教育机会。

英国的南丁格尔（Florence Nightingale，1820～1910年）开创了现代护理学。1853年，南丁格尔在伦敦成立了第一个看护所（或称护士院）。她对医院进行了大胆改革，表现出了优秀的管理才能。1854～1856年，在克里米亚战争期间，南丁格尔亲赴战场，率领妇女护士团改善医院的生活环境、饮食和供水条件，对伤病员进行精心的护理。在短短半年中，使伤病员的死亡率由原来的50%降至2.2%，受到了士兵和英国人民的爱戴以及政府的奖励。战争结束后，南丁格尔完成了题为“影响英军健康、效率和医院管理的问题摘要”（Notes on Matters Affecting the Health，Efficiency，and Hospital Administration of the British Army）的战地报告。这篇报告被认为是当时最有价值的医院管理文献，它使预防医学的观点逐渐被人们接受和重视，这也被视为护理研究的开端。1858年和1859年，她又写出了《医院札记》（Notes on Hospitals）和《护理札记》（Notes on Nursing），后者被认为是护士必读的经典著作。她在书中精辟地指出了护理工作中的生物性、社会性和心理精神性因素对身体的影响等。后人将她的护理观点总结为“环境理论”。南丁格尔的理论是现代护理理论的基础，对我们现今的护理实践仍有指导意义。1860年6月，南丁格尔在伦敦圣多马医院开办了第一所近代护理学校，学制为4年。其办学宗旨是将护理作为一门科学，而脱离宗教的色彩，用新的教育体制和方法来培养护士。因此，南丁格尔也是现代护理教育的奠基人。她还积极支持地段家庭护理和红十字会的工作，为推动国际医疗护理事业及公共卫生事业的发展作出了重要的贡献。1912年，为纪念南丁格尔，国际护士学会决定以她的生日5月12日作为国际护士节，并成立南丁格尔国际基金会。

随后，护理教育迅速发展，水平不断提高。以医院为基础的证书教育项目（医院办护校

diploma program）是护理教育最早的一种形式。1920年至1930年是其发展的鼎盛时期，为妇女提供了获得正式教育和就业的机会，培养了许多优秀的护士。40年代，美国等发达国家的护理教育开始逐步由医院办学转向由专科学院或综合性大学建立护理系。准学士学位项目（相当于我国的大专教育 associate degree program）开始于50年代。美国的第一个学士学位项目开始于1919年，由明尼苏达大学创办。1932年美国的天主教大学首先开始进行护理硕士研究生教育。1933年，美国哥伦比亚大学教师学院开设了第一个培养护理教师的博士项目。1964年加州大学旧金山分校开设第一个护理博士学位项目。目前，开设护理博士项目的国家和地区有：美国、加拿大、澳大利亚、新西兰、韩国、泰国以及我国的香港等。在我国大陆某些护理学院也正筹备开设博士学位项目。

现代护理学的专业分科越来越细，护理服务对象和范围越来越广泛。50年代，护理程序的形成和应用使护理实践更具有系统性和目标性，护理病人的活动不再只是按照护理操作规程完成任务，而是根据个人、家庭、群体的特殊需要提供不同的护理措施，使护理质量和病人的满意度都有所提高。

随着护理教育的发展，具有科研能力的护理工作者不断增加。1955年，美国护士基金会成立，主要目的是支持护理研究的开展。60年代，护理研究着重于对护理措施结果和护理质量的评价。80年代，研究范围更为广泛，与其他学科研究者的合作更加紧密。1985年，美国国立卫生研究院（National Institutes of Health，简称 NIH）设立了全国护理研究院，以指导、支持和传播护理研究项目。

从60年代以后，美国的护理理论家就不断提出和形成护理学的独特模式和理论，为护理专业的发展奠定了基础。

护理专业团体的不断发展，1896年，美加护士会成立，1911年，改为美国护士会（American Nurses Association，简称 ANA）。1899年成立了国际护士会（International Council of Nurses，简称 ICN），以利于各国护士的相互交往和分享学术成果。世界大多数国家也都有专业护理组织。较发达国家还有许多专科护理组织，如助产士会、手术室护士会、护理大学学会、护理学生会等。这些团体的成立有助于制定和实施护理实践和伦理等专业标准，并监督新、老会员遵循这些标准。

护理学术刊物相继创刊，1900年，《美国护理杂志》创刊，1952年，美国《护理研究》杂志创刊。各国的各专科护理杂志也不断发行，目前已有数百种。

二、中国护理发展史

中医药学是宝贵的科学文化遗产，为人类的发展作出了重要贡献。早期的中医药学与护理学密不可分，如我国最早的一部医学经典《黄帝内经》中阐述了许多生理和病理现象、治疗和护理原则。张仲景的《伤寒杂病论》等重要医学著作总结了药物灌肠术、舌下给药法、胸外心脏按压术、人工呼吸和急救护理等医护措施。某些重要的基础护理操作方法也有记载，《肘后方》陈述了导尿术、灌肠术的方法，以帮助二便不通的病人排便、排尿。杰出医药学家孙思邈在《千金要方》中还提出“凡衣服、巾、栉、枕、镜不宜与人同之”的预防、隔离观点。有关口腔护理的重要性和方法也有记载，如“早漱口，不若将卧而漱，去齿间所积，牙亦坚固”等。明清时期，医学家还提倡用蒸汽消毒法对传染病患者的衣物进行处理，用焚烧艾叶、喷洒雄黄酒等方法消毒空气。几千年来，中医是采用朴素的唯物主义观点对待人体和疾病的。中医把人体看作是统一的有机体，并把人的健康与内在心理状态和外在生活环境紧密联系起来，在阴阳、五行、四诊、八纲、辨证论治等理论指导下实施医疗护理措施。中医还十分重视预防保健，强调讲究个人卫生、体育锻炼、预防传染病和流行病，并重视精神卫生。因此，中医药学为护理学的起源提供了丰富的理论和技术基础。

我国近代护理学的形成和发展，在很大程度上受到西方护理的影响。当时医院的环境、护士的服装、护理操作规程、教科书和护理的思想宗旨等均带有浓重的西方文化色彩。护理的领导人也多由外国人担任。鸦片战争前后，美、英、德、法和加拿大等国的传教士、医生接踵而来，除建教堂外，还开办医院和学校。1820 年，英国医生在澳门开设医院；1835 年，美国传教士在广州开设了中国第一所西医院（即现在广州市孙逸仙医院），两年后开始举办护士短训班，以培训护理人员。

1887 年，美国护士麦克尼奇在上海妇孺医院开办了护士训练班，此可被视为中国护理教育的初始。

1888 年，美国人约翰逊在福州成立了我国第一所护士学校。

1895 年和 1905 年，先后在北京成立护训班和护士职业学校，1907 年以后，中国一些城市如广州、南京、长沙、成都等地有了培训班，对中国护理学的形成和发展起到了一定推动作用。

1904 年，国际红十字会上海分会成立，1911 年改称中国红十字会，它为广大人民作了大量的救济和救护工作。

1909 年，在美国信宝珠护士的倡导下，中华护士会在江西牯岭正式成立。成立初期，会长均由美国或英国护士担任，后逐步改由中国护士任会长。1922 年，中华护士会加入国际护士协会，并且参加每 4 年一次的会员代表大会 。当时，中华护士会的主要工作包括：制定、编译及修订护士学校课程和教学方法；组织全国护士统一毕业会考；护理学校注册以及颁发毕业证书；编辑出版书籍；1920 年，创刊《中国护士季报》，并逐渐健全护士会章程和组织。1937 年，中华护士会更名为“中华护士学会”，进一步表明了其学术团体的性质。

1921 年，美国人开办了私立北京协和医学院护理系，学制 4 ~ 5 年，5 年制的毕业生授予理学士学位，此为我国高等护理教育的开端。此后，曾与燕京大学、金陵女子文理学院、东吴大学、岭南大学和齐鲁大学等 5 所大学合办了 5 年制高等护理教育，直至 1950 年停办。

1934 年，教育部成立护士教育专门委员会，将护士教育改为高级护士职业教育，学制定为 3 ~ 4 年，护士教育遂被纳入国家正式教育系统。

在毛泽东主席和朱德总司令的授意下，傅连暲于 1931 年主持开办了一所红色护士学校。许多爱国青年奔赴延安和抗日战场，其中包括一些护士。延安地区开办了中央医院、和平医院和边区医院等，广大护理人员为当地人民和战士的健康保健作出了重要贡献，护理工作也备受重视。

新中国成立后，护理事业随着医药卫生事业的发展有了长足进步。在 1950 年第一届全国卫生工作会议上，护理教育被列为中等专业教育之一，统一制定教学计划和教材，并不断扩大招生和增加临床教学基地。中等护理教育为我国培养了大批临床护理实用型人才。

1983 年，天津医学院建立护理系，并开始正式招收护理专业本科生。1984 年 1 月，国家教委与卫生部在天津召开了“全国护理专业教育座谈会”，并决定在国家高等医学院校内设置学士学位护理专业，在停办 30 多年后恢复高等护理教育，开创了护理教育的又一新时期。目前我国已有 120 余所院校设立了学士学位的护理教育，为我国培养了一批高等护理人才。

1990年12月，经国务院学位委员会审定，批准北京医科大学护理系首先开设护理硕士教育项目。1992年开始招生，学制3年。我国已有多所大学开始了护理硕士教育，促使护理专业向更高层次水平迈进。

我国护士队伍迅速壮大，1949年，我国护士总数只有3万人，而到2003年，注册护士人数已达到126万多。

护士晋升制度和注册制度的建立促进了我国护理事业的发展。1979年，经国务院批准，卫生部颁发了《卫生技术人员职称及晋升条例（试行）》，其中明确规定护士的技术职称包括："主任护师、副主任护师、主管护师、护师和护士（正规护校毕业生）"。各省、市、自治区根据这一条例制定了护士晋升考核的具体内容和办法。《中华人民共和国护士管理办法》从1994年1月开始颁布实施，规定凡在我国从事护理工作的人员必须通过注册考试，才能取得护士资格。1995年6月25日，首次正式护士执业考试在全国举行，护士执业管理正式走上法制轨道。

中华护理学会为我国护理学的繁荣和发展作出了贡献。1964年，中华护士学会改称为中华护理学会，成为在卫生部和中国科协领导下的护士学术组织。在卫生部支持下，还成立了振兴中华护理事业基金会。学会为加强基础护理、护理科学管理、护理教育、学术交流、护理科普、护理国际交流和培养人才等诸多方面做了大量工作。

80年代以后，各种护理专业书籍相继出版，而且涉及范围越来越广，分科越来越细。护理专业期刊除《中华护理杂志》外，又相继创刊了《中国医学文摘护理学分册》、《国外医学护理学分册》、《实用护理杂志》、《护士进修杂志》、《护理学杂志》等，从而有力地促进了护理界的学术交流，对完善、深入发展和更新护理知识体系起到重要作用。从各种学术交流会和杂志上发表的护理研究论文还可以看出，我国的护理研究题目越来越广泛，水平也在逐年提高，许多论文已被美国的IM医学索引和光盘数据库收录。

从1980年开始，中国护士与其他国家和地区护理工作者的国际交往日益频繁和活跃，而且形式多样。这些交流活动帮助护士了解国际护理发展动态，吸收国外先进的护理理论和技术，同时吸取经验和教训。目前，与港、澳、台地区的联系和交流也十分活跃，港、澳和内地护理工作者的互访，以及内地学者赴港、澳学习和讲学的人数正逐年增加。

随着科学技术的不断进步，护理的知识体系也在不断丰富和完善。同时，护理教育层次的提高、护理科研的开展、护理独特理论的发展、护士注册和晋升制度的实施、护理质量的标准化以及护理学术团体的健全和活跃，均标志着护理学已成为一个较为独立的学科。

第二节　护理学概念的形成与进展

护理（nursing）一词来自于拉丁词语，意思是哺育小儿，后来扩展为养育、保育、避免伤害，看护老人、病人或虚弱者。护士（nurse）即是指喂养、支持和保护病人、受伤者和老人的人。护理养育儿童、照顾病人和老人的工作自古以来是由母亲、妇女承担，因而护理与妇女的角色有着十分密切的联系。

人们赋予护理这个概念的定义是根据不同时期国家的体制以及社会需求而变化的。不同的护理理论家和护理组织团体对护理所下的定义也不尽相同。随着社会和医学科学的发展以及护理专业的形成，护理学概念的变化可分为以下3个阶段：

一、以疾病为中心的阶段（1860 年～约 20 世纪 40 年代）

这一时期人们对疾病的认识十分局限，有关患病的原因只考虑到细菌或外伤因素，认为无病就是健康。因此，护理的概念是协助医生诊疗、消除身体的疾患、恢复正常功能。护士被看作是医生的助手，护理服务方式是执行医嘱、完成护理常规和技术操作程序。

1859 年，南丁格尔提出护理的定义是："通过改变环境，使病人置于最佳状态，待其自然康复。"

二、以病人为中心的阶段（约 20 世纪 40 年代～70 年代）

二次大战后，科技飞速发展，疾病与健康的概念发生了巨大变化，人们开始重视心理和社会环境对健康的影响。1948 年，世界卫生组织（WHO）提出："健康不但是没有疾病或缺陷，而且是身体、精神和社会的完好适应状态"。此后，护理学者提出了以系统论为基础的护理程序，为护理实践提供了科学的方法。医学模式开始从生物医学模式向生物－心理－社会医学模式转变，从而引起护理学概念的变化，即护理强调以病人为中心的宗旨，运用护理程序为病人提供整体护理。护士与医生的关系为合作伙伴关系，护士与病人的关系更加密切。

1943 年，奥立维尔（Sister Olivia）认为：护理是一种艺术和科学的结合，包括照顾病人的一切，增进其智力、精神、身体的健康。

1957 年，克瑞特（Francis Reiter Kreuter）提出：护理是对病人加以保护、教导以满足病人不能自我照料的基本需要，使病人得到舒适。

60 年代，约翰森（Dorothy Johnson）认为护理是：某些人在某种应激或压力下，不能达到自己的需要，护士给他提供技术需求，解除其应激，以恢复原有的内在平衡。

这个阶段，WHO 把护理的职能概括为：

1. 严格执行医嘱，尽量满足每个病人的卫生和舒适。
2. 保持良好的心身环境，促进患者早日康复。
3. 紧密配合患者和家属，尽快使病体复原。
4. 积极指导患者和健康者，掌握并运用保持心身健康的方法。
5. 大力开展疾病的预防工作。
6. 与其他医疗保健机构通力合作，发展护理事业。

三、以健康为中心的阶段（约 20 世纪 70 年代～现在）

随着护理实践的发展、教育水平的提高、护理研究的开展以及护理理论的提出，护理已从附属于医疗的技术性职业转变为较独立的为人类健康服务的专业。"2000 年人人享有卫生保健"的目标成为护理专业发展的指导方向，护理是以整体人的健康为中心，服务范围扩展到健康和疾病的全过程，服务对象从个体到群体。

1966 年，韩德森（Virginia Henderson）提出：护理是帮助健康人或病人进行保持健康或恢复健康（或在临死前得到安宁）的活动，直到病人或健康人能独立照顾自己。

1970 年，罗杰斯（Rogers）认为：护理是协助人们达到其最佳的健康潜能状态，护理的服务对象是所有的人，只要有人的场所，就有护理服务。

1973 年，国际护士学会（ICN）提出：护理是帮助健康的人或患病的人保持或恢复健康

（或平静地死去）。

1980年，美国护士学会（ANA）提出："护理是诊断和处理人类对现存的和潜在的健康问题的反应。"此定义对世界各国的护理学影响较大，被许多国家赞同和采用。这一定义揭示了护理学所具有的科学性和独立性。护理是研究健康问题的"反应"，而"反应"可以包括人的身体、智力、精神和社会等各方面，因而表明了护理服务对象不单纯是疾病本身，而是整体的人。护理是针对"有现在和潜在健康问题"的人，说明护理的对象应包括已存在健康问题的人和可能存在健康问题的人，而每个生活在社会中的人或群体都有威胁其健康的因素存在，因此，护理的服务对象是每个人乃至整个社会，从护理生病的人到帮助较为健康的人促进健康。护理程序是护士的基本工作方法，护士的职责是通过识别"反应"，制定和实施护理计划，并对护理结果进行评价，完成"诊断"和"处理"人类对健康问题的反应的任务。

我国护理学的进展与先进国家比较还有一定差距。1986年卫生部顾英奇副部长在全国首届护理工作会议上提出：护理工作除配合执行医嘱外，更多更主要的是对病人的全面照顾，促进身心健康……护理学就是研究社会条件、环境变化、情绪影响与疾病发生、发展的关系，对每个病人的具体情况进行具体分析，寻求正确的护理方式，消除各种不利的社会、家庭、环境、心理因素，以促进病人康复……随着科学技术的进步，社会的发展，人民生活的提高，护士将逐步由医院走向社会，更多地参与防病保健。因而，护理学有其明确的研究目标和领域，在卫生保健事业中与医疗有着同等重要的地位。这充分说明了护理的任务已经发生了深刻的变化，护士与医生共同担负着保持生命、减轻痛苦、促进健康的任务。

因此，概括地说，现代护理学是为人类健康服务的，是自然科学与社会科学相结合的一门综合性应用学科，它是科学、艺术和人道主义的结合。

第三节　护理工作内容与范畴不断扩大

一、护理学的任务和范围

护理学是健康科学的重要组成部分。促进和保持健康、预防疾病、协助康复、减轻痛苦是护理学的任务。护理学的研究和工作范围可概括为以下几方面。

（一）护理学基础知识和技能

护理学的基本概念和理论、基础护理措施的原理和方法以及基本和特殊护理技术操作是护理实践的基础。

（二）临床专科护理

临床各专科已形成了自己较为完善的护理常规，在观察病情、完成治疗和护理计划等方面形成了一整套规章，这是护理学的重要内容。随着科学技术和医学的发展，各专科护理也日趋复杂，如重症监护、器官移植、显微外科、烧伤、多脏器衰竭等病人的护理需要由具有较深专业知识和技能的临床护理专家来完成。

（三）不同人群的护理

社会对护理的需求不仅仅局限于在医院为个人提供护理服务，护理还要在不同场所，面对不同人群发挥作用。例如，社区护理：包括老年护理、婴幼儿护理、妇女健康指导、各种高危人群的预防保健、吸烟者的戒烟活动等；职业护理：包括各种不同职业场所的护理，如航天、深井、特殊化学、物理状态下的护理；学校、托幼机构的护理；预防疾病、护理教养、促进儿童的生长发育、为有特殊心理行为问题的儿童和家庭提供帮助，这些领域也是护理的重要方面。

（四）心理和社会支持

研究躯体疾病对人的心理、社会方面的影响，以及心理、社会因素对健康的影响是护理的研究范围。护理工作者需深入研究如何更好地评估病人的心理社会反应，给病人及其家庭提供心理支持，满足他们的心理需要，并且提供有关的健康服务信息，介绍其参加病人互助组织，如癌症病人协会等，充分利用和发挥家庭和社会支持系统的作用，促进康复。

（五）健康指导、咨询和教育

健康教育是护理学不可缺少的一个重要部分。护士把教与学的知识运用于实践中，识别不同服务对象的认知水平、知识背景、获取知识的愿望和心理状况等对健康教育的影响因素，创造良好的教育环境，使人们主动参与到教与学的过程中。针对不同人群宣传有关预防疾病、促进健康、有效康复以及自我保健和护理知识，指导人们改变不健康的生活方式是护士的责任。

（六）护理伦理

护理工作中，护士时刻面对病人的生命和利益，不可避免地会遇到需要作出决定的情境，如是否放弃抢救或治疗，是否尊重病人选择治疗方案的权利，治疗或护理方案是否损害病人的经济利益等。护士如何作出决策，所作出的决定是否正确，这些护理的伦理问题是护理学值得深入探讨的题目。随着高科技在医学、护理学中的应用，护理工作者正面临越来越多的新的伦理问题，例如，试管婴儿、器官移植、机械维持呼吸和循环功能等，护理伦理的准则也需要适应社会的发展。

（七）护理教育

护理教育是培养合格的实践者，保证护理专业适应未来需要的基础。护理教育活动包括制定教育培养方向、制定各种层次教育项目的培养目标、设置和实施教学计划、教学评价。同时研究教与学的方法、学生能力的培养、教师队伍的建设、教育项目的内部和外部评价等。正规的学校教育、继续教育和专科培训等都是教育的途径。

（八）护理管理

护理管理近年来发展迅速，护理学与现代管理学不断交叉、融合是护理学的重要领域之一。不论是全国性护理团体的领导、护理学院的院长、医院的护理部主任、还是临床护士，都需要有现代管理的知识和能力，从而有效地管理各种组织，以至病人。医疗管理体制、专业政策和法规的制定、各种组织结构的设置、人力资源的管理、资金的管理、工作质量的控制和保证等都是护理管理的研究范围。

（九）护理研究

护理研究对护理学知识体系的发展有深远影响。研究方向的设定，研究方法的改进，研究结果的交流和在实践中推广都是其重要内容。护理人员都有责任通过科学研究的方法改进护理方法，推动护理学的发展。

二、整体护理的概念

整体护理（holistic nursing）的思想是护理学的基本概念框架之一，它始终贯穿于研究和发展护理理论以及相关护理概念的过程中，也是我们解决复杂的健康保健问题的指导思想。

（一）整体概念的起源

整体一词起源于古代英语词冠（holos），意思包括完整的、健全的和幸福的。整体的概念最早可追溯到古代东方的文化和医学思想。古印度宗教将人的身体与思想视为一体，中国中医理论把人的健康看作是"阴""阳"平衡、"五行"运转顺畅的结果，这些都是整体观的体现。

20世纪20年代，整体的概念被正式提出，一些学者认为单纯以分析的方法研究生命个体，将身体的各部分隔离开来，孤立地进行研究是不妥当的。生物体乃至非生物体的各组成部分是和谐地相互联系、相互依赖的，以保持其自身稳定，并不断适应变化着的环境。如果把部分割裂开，将不能体现整体的属性。整体的概念与系统论的思想密切相关，应用整体的观点看待生命个体时，就应考虑其完整性、各部分之间的联系性和相互作用、动态变化等特点。整体的概念不仅用于哲学、生物学，也已被应用于健康保健学科中，WHO给健康所下的定义就体现了人是由身体、心理和社会各部分组成的整体思想。

（二）整体护理概念

整体护理概念是以整体人为中心，以护理程序为基础，以现代护理观为指南，实施身心整体护理。其基本思想是：护理服务的对象是整体的人，即包括生理、心理、社会各方面。护理的范围还应包括人的生命全过程、人的健康与疾病的全过程、人的个体及其所处的家庭和社会人群。

（三）实施整体护理的相应措施

1. 护理程序是护理活动的科学方法。护理服务方法可分为：

（1）预防性的护理活动：如提供安全的医院环境，为孕妇提供营养知识，为婴幼儿实施计划免疫等。

（2）养育性的护理活动：如为患者提供日常生活护理，为休克患者输液，给临终患者的家庭提供支持。

（3）促进发展的护理活动：主要是通过创造性的护理措施，帮助服务对象、家庭和社区增强自理的能力，如鼓励患者发现和选择适合自己的康复方法，在老年人中心指导增强自我护理的能力，为糖尿病人群提供健康教育等。

2. 在整体护理思想指导下开展护理实践时，护士应具备以下的知识和能力：

（1）成长与发展的知识：护士要能应用心理社会、认知、道德等成长发展理论，识别护理服务对象的发展阶段，依据其特点实施护理措施，并能预测潜在的成长发展问题。

（2）人的基本需要的知识：识别未被满足的需要，提供护理服务。

（3）应激与适应的知识：评估服务对象的应激水平，并教授人们评估自身应激水平的方法，指导运用各种应对方式减轻压力。

（4）有关生活方式的知识：护士首先自己要采取健康的生活方式，并通过健康教育等方法改变服务对象的不良生活方式。

（5）教与学的知识：应用教与学的原理与方法，使病人改变健康观念，采取促进、维持和恢复健康的行为。

（6）沟通的能力：护士要能运用良好的沟通技能提供高质量的护理服务，并与其他健康保健人员有效合作。

（7）解决问题的能力：识别和处理人的健康问题是护士的基本素质。

（8）领导的能力和变革的思想：护士在与其他健康保健服务者的合作中将发挥更大的协

调、管理和领导的作用，并能对社会健康需求的趋势有所预测，以改革护理服务方法、适应社会发展。

3. 近年来，我国在一些大医院开展了整体护理模式病房的建设，并建立了全国协作网。整体护理模式病房的建设主要内容包括：

（1）制定指导临床实践的护理哲理；

（2）制定护士的职责条文和评价标准；

（3）制定病房护理人员的组织结构；

（4）制定护理业务品质保证和评价系统；

（5）设置各种护理表格；

（6）编制《标准护理计划》和《标准教育计划》；

（7）建立健全医院的各种支持系统，承担起非专业性、非技术性、常规性的工作，如药物分发、物品供应、通讯联络、标本的运送、物品管理、设备保养等，使护士从大量的非专业性工作中解脱出来，增加直接护理病人的时间，达到提高护理质量的目的。

整体护理的开展促进了我国护理人员思维模式的转变，对推动护理事业的发展起到重要作用。

第四节　护理逐渐向纵深发展

理论是实践的基础，护理学科也不例外。根据传统的概念，护士是凭经验、直觉或“学来的方法”作为实践的基础，认为护理只是机械的操作而已。随着自然科学、社会科学以及护理学的发展，理论在护理实践中所起的作用越来越不可忽视，而且，有理论基础的实践将有助于护理成为更独立的学科。

一、在引用其他学科的理论方面

在护理学理论知识发展过程中，除引用医学基础理论外，还广泛应用了许多其他学科的理论，如一般系统理论、人的基础需要层次论、成长和发展的理论、应激与适应的概念和理论、角色理论、人际沟通的知识等。这些相关学科的理论与护理专业知识相互渗透、融合，丰富了护理知识体系，使护士能够更好地运用人文科学理论为病人提供整体护理。

二、护理学的独特理论

任何一门专业或学科都具有其独特的知识体系作为实践的基础和指导。这些知识体系就是指概念、模式和理论。南丁格尔被视为最早的护理理论家，虽然她在论著中没有用到“概念”或“理论”等词汇，但是她对人、环境、健康和护理等概念及其相互间关系进行了阐述。20 世纪 60 年代，美国的一些护理理论家开始确定和检验护理学中的有关概念，并逐步形成独特的护理理论或模式，如 Peplau 的人际间关系模式、Johnson 的行为系统模式、Neuman 的健康照顾系统模式、Orem 的自理理论、Roy 的适应模式、Rogers 的整体人科学、King 的互动系统结构和达标理论等。护理概念和护理理论的形成反映了护理知识体系的发展和完善。我国护理学者在 90 年代初引进了一些护理理论和模式，推动了我国护理学的发展。

护理理论和模式的重要意义是为护理实践、教育、研究和管理提供了科学依据。

（一）护理理论与实践

护理理论与实践的关系是相互依赖和相互作用。护理理论来源于实践，同时，护理实践又对理论不断进行验证。在护理实践中，如果护士只凭直觉、经验、习惯和传统为病人提供护理服务将远远不能满足病人的需要，甚至还会对服务对象的健康造成危害。护理理论和模式则为实践者提供了指导方针，使护理工作更具有自主性、独立性，护士更能够预测和控制自己的工作。

（二）护理理论与教育

护理理论和模式为护理教育提供了指导思想和理论依据。护理学校可选择不同的护理理论和模式作为其办学宗旨，从而指导其教学行为，使护理教育更加有序、更有计划性和目的性。

（三）护理理论与研究

任何理论的发展都需要以科学研究为基础，针对某一理论所进行的研究越多，其对实践的指导和应用价值越高。护理理论的发展也是如此，越来越多的护理学者应用科研的方法阐明和检验各种护理概念及其相互关系，使理论对有关的护理现象具有更强的预测性和控制力。同时，护理理论和模式是每个护理研究项目所必备的理论依据，它指导确定研究的目的、研究的问题或现象、研究对象、方法和工具等，以理论为基础的研究结果对丰富护理知识体系起着重要作用。

（四）护理理论与管理

护理理论能够指导管理者确定护理工作的目标和重点，以及选择适合员工特点和工作内容的管理策略，促进护理管理的科学化，从而提高和保证护理工作质量。

护理理论和模式不仅具有以上所述的重要意义，而且还有助于改善和促进护理工作者内部、与服务对象、与其他健康保健者以及与社会的沟通。因为，随着护理理论的发展，护理有关的抽象概念被进一步明确阐述和限定，使护理人员在进行交流时能够相互理解，使沟通更加有效。

三、护理诊断的形成和运用

20世纪70年代，护理诊断被正式纳入护理程序。它不同于医疗诊断，是对人类因健康问题所产生反应的描述，是需用护理的方法给予解决的。护理诊断的应用促进了临床护理实践、护理教育和护理科研的发展，有利于护理人员之间的沟通交流，使护理知识体系更加独特和完善。

以上这些理论，正在指导着护理实践，但还需通过实践不断进行验证、总结以充实提高，促进护理学科的进一步发展。

第五节　影响护理专业发展的因素

护理专业的形成和发展与人类文化、科学的进步息息相关，并深受社会变迁的影响。科学技术的进步、经济的发展、人口结构的改变、人们对健康概念的重新认识、新的社会文化问题以及疾病谱改变等因素均影响着护理专业的发展。

一、科学技术的发展

现代科技的进步推动着医学和护理学的发展。抗生素的发现和使用，以及其他各种化学药物和治疗手段的广泛应用极大降低了患者的死亡率和疾病的发病率。预防接种等防病措施的普及有效控制了急、慢性传染病的发病率。随着近期免疫学和生物技术的进展，使20世纪末的最后10年被认为是“疫苗10年”，大量有希望的新型疫苗正在研制开发，接种疫苗防治癌症等疾病将成为现实。同时，大量先进科技和仪器的应用，提高了诊断、治疗和护理技术的水平，如呼吸机、心电监护仪、CT和核磁共振等仪器的发明和使用，使护士能更有效地抢救和监护危重病人，因而，病人的死亡率下降、存活期延长。

计算机的应用帮助护士管理病案、监测病人的各种化验检查、获得文献资料、进行统计分析和文字处理等，护理管理者应用计算机进行人员的管理和经费的预算。计算机网络的开发使护理信息的沟通更便捷和迅速，促使护理远程教学得以实现。因此，科学技术的进步促进了人类健康，使世界各国人均寿命延长。同时，科技现代化大大提高了时间和人力的有效利用，减少了护士非专业性的工作，有利于护理专业的发展。

但是，科技的自动化、信息化、商业化也对护理工作造成一些负面影响，例如，监护仪的使用使护士在护士站就可以通过计算机屏幕观测到病人的生理状况，因而减少了与病人深切接触的机会，似乎护士更关心机器而非病人，这与现代护理学以“人”为中心的思想背道而驰。另一方面，先进诊疗设施的应用使医疗花费大大增加，如何控制健康服务费用的上涨，以及有关的护理伦理问题是当前我们面临的又一问题。我们应努力将消极因素转化为积极因素，在护理工作中充分利用高科技的优势。

二、医学模式的转变

20世纪40年代以前，医学模式主要是生物医学模式，在它的影响下，医护人员重视生物致病因素，否认或忽视了心理社会等因素对健康的影响。护士在为病人提供护理照顾时只重视其局部的生理、病理反应，忽视疾病对其精神、心理、社会等整体状态的影响，从而造成医护人员只关心疾病，而不重视护理对象是一个有情感、有尊严、需要与人交往、需要自我实现的整体的人。70年代后，随着精神病学、心理学、社会学、行为医学等学科迅速发展，人们逐步开始重视心理和社会环境因素对健康的影响。同时，疾病谱的改变，以及人们有关疾病和健康观念的变化，促使医学模式开始向生物－心理－社会医学模式转变。

新的医学模式对护理学发展具有深远影响。首先，护理学的指导思想和一些基本概念发生转变。

（一）有关人的概念

护理的服务对象不应只是“生物的人”，而应是由身体、心理或精神、社会等多个方面组成的整体的人。人有独特的情绪和情感，有家庭和社会文化背景，有习惯、信仰、价值观等。护士应充分调动人的主观能动性，通过健康教育等方式，丰富人的健康知识，增强自理能力。

（二）有关环境的概念

人的环境包括内环境和外环境。内环境是指人的生理，以及思维、思想、心理和社会等方面。外环境由自然环境和社会文化环境组成。人的内环境和外环境持续进行着物质和能量的交换和相互作用，努力为服务对象创造良好的自然和社会环境是护士的重要职责。

(三) 有关健康的概念

健康是一个动态的、连续变化的过程，如果以一条横坐标表示健康和疾病的动态变化过程（图1－1），则一端代表最佳健康状态，另一端代表病情危重或死亡，每个人的健康状态都会处于这一动态过程的某一位置，而且这个位置随时都在变化，不是静止不动的。护理的工作范围包括健康的全过程，即从维护最佳的健康状态到帮助濒临死亡的人平静、安宁、有尊严地死去。同时，健康是一个整体的概念，应包括身体、心理和社会等各方面，表明健康是机体内部各系统之间的稳定、协调，机体与外部环境之间的平衡、和谐、适应良好。

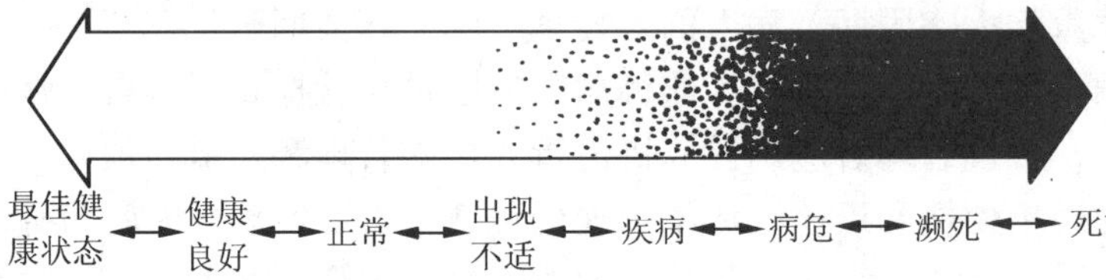

图1－1 健康－疾病的动态变化过程

(四) 有关护理的概念

在生物－心理－社会医学模式下，护理的服务对象是整体的人，护理是为人的健康提供服务的过程。护理活动是科学、艺术、人道主义的结合。护理程序是护理的基本方法。因此，护理不再只是一门技术或简单的职业，而逐渐成为一门独立的学科和专业。

同时，生物－心理－社会医学模式的产生和应用使护理实践和护理教育发生重要变化。整体护理的思想开始指导护士的护理活动，护理服务方式由以完成护理任务为主的功能制护理，向以整体的人为中心的责任制护理和整体护理模式转变。护理工作场所由医院向社区、家庭等场所扩大。因而，新的医学模式对护理人员的要求不断提高，促进了护理教育的改革。世界许多国家逐步完善了护理教育体制，形成了从中等水平护理教育到博士教育的多层次、多渠道教育局面，并增设家庭护理、社区护理、职业护理（occupational nursing）和培养开业护士（nurse practitioner）等教育项目。护理专业课程设置则努力体现医学模式的转变，例如，美国等国家的护理学院根据人的基本需要和生命发展不同阶段需要的概念，按照从胎儿到老年的生理、心理社会等不同特点开设了人类生长发育学、母婴护理、儿科护理、成人护理、老年护理和临终关怀护理等课程，以体现对生命全过程进行护理的思想。课程中还设置了大量的宗教、哲学、文学、音乐、社会学、心理学、伦理学、教育学、卫生法律及管理学等人文学科。同时，在教学中注重培养学生的评判性思维能力，掌握有效沟通的技巧，让学生明确专业角色，使毕业生能够担负预防保健的职能，以及应对社会伦理及跨文化护理方面的问题。

三、疾病谱的改变

(一) 发病率和死亡原因的变化

由于抗生素和疫苗的应用，以及人口年龄变化、生活和工作方式、心理状态、环境污染和职业危害等因素的影响，传染性疾病的发病率和死亡率明显下降，而心脑血管疾病、恶性肿瘤、糖尿病、遗传性或先天性疾病等慢性非传染性疾病的患病率、病死率逐步上升。20世纪50年代，我国人口主要死因为呼吸系统疾病、急性传染病、心脑血管疾病、消化系统疾病等。到90年代，前4位死因变为心脑血管疾病、恶性肿瘤、呼吸系统疾病和意外伤害。

（二）致病因素的变化

近20年的研究证明，环境因素、生活方式、遗传性因素和医疗卫生服务方式等与人的健康有密切关系。据目前统计，威胁人类健康的主要疾病有10%是由生物因素引起，10%与遗传因素有关，30%起源于环境因素，而50%与不良生活方式有关。例如，全球性环境污染加剧等原因导致成人和儿童哮喘等疾病的发病率升高，我国哮喘发病率为1%～5%。不健康的生活方式，包括饮食结构不合理、吸烟、缺乏锻炼、滥用毒品等是引起多种慢性疾病的最主要原因。1998年WHO报道，全世界至少有350万人由于吸烟和患与烟草有关的疾病而导致死亡。目前，发达国家的香烟消费量已大幅度下降，而我国仍处于上升趋势，我国男性每年吸烟死亡人数已接近100万。有研究表明，在所有吸烟者中，最终将有一半人死于烟草制品。一些新的传染性疾病正威胁着人类的健康，艾滋病流行已成为全球的公共卫生及社会问题。1997年底，全球约有艾滋病病毒感染者和病人3060万。据估计，本世纪初亚洲将成为全球艾滋病流行最严重的地区，而且值得注意的是，自1994年以来，我国艾滋病流行进入了快速增长期。2003年春季在我国北京、广州、山西以及香港、新加坡、加拿大等地流行的严重急性呼吸道综合征（SARS，传染性非典型肺炎），其传染性之强，医护人员的感染率之高，治疗上之无助、病死率之高、护理工作之艰巨使我们面临了新的挑战。

四、对健康教育的需求增加

现代工业化社会中，紧张的生活节奏和激烈的工作竞争对人的心理造成巨大压力，带来更多的心理社会问题，心理障碍和情感障碍的人数逐步增加，自杀率增高。以上这些健康问题通过有效的预防措施均是可以减少或避免发生的，而健康教育滞后是生活方式疾病增多的根本原因。因此，开展健康教育将是护理工作者的重要任务之一，帮助人们改变不良生活方式，包括改变高脂、高糖的饮食习惯、减肥、运动、戒烟限酒、远离毒品、保持良好心理状态以及采取适当的性生活方式，可以使因生活方式引起的疾病发病数减少几千万，同时，能够节约庞大的医药开支。

慢性非传染性疾病不仅死亡率高，而且具有病程长、预后差、易反复和医疗费用高的显著特点。在社区开展健康教育和健康促进是预防和控制非传染性疾病的有效措施。近几十年来，发达国家将健康教育视为卫生保健工作必不可少的一方面，许多国家的护士法还明确规定护士有教育病人的责任，同时，病人有接受健康教育的权利。健康教育帮助人们改变健康观念；改变不良生活方式；增强自理知识和能力；增加各种疾病的预防、治疗、护理和康复知识等。健康教育的对象不仅是病人，还包括家属以及不同的人群和社区。护士在健康教育中将扮演关键性的角色。

五、不同人群健康需求的变化

（一）人口老龄化

目前，我国人口的平均期望寿命已达70岁。由于出生、死亡减少和寿命延长，我国人口老龄化速度不断加快。联合国规定：65岁以上人口占总人口的7%以上为老龄化国家。目前，我国的北京、上海、天津、重庆等大城市已成为老龄化城市。2000年，全世界已有4亿多老年人，我国60岁以上的老年人达10.02%，约1.26亿，绝对数占世界第一。人口老龄化是严重困扰人们的现代社会问题。据统计，约 80%的老年人有 1～2 种慢性疾病，约18%的老年人肢体活动受限，还有的老人卧床在家。因此，人口老龄化所带来的是老年慢性病患者人数的增加，老年护理和慢性病人的护理需求随之增加，而且卫生服务需求高，资源消耗量大。老年社区卫生服务应集预防、保健、医疗、康复于一体，适合老年保健需求，促进身心健康，改善生活质量。同时，护理专业课程设置中应增加老年护理的内容，护理研究也要对老年护理问题给予关注。

（二）妇女儿童的健康需要

WHO 报道，全世界每年有 50 万妇女死于怀孕或分娩，其主要原因是不安全分娩和流产。我国一些边远、贫困地区由于医疗条件差，产妇由非专业人员接生的比例仍很高，导致新生儿和产妇破伤风发病率和死亡率较高。目前，我国孕产妇死亡率约为 61.9/10 万，发达国家已低于 10/10 万。我国婴儿死亡率在 20 世纪 50 年代初约 200‰，现在已下降到 31. 4‰，但大多数发达国家已下降至 10‰以下。在发展中国家，营养不良、各种感染、碘缺乏等疾病正威胁着儿童的健康。妇女儿童的健康问题不容忽视。

（三）人口集中于城市

我国城市化速度加快，大量流动人口由农村移向城市或郊区，给卫生保健工作带来新的问题。同时，人口众多和贫穷仍是我国面临的一大难题，广大农村地区缺医少药的现象亟待解决。医护人员应对广大农民的健康给予高度重视。1994 年 6 月“九亿农民健康教育行动”开始实施，行动的开展对普及医学科学知识、提高农民的健康意识和自我保健能力，养成良好的卫生习惯，提倡文明健康生活方式起到重要的作用。

（四）对预防保健需求的增加

随着文化、生活水平的提高，人们不再只满足于温饱和没有身体上的疾病，而进一步追求生活质量的提高，更好地应对现代化社会的压力，希望获得身体、心理、社会各方面的健康和长寿。因此，人们对相关的预防保健知识需求大大增加，护理工作的范围和服务质量只有不断提高，才能适应社会的发展。

世界卫生组织于 1977 年 5 月第三十届世界卫生大会上提出了“2000 年人人享有卫生保健”的目标。这一目标主要是强调每个人都能享受最起码的卫生保健服务，卫生保健资源应均衡合理分配。这与当前社会的健康需求和我国“预防为主”的卫生工作方针是相一致的。目标的实现需要政府、社会和每个公民的支持，以及所有卫生保健人员的相互合作。此目标也为护理工作指明了大方向。

六、消费者运动与医药卫生改革

上世纪 60 年代末期，美国兴起消费者运动，公众开始监督产品和服务质量，随后波及到医疗卫生行业。健康保健服务也被视为一种市场，病人的概念被代之以“消费者”，从而改变了以往病人与健康保健提供者之间的关系。作为消费者，病人有更大的主动性，有权利选择和监督健康服务机构。1972 年，美国医院学会制定了“病人权利宣言”，以保证病人在住院期间获得最好的照顾、受到应有的尊重、得到所需的信息、隐私权和选择的权利得到保护、以及避免受到医学试验的伤害等。目前，美国的医疗消费者已参与各种健康服务的过程中，起到参与制定有关政策和监督卫生服务工作的作用，如控制医疗费用上涨，制定健康保健计划，参与各种专业注册机构的工作，包括各州的护理学会等。1976 年，美国开始了“全国消费者健康信息与健康促进行动”，此项目主要是为消费者提供健康信息，以及帮助人们合理使用健康保健机构。我国随着商品经济的发展，消费者运动正在兴起，而且消费者的自我保护意识也逐渐影响着医药卫生行业。

（丛笑梅）

第六节　护理专业角色的发展

护理学是健康科学的重要组成部分。促进和保持健康、预防疾病、协助康复、减轻痛苦是护理学的任务。随着社会的发展，科学的进步，特别是医学的进展，人们对健康的认识和要求日趋提高，这为护理专业的发展提供了机遇，同时也提出新的挑战。因此，护士所承担的专业角色也正发生着重要变化。

一、护理的专业特征

护理是一个技术性的职业（occupation），还是一门具有独特理论体系的专业（profession），曾经是人们争论的问题，同时，也是护理工作者应该明确的问题。许多学者指出了专业的定义和作为一门专业的标准。作为一门专业，护理具有以下特征：

1. 为人类和社会提供至关重要的有关健康的服务　护理是利他的活动，其目的是提高人们的健康水平，而不是完全着眼于报酬。

2. 具有独特的知识体系并通过科学研究不断扩展　20 世纪 70 年代，护理的独特理论开始形成、发展和完善，从而为护理实践提供了理论框架。任何理论的发展都需要以科学研究为基础，越来越多的护理学者应用科研的方法阐明和检验护理概念及其相互关系，使理论对护理实践具有更强的预测性和控制性。护理研究的广泛开展，使护理学知识体系不断完善。

3. 实践者具有高等教育水平　作为一门专业的从业人员需要具备较深厚的教育基础。高等护理教育已经在全世界范围广泛开展，使护士能够在就业前具备专业所需的知识和技能，并达到一定的专业标准。在护理实践中，护士还需不断接受继续教育，以更新知识，跟上社会、科学变革的步伐。

4. 实践者具有自主性　护理专业组织和护士团体不断扩展，它们在支持和保证实施高标准的实践活动和促进专业发展中起到越来越重要的作用。例如，美国护士协会（ANA）和全美护理联盟（NLN），以及我国的中华护理学会，他们参与制定有关政策、法规和专业标准，以监控护理专业活动，对护士进行管理，同时为其成员谋福利、提供受教育机会、争取应有的权利和地位。护士对自己的专业行为负有责任，自主性增强。

5. 有伦理准则和道德规范指导实践者在专业活动中作决策　护理伦理准则和道德规范是护士工作中的指南。世界护理学会（ICN）提出的护理伦理准则指出："护士的职责是促进健康、预防疾病、恢复健康和缓解疼痛。护理需求是广泛的，护理中蕴含着尊重人的生命、尊严和权利，而且不论国籍、种族、血统、肤色、年龄、性别、政治或社会地位均获得同等的尊重。护士是为个人、家庭和社区提供健康服务，而且与其他有关专业人员共同合作完成其服务。"随着现代护理学的发展，护士将面对更复杂的伦理问题。

6. 实践者把本专业作为终身的事业　大部分护理工作者具有不断追求的精神，通过各种教育机会，提高学历，增加和更新专业知识，把促进护理学发展作为自己终身的目标。

由此可见，护理学已成为一门独立的新兴专业，具有广阔的发展前景，护理工作者需不断努力，使护理专业适应社会的变化，满足人们的需求。

二、护士的专业角色

“角色（role）”一词是用来描述人的社会行为，即指社会中某一特定地位人群的行为，而且这些行为具有一定的可预测模式。人在社会中的角色往往是按照社会或特定组织的期望，以及个人对自己的期望所表现出的行为，因此，角色还反映出这一特定人群的目标、价值观和情感等。每个人都担当着多种角色，例如，一位女护士，她在工作中要表现出专业护士所应具有的角色，在家庭中她是其子女的母亲，也是其父母的女儿，还是其丈夫的妻子，因而她要在不同情境下表现出护士、母亲、女儿、妻子的角色行为。

在护理发展的历史过程中，护士的角色曾被视为类似于母亲、修女、侍女和医生的助手，这些观点至今仍影响着人们对护士的认识和理解。随着社会文明的进步，科学技术、医学与护理学的发展，护士的角色不断扩展而且发生着根本的变化。

（一）现代护士的专业角色

1. 提供照顾者　运用护理程序为病人提供照顾是护士的首要职责。护士在各种健康保健机构和场所，在帮助病人减轻病痛、恢复健康的过程中，为病人提供直接的护理服务，以满足其生理、心理、社会各层次的需要。包括保持良好的环境、预防交叉感染、减少应激、使病人舒适、给予合理饮食、执行诊疗和护理计划等。

2. 教育者　护士可以在护士学校、医院、家庭和社区等各种场所行使其教育者的职能。例如，在医院，教育病人和家庭了解有关疾病用药、治疗和护理方法以及康复的知识，帮助病人适应患病对其今后生活的影响等；在社区，教授人们预防疾病、避免意外伤害、促进健康的知识和方法；在护士学校，把护理专业所需的各种知识和技能传授给学生；护士还有教育其他健康服务者和各种实习学生的责任，以及向有关政府机构提供健康报告和建议的责任。社会对护理教育者角色的需求将会越来越大。

3. 咨询者和顾问　作为咨询者，护士应运用治疗性的沟通技巧，鼓励人们讨论其患病或受到伤害后的感受，以及其在处理有关健康和疾病问题时所遇到的困难，判断服务对象现存的和潜在的健康问题，帮助其发现最佳的解决方法，如为临终病人及其家庭提供咨询。

护士还承担顾问的角色，如为病人及其家庭提供健康信息，为其他健康服务者提供有关病人的全面情况等。

4. 管理者和决策者　每个护士都在执行着管理和决策的职责。作为领导者，要管理物质资源、人力资源和计划资金的使用，制定本单位的发展方向。作为普通护士，要管理病人及其相关人员，为服务对象制定护理计划，组织诊疗和护理措施的实施，以解决病人的健康问题，并有效控制医疗花费，安排出院事宜等。

5. 合作者和协调者　现代护理学要求护士与服务对象、家庭以及其他健康专业人员紧密合作，以更好地满足人们的需要。在包括护士、医生、营养师和康复技师等人员组成的多学科小组中，大家要在一些方面达成共识，如病人的需求、治疗和康复方案以及所采取的具体方法等，并且相互配合和支持。更重要的是让病人及其家庭参与到诊治和护理过程中。

病人所获得的照顾来自于各种不同的健康专业人员和非专业人员，护士作为协调者应指导、计划和组织好各类人员为病人提供服务。

6. 病人利益的维护者　病人在住院前、住院中和出院后会接触许多健康服务者，作为病人利益的维护者或称代言人，护士有责任帮助病人理解从其他健康服务者那里获得的信息，并补充需要的信息，以协助其作出有关决定。同时，护士有保护病人的利益和权力不受损害的责任。

7. 研究者和改革者　用科学研究的方法解决护理实践、护理教育、护理管理、护理伦理等各领域的问题是每个护士的责任。同时，护士还要有变革的思想，在实践中通过应用和检验护理研究成果等方法，不断改革护理服务方式，以推动护理事业的不断发展。

以上所述的这些专业角色适用于任何护理实践场所，而且它们是相互关联的。虽然我们对其分别进行了描述，以澄清各种角色的意义，但在实际工作中护士的多种角色常常是相互重叠、不易区分的。例如，护士在护理一位糖尿病患者时，一边为其注射胰岛素，一边讲解病人在出院后应如何为自己注射的方法，此时，护士既是护理服务的提供者又扮演着教育者的角色。

虽然护士的某些专业角色与其他健康服务人员的角色有相同之处，但护理人员的观念及其实践活动是以独特的护理理论和研究为基础的，因而其角色与众不同。例如，医生为病人提供照顾是基于医学理论和研究，营养师是基于其营养学理论和研究。

（二）护士专业角色的扩展

随着护理教育水平的提高，护理学发展较快的一些国家出现了承当以上各种专业角色的护理专业，他们大多具有硕士或硕士以上的学位。

1. 临床护理专家（clinical specialist）　如成人护理、老年护理、精神心理护理、妇儿护理、急救护理等临床专家，他们为病人提供高水平的护理，与其他专业人员合作，从事临床研究，解决复杂的临床问题等。

2. 开业护士（nurse practitioner）　如家庭护理、儿科护理、成人护理、急症护理、老年护理等开业护士，开业护士的职责是帮助各年龄组的个人及其家庭，为他们提供有关信息，协助作出重要的健康决定和选择正确的生活方式。开业护士能够独立诊断和治疗常见疾病，并与其他健康服务者通力合作，促进病人康复。一些开业护士具有处方权。研究表明，他们所提供的护理质量高、病人满意度高、花费低。

3. 助产士　能够在社区独立为家庭提供产前、生产过程中和产后的护理。

4. 教育者　指专门从事护理教育的教师，他们在护理院校各层次的护理教育项目中传授知识，同时，他们还参与临床的护理实践。

5. 护理顾问　各领域的顾问在不同场所为需要信息者提供帮助，如学校中的顾问为课程设置提建议，医院中的顾问为如何提高护理质量提供解决办法，政府部门中的护理顾问为制定国家的健康政策出谋划策。

6. 研究者　指专门从事护理科研的人员，他们大多具有博士学位，具有较高的科学研究能力，从事临床研究以促进为病人提供的服务，以及进行护理理论的验证和发展。

7. 管理者　指专业的护理管理人员，他们一般都具有相关的护理学位，同时有管理硕士学位，在学校、各种护理服务场所，以及与健康有关的机构行使管理的职能。他们不仅应具备护理学知识，更要有丰富的管理学知识，以及计划、决策、解决问题、与他人合作和经营等能力，同时，具有诚实、乐观、敏锐、勇于变革等性格特点。

8. 个案管理者（case manager）　20 世纪 80 年代末期，西方一些国家为控制病人的医疗护理费用，采取了缩短住院时间，将康复期病人及早转向社区等健康服务机构的措施，个案管理的护理方式应运而生。个案管理强调为病人提供从患病到恢复健康全过程的照顾，以及帮助病人顺利地从一个健康机构转到其他场所。在个案管理系统中，充当个案管理者的人通常是护士。个案管理者参与病人及其家庭每一阶段的护理活动，包括：入院介绍、提供健康教育资料、与病人共同制定和实施护理计划、安排出院或转院事宜、向社区健康服务人员介绍病人的情况、出院后随访以确认康复状况、评价护理结果等。这种服务方式的目的是降低医疗费用，促进与所有健康保健服务者的合作，有效、合理地利用社区服务资源，增加对病人患病整个过程的持续护理，并最终促进病人和家庭独立地应对生活。作为个案管理者需要有某一特殊领域的专业证书或学位，以及较强的沟通能力、合作能力。

9. 企业家　经营与健康保健有关的公司，提供护理服务、咨询和教育服务等。

护士的专业角色还在不断扩展，尤其以护理发展较快的国家为代表，护士的社会地位和形象随之改变。中国护士也正在加紧促进专业发展的步伐，21 世纪是护士大有作为的时代。

（三）专业护士的特征

随着护理学的发展以及护士专业角色的扩展，社会和健康服务对象对护士的素质要求也越加严格和提高。作为一个专业护士应具备以下特征：

1. 具有丰富的专业知识和熟练的护理技能　护士不但应具备基础医学知识、护理学专业知识，还应掌握广泛的社会、人文知识。同时将理论与护理操作紧密联系起来，为病人提供高质量的服务。

2. 具有易被服务对象接受的仪表和形象　护士应仪表端庄整洁、仪态适宜、和蔼可亲、自然亲切，使病人感到容易并愿意与其接近和交流。同时，护士自身应有健康的生活方式，为他人起表率作用。

3. 有高度的责任心和良好的职业道德　护理工作的特殊性要求护士做事认真细致，敢于承担责任，遵守护理的职业道德规范和伦理原则。

4. 能做到共情和保持敏感　护士应从服务对象的角度考虑和理解所发生的情况，对病人体贴、关爱，对病人的各种需求应保持敏感的态度，及时发现和解决问题。

5. 有解决问题的能力　识别和处理人的健康问题是护士的基本素质。当遇到问题和特殊情况时，护士应能判断问题所在，果断做出决策，采取有效的解决措施。护理研究是解决问题的基本方法。

6. 有人际沟通和教育的知识和能力　护士要能运用良好的沟通技能提供高质量的护理服务，并与其他健康保健人员有效合作。同时，应用教与学的知识和原理进行健康教育，使人们转变健康观念，采取促进、维持和恢复健康的有效行为。

7. 有继续学习的能力和主动性　在护理实践中，护士应有主动性和进取心，不断更新专业知识和技术，并在本领域中开拓和创新。

8. 有自我评价的能力　专业护士要能对自己有正确的评价，了解自身的长处和潜力，以及弱项和缺点。在工作中扬长避短，不断发展。

三、护理与医疗的关系

早期的医护活动密不可分。由于历史和社会因素的影响，传统观念上医生在医疗中占主要地位，护士的工作是协助医生诊疗、消除病人的疾患，护士被看作是医生的助手。随着护理学逐步成为一门独立的学科，护理与医疗的关系发生了巨大变化。目前的发展趋势是分工合作，各尽所能。护理的功能应包括：

1. 依赖性（dependent）功能　是护理的次要功能，包括对药物和治疗的管理，如执行医嘱，完成护理常规和技术操作程序，进行治疗等。

2. 相互依赖性（interdependent）功能　是在以病人的利益为中心的基础上，和其他保健人员进行沟通、共同协作。

3. 独立性（independent）功能　是护理的基本功能，主要是照顾（care），如生活照顾，保持舒适、安全等，而不是治疗（cure）。

从医师和护士的功能来看，照顾与治疗的概念不能绝对分开，而是有机的结合，如图1-2所示。

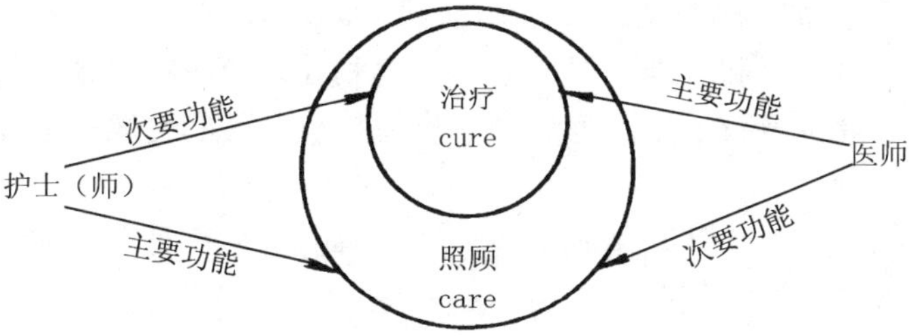

图1-2　护士与医师角色功能示意图

医师的主要功能为治疗，次要功能为照顾；而护士的主要功能为照顾，次要功能为治疗，这是指护士有协助其他保健人员的功能。只有在最佳的照顾环境中，治疗才能取得最好的效果，由此可见护理工作在卫生保健事业中的重要地位。

四、专业护士的工作范围

（一）医院专业护士的工作范围

结合以上专业护士的特征和我国具体情况，在医院工作的专业护士职责范围可概括为，在救死扶伤精神的指导下进行以下工作：

1. 按照整体护理思想，通过执行护理程序，做到：

（1）执行医嘱；

（2）制定护理计划并进行护理，如保持舒适、控制感染等；

（3）进行健康教育，使病人学会与日常自理功能有关的预防、治疗和康复性措施，如糖尿病病人的用药和饮食控制；

（4）解决问题和咨询，帮助病人有效地应对应激，获得心理平衡；

（5）进行沟通，以获得健康评估资料，传播健康知识，表达对病人的关心，并把病人的需要和期望传达给其他保健人员和家庭成员；

（6）制定出院计划，全面安排病人出院后的生活。

以上可通过执行护理程序来完成。

2. 开展护理科研和交流研究成果；

3. 进行病房的组织和管理工作。

（二）社区专业护士的工作范围

社区护理工作与传统的医院护理活动有着较大的差别。近年来，美国已有超过35%的护士从事社区、家庭、学校、老人院、工厂、公司等场所的护理工作，而我国95%的护士是在医院从事临床护理，社区医疗和护理刚刚起步。参考美国等护理发展较快国家的社区护理工作，社区护士的工作范围可包括如下：

1. 进行持续的护理评估　发现威胁健康的因素，进行体格检查，评估营养状况和饮食结构，依据文化、经济、性别和角色等特点评估心理社会状况，评估家庭系统，确定社区中可利用的资源如教堂、老年之家、各种俱乐部等，制定护理计划。

2. 与其他人员协作、提供照顾　与病人和家庭共同制定可行的短期和长期的护理目标，尊重他们的文化习俗，与病人和家庭共同完成护理计划。与医生进行沟通，与其他人员和社区组织保持联系，参加多学科人员的小组讨论会。

3. 教育病人、家属和其他保健人员　评估病人和家属的知识和学习能力，识别健康教育需求，制定健康教育目标和计划。提供适于家庭和社区使用的教育资料，运用多种教育工具和方法促进学习，评价教育效果。为病人和家属提供有关的健康服务信息，指导选择适合的医护服务机构。

4. 提供护理专业技术　保证用药安全，根据病人的需要和减低花费的原则调整用药，评估病人是否按治疗方案用药，控制疼痛；管理和使用医疗器械，如护理气管切开和使用呼吸机的病人，护理伤口；为孕妇、产妇和新生儿提供护理。在家庭护理中注意控制感染。进行定期的健康检查和筛查。保持病人的尊严，提供心理社会支持，提供临终护理。

5. 促进康复　保持皮肤的完整性，保持大小便通畅，帮助病人移动和活动，使用康复器械。

6. 管理医疗文件　记录病人的健康状况以及为病人所提供的护理，记录每一次沟通的情况如电话、访谈、提供教育等，记录用药情况、随访情况、化验结果，注意医疗文件的保密性。

7. 解决问题　遇到问题时，与同事、资深护士以及其他健康服务人员共同探讨解决方案。阅读和评判护理文献，把新的护理研究成果运用于对病人的照顾。尝试新的护理方法，开展护理研究。

8. 组织管理社区护理服务　布置良好的工作环境，确认工作重点，有效利用时间和各种资源，根据变化的情况调整工作计划。

9. 预防和减少意外伤害　评估社区的物理环境、安全措施、犯罪情况，发现不安全的隐患，寻求其他组织的帮助以消除危险因素。

10. 表现出专业素质　遵守职业规范和法律，参加继续教育项目，参加专业组织，识别现存的法律和伦理等社会问题，表现出专业行为和态度，允许病人自由选择医护服务机构。

11. 按照市场经济体制提供服务　了解收费标准，向病人解释医疗保险的好处，填写收费表格，保持与保险公司的联系。参与和支持社区健康活动，建立社区服务网络，争取得到有关组织的资助。

（丛笑梅）

第七节　我国护理发展方向

随着21世纪的到来，我国的护理面临很多挑战和机遇。如目前的护理模式是否能够满足人们的健康需求和实现“减少疾病、保持健康、促进健康”的使命，以及护理的发展是否能与现代科学特别是医学科学的发展相适应，这都是亟待考虑的问题。

下面我们重点探讨面向新世纪我国护理的发展趋势。

一、我国护理应体现现代护理的发展趋势

现代护理的趋势是以人为中心，根据人的身心、社会及文化等需要，按护理程序为其提供身心整体护理、健康教育和社区保健。世界卫生组织对健康的定义是“不但是没有疾病或缺陷，还要有完好的生理、心理状态和完好的社会适应能力”，我国人民的健康观念也在不断转变，现代的健康观已经取代了传统的“没病就是健康”的观念。医学模式也由单纯的生物医学模式逐渐向生物－心理－社会医学模式转变。我国护理模式发展也从以疾病为中心的阶段到以病人为中心的护理阶段，目前正向以人的健康为中心的护理阶段发展。护理的服务对象由原来的病人扩展到健康的人，以及家庭和社区。

二、护理服务体制的变革

随着医疗体制改革的深入、减人增效措施的落实、保险机制的引入等，市场经济的观念和消费者意识必将引入护理服务过程中。为此，我国确立了以病人为中心的护理指导方针，积极开展整体护理，并以病人满意度作为护理质量评定的重要指征，以保证护理质量。《中华人民共和国护士管理办法》的实施，以及通过立法建立护士资格认定和考试注册制度，既保证了护士的基本资格和相应的权利和义务，也提高了护理队伍的专业素质，从而保护了病人的合法权益。护理管理正向法制化、规范化发展，使护理人力资源得到了合理的利用。

三、护理模式的转变

我国的护理模式正在从以疾病为中心的功能化护理模式向以病人为中心的系统化整体护理模式转变。系统化整体护理是以现代护理观为指导，以护理程序为核心，将护理临床业务与护理管理的各个环节相结合，按照护理程序的科学工作方法，为服务对象解决健康问题，实施有效的整体护理。我国卫生部医政司在1996年提出我国将逐步实行整体护理模式。所谓“整体”就是把病与病人视为整体，把生物学的病人与社会心理的病人视为整体，把病人的物质生活与病人的社会文化生活视为整体，从病人身、心、社会、文化的全面需要出发考虑病人的健康问题及护理措施，解决病人的实际需要。

系统化整体护理的基本内容是：以生物技术医学为指导的对各种疾病的技术护理，以心理、行为医学为指导的对病人的各种心理护理，以社会医学、生态环境医学为基础的对病人健康的指导与管理。整体护理要求从护理哲理、护士职责与评价、护理人员的组织结构、标准护理计划、标准病人教育计划、各种表格的书写及护理质量控制等均要以护理程序为框架，环环相扣、协调一致、以确保护理水平的全面提高。

四、临床护理与健康教育一体化

世界环境与发展大会已将人类的生存和健康作为21世纪最重要的发展目标。在新的世纪，“人人享有健康保健”这个战略目标要求我们护理人员应在整个临床护理的过程中贯穿健康教育，健康教育已经成为护理工作的一个重要内容。护理人员有“教育患者的责任”，患者有“受健康教育的权利”。要求护理人员通过健康教育来改变人们的健康观念，改变不利于健康的各种行为习惯，促进有利健康的行为，建立良好的生活方式，让病人主动参与医疗保健工作，减少并发症，提高生活质量，达到精神、躯体和社会关系等方面的完善。目前，心脑血管、恶性肿瘤和呼吸系统疾病已居我国死亡顺位前列，它们是与精神应激、劳累过度、饮食习惯、生活习惯等密切相关的。再者，由于药物滥用和不良行为方式等导致的疾病也在增加，如艾滋病的蔓延严重威胁着人类的健康。健康教育是预防和控制以上疾病的有效手段之一，因此也就对我国护理人员提出了新的要求，护理人员将在社会、家庭及个体健康服务中担任教育者的角色，向全社会提供卫生宣教。

五、护理教育的相应改革

在护理学科、现代教育和科学技术发展的影响下，我国护理教育在今后的发展变化将表现在以下几个方面。

（一）完善护理教育体制

世界许多国家逐步完善了护理教育体制，形成了从中等水平护理教育到博士教育的多层次、多渠道教育局面，并增设家庭护理、社区护理、职业护理（occupational nursing）和培养开业护士（nurse practitioner）等教育项目。从国外护理教育的现状看出，从事护理实践的护士以学士学位为主，从事护理教育、护理管理、护理研究等的护理人员则需要有硕士、博士学位。而且拥有高学位的护理人员呈现越来越多的趋势。在我国，改变以中等教育为主，迅速扩大高等护理教育规模，提高护理教育层次的护理教育改革正在进行。大专教育和高等职业护理教育将逐渐取代中等教育，临床第一线护士的学历将以大专和本科层次为主。硕士教育立足于培养高层次、高水平的护理师资、护理管理人才和临床护理专家。为了促进护理理论和护理研究的发展，完善护理知识体系，巩固护理专业地位，并使护理专业能适应现代科技的发展，适当扩大护理硕士教育和开设博士教育是护理教育的发展趋势。在开展普通高等教育的同时，发展面向在职护士的成人大专和本科学位教育，包括自学高考、函授、夜大等多种形式的学位教育。此外，还应开展非学位教育如护理继续教育，以便在职护士更新知识和提高业务水平。

（二）课程设置和教学内容的改革

护理专业课程设置和教学内容要不仅注重医学基础知识，还要注重社会科学、人文科学、信息科学和行为科学等知识。目前各高校不断进行课程改革，在专业课程中增加了人文科学、预防医学、健康教育等课程，并加强了人际沟通技巧的学习和训练，更好地突出了护理专业的特点。有关医学专业课程设置也应努力体现医学模式的转变，例如，美国等国家的护理学院根据人的基本需要和生命发展不同阶段需要的概念，按照从胎儿到老年的生理、心理社会等不同特点开设了人类生长发育学、母婴护理、儿科护理、成人护理、老年护理和临终关怀护理等课程，以体现对生命全过程进行护理的思想。人文学科课程中则设置了有关宗教、哲学、文学、音乐、社会学、心理学、伦理学、教育学、卫生法律及管理学，以及增加预防保健、促进健康和社区保健等内容。在教学中注重培养学生的评判性思维能力，掌握有效沟通的技巧，让学生明确专业角色，使毕业生不但能够全面地进行临床身心护理，还能担负预防保健的职能，以及应对社会伦理及跨文化的护理方面的问题。

（三）护理教学方法的改革

在护理教学方法和手段上，将进一步向多样化和现代化发展。随着科学技术的进步，高科技成果在教学中的应用将给学生提供更多的主动学习机会，培养具有自学能力、勇于创新的新型护理人才。减少课堂讲授的时数，增加小组讨论、专题讲座和实际训练，激发学生的学习热情，使学生能在教师的帮助下积极主动地探索，注重理论与实践相结合。在教学手段上充分利用现代的电教设备，如幻灯、电视、电子计算机、Internet 网等。网上远程教学也将是未来的发展趋势，学校可通过电视网提供非临床课程的教育。网上还可开展座谈讨论、小组辩论、客座讲课、书面或口头测试。这将为更多的护理人员提供学习和深造的机会。

目前的护士数量和质量虽然有所增加和提高，但远远不能满足社会的需要。为了提高教育层次，增加招生人数，现正对原有护理教育体制进行适当的改革。原有的中等专业护理教育准备逐渐向大专及本科教育转变，如要求护理生源具有高中学历，逐渐停办医院附设的护校，原有基础较好的护校与大学的护理系共建护理学院以培养各种较高层次的护理人员。

在继续教育方面，由各种渠道开办的全日制、夜大、电大、函授等学历教育以及自学高考等项目正逐年增加；还经常举办各种有关新进展的学习班，为广大在职护士拓宽学习道路。

六、大力开展社区护理

从促进健康、预防疾病的角度开展社区卫生服务是提高整体人群的健康水平和国民健康指标的有效措施。建国近五十年来，我国成功地将婴儿死亡率从 200‰降低到 31.4‰，孕、产妇死亡率从 1500/10 万降低到 61.9/10 万，平均期望寿命从 35 岁提高到 70 岁。这些成就与我国多年来一贯坚持预防为主，全社会参与的卫生工作方针，加强妇幼保健和社区服务密切相关。1997 年 1 月 15 日《中共中央、国务院关于卫生改革与发展的决定》中明确提出要积极发展社区卫生服务，逐步形成功能合理、方便群众的卫生服务网络。1999 年 1 月卫生部再次根据我国国情提出要优化卫生资源配置，大力发展社区卫生服务。社区护理作为社区卫生的重要组成部分，也就成为护理专业发展的一个重要领域。

护理学是健康学科的重要组成部分。随着人们对健康的认识和要求日趋提高，护士所承担的专业角色也正发生着变化。护理将逐步由医院走向社区，更多地参与预防保健。因此未来高等专业护理人才更需具备社区护理的理论与实践知识。

社区护理是结合公共卫生学和护理学的理论，应用于促进和维护人群的健康。社区护理的服务对象有个人、家庭及人群，但以人群为重点。目的是保护人们脱离危险因素、预防疾病残障，促进整体人群的健康。

社区护理的工作特点是：①以健康为中心；②以集体为中心；③具有高度的自主性与独立性；④个案管理时间长；⑤与各方面加强合作。社区护士的角色包括健康照顾者、教育与咨询者、组织和管理者、协调和合作者及观察和研究者。

结合我国具体情况，社区护理是按三级预防原则进行的：①第一级预防：又称病因学预防，是指在发病前所采取的预防措施。如指导平衡饮食，合理的生活方式，适当的体育锻炼以及疾病普查，环境（有无危险因素）的调查。亦可开展预防接种、婚前卫生、孕产妇及新生儿随访及儿童保健等预防疾病措施。②第二级预防：是发病期预防。即做好早期发现、早期诊断和早期治疗，预防医源性疾病等。③第三级预防：即临床预防，是指病残预防。从防止并发症，减轻伤残程度，开展功能性康复，心理康复指导等。尤其是近年来老龄人口增加，慢性病人居家护理以及伤残患者的长期照顾，均需由社区护士进行家庭访视，建立家庭病房等来加以组织和管理。

由此可见，护理工作的内容和范畴在不断扩大，并在卫生保健事业中占有越来越重要的地位。在2003年春季我国对抗严重急性呼吸综合征（SARS）的过程中，广大护理人员不但战斗在临床第一线，挽救了许多垂危的患者，甚至献出了自己的生命。并且在广大的社区中，与公共卫生工作者密切配合在隔离传染源，切断传播途径，保护易感人群方面做了大量的工作。因而不但在短期内获得控制SARS的辉煌战绩，还大大地提高了人民群众对护理工作的理解和支持。这是一次很好的实践经验。

（孙宏玉　邹恂）

第二章　护理程序

程序（process）是指一系列朝向某个特定目标的步骤或行动。护理程序（nursing process）是护士在为护理服务对象提供护理照顾时所应用的工作程序，是一种系统地解决问题的方法。护理程序一词首先是由 Lydia Hall 于 1955 年提出的，她认为护理工作是“按程序进行的工作”。之后，Johnson、Orlando 等专家也先后对护理程序进行了阐述。1967 年，护理程序发展成为 4 个步骤，即评估、计划、实施、评价。其中评估步骤中包含了做出护理诊断。直到 1973 年北美护理诊断协会成立，在协会的第一次会议之后，许多护理专家提出应将护理诊断作为护理程序一个独立的步骤。自此，护理程序才由以往的 4 步成为目前的 5 步，即评估、诊断、计划、实施、评价。

护理程序这 5 个步骤是相互连续、相互关联的。如当病人入院后，护士要对病人生理、心理、社会等方面的状况和功能进行评估，即收集这些方面的有关资料，根据这些资料判断病人存在哪些护理问题即作出护理诊断，围绕护理诊断制定护理计划，之后实施计划中制定的护理措施，并对执行后的效果及病人的反应进行评价。无论护理对象是个人、家庭还是社区，无论护理工作的场所是医院、诊所还是老人院，护士都应该以护理程序组织护理工作，因为这种科学的、有目的、有计划的工作方法是护士为病人提供高质量的、以病人为中心的整体护理的根本保证。

第一节　评　　估

评估（assessment）是指有组织地、系统地收集资料并对资料的价值进行判断的过程。评估是护理程序的第一步，也是非常关键的一步，评估时收集到的资料是否全面、正确将直接影响护理诊断、护理计划的准确性，因此，评估是护理程序的基础。

评估在护士与病人第一次见面时就已开始，直到病人出院或护理照顾结束时才停止。除病人入院时需进行较为全面、完整的综合评估外，护士每次与病人接触都是一个评估的机会。护理服务的对象是人，人在维持内、外环境平衡的过程中，机体各方面的特性时刻都会发生变化，护士应随时收集有关病人反应和病情变化的资料，以便于及时发现问题，修改和补充护理计划。所以评估是一个连续不断的、动态的过程，它贯穿于护理工作的始终。评估包括收集资料、整理资料和分析资料三部分。

一、收集资料

（一）收集资料的目的

1. 为正确做出护理诊断（或提出护理问题）提供依据　护士提出护理诊断不能凭想当然，必须实事求是，要以评估所得的资料作基础。在对资料进行分析、判断之后，对于满足诊断依据的则做出相应的护理诊断。

2. 建立病人健康状况的基础资料　护士通过对病人的评估，尤其是病人入院时进行的完整的综合评估所得的资料，可以较为全面地了解病人的健康状况，这些资料往往构成了病人的基础资料。今后评估所得的资料可以与基础资料进行比较，以了解病人健康状况的变化，判断护理照顾的效果。此外，病人的基础资料也可以为其他健康保健人员如医生、营养师、其他护理人员提供信息。

（二）资料的内容

从整体护理思想出发，所收集的资料不仅涉及病人身体状况，还应包括心理、社会、文化、经济等方面。

1. 一般资料　包括姓名、性别、年龄、民族、职业、婚姻状况、受教育水平、家庭住址、联系人等。

2. 现在健康状况　包括此次发病情况、目前主要的不适主诉及目前的饮食、营养、排泄、睡眠、自理、活动等日常生活型态。

3. 既往健康状况　包括既往患病史、创伤史、手术史、过敏史、既往日常生活型态、烟酒嗜好，女性病人还应了解月经史和婚育史。

4. 家族史　家庭成员有无与患者类似的疾病或家族遗传病史。

5. 护理体检的检查结果。

6. 新近进行的实验室及其他检查的结果。

7. 病人的心理状况　包括对疾病的认识和态度、康复的信心、病后精神、行为及情绪的变化、病人的人格类型、应对能力（近期生活中的应激事件，如是否有离婚、丧偶、失业、家人生病等发生）。

8. 社会情况　包括职业及工作情况、目前享受的医疗保健待遇、经济状况、家庭成员对病人的态度和对疾病的了解、社会支持系统状况等。

（三）资料的来源

1. 护理对象本人如病人，其本人是资料的主要来源。

2. 病人的家庭成员或与病人关系密切的其他人员如朋友、邻居、保姆等。

3. 其他健康保健人员，如医生、理疗师、营养师及其他护理人员。

4. 目前及既往的病历、既往健康检查记录、儿童预防接种记录等。

5. 各种实验室检查和器械检查的报告

6. 文献　有关医学、护理学的各种文献，它们能为基础资料提供可参考的信息。

根据资料来源的不同，可将资料分为主观资料和客观资料。主观资料即病人的主诉，是病人对其所经历、所感觉、所思考、所担心的内容的诉说。如“我这一个月来感觉疲乏越来越明显”、“我的上腹部像刀割一样疼”、“我知道我得的是癌，这个病是治不好的”等等。客观资料是指通过他人的观察、体格检查或借助医疗仪器和实验室检查获得的资料，如“坐立不安”、“精神萎靡不振”、“血压升高”、“心脏杂音”、“白细胞上升”、“病理反射阳性”等。

（四）收集资料的方法及途径

1. 交谈　护士与病人及其家属的交谈是一种有目的的活动，其目的在于：通过交谈使护士获得有关病人的资料和信息；交谈有助于建立良好的护患关系；通过交谈也可以使病人获得有关病情、检查、治疗、康复的信息，以及心理支持。

临床上，交谈有正式和非正式两种。正式交谈是指事先通知病人的有计划的交谈。例如入院后的采集病史。非正式交谈是指护士在日常工作中与病人进行的随意而自然的交谈，此时病人可能感到是一种闲谈，但这样的谈话往往使病人及家属感到亲切、放松而愿意说出内心的真实想法和感受。

交谈是护患之间进行沟通的一种重要方式，有关交谈时的技巧和注意事项详见护患关系与沟通一章。

2. 观察　是指运用感官获得有关病人、病人家属、病人所处环境的信息，并对信息的价值作出判断。狭义的观察常常是指“看”，但护士收集资料时用到的观察则是广义的，包括视、听、嗅、触等多种感觉器官的参与。通过观察，护士可以获得病人生理、心理、精神、社会、文化等各方面的资料，而且护士在护理病人的自始至终应持续地对病人进行观察。观察能力的高低与护士的理论知识和临床经验密切相关，这两方面的缺乏往往使护士在观察时不够全面，出现遗漏，或者即使观察到了某资料，却因知识有限或经验不足而将其作为无意义的资料忽视了。观察作为一种技能，需要护士在实践中不断培养和锻炼，才能得到发展和提高。

3. 身体评估　是指护士应用望、触、叩、听等体格检查技术对病人的生命体征及各个系统进行的检查。护士进行身体评估的目的是收集与确定护理诊断、护理计划有关的病人身体状况方面的资料，因此护理体检应有别于医生所做的体格检查。如对一名脑血栓病人，护士应着重评估病人双侧肢体活动、感觉和肌肉张力情况，不必去进行整个神经系统的检查，但这并不是说护士不应该学习全面的身体评估技能。在临床实际工作中，护士有时会根据所护理病人的疾病特点着重检查受累系统的状况，这也是允许的。总之，护士所做的身体评估应以护理为重点。(详细内容参考《护理评估》一书)

4. 查阅　包括查阅病人的医疗病历（门诊的或住院的）、护理病历、实验室及其他检查结果等。

二、整理资料

（一）资料的核实

为保证所收集到的资料是真实的、准确的，需要对资料进行核实。

1. 核实主观资料　主观资料是病人的主诉，核实主观资料并不是护士不相信病人，而是因为有时病人自认为的正常或异常与医学上的正常或异常是不相同的，因而需要用客观资料对主观资料进行核实。如产妇认为“我的乳汁分泌很正常”，而护士观察发现其婴儿经常因饥饿而哭闹，证明产妇的乳汁并不充足。

2. 澄清含糊的资料　如病人诉“大便正常”，这项资料不够明确，护士需要进一步询问病人大便的具体情况是什么，如次数、性状、排便是否费力等。

（二）资料的分类

评估所得的资料涉及各个方面，内容庞杂，需要采用适当方法对之进行分类，以便于护士较迅速地从中发现问题。

将资料进行分类的方法很多，如可按 Maslow 的需要层次论、Majory Gordon 的 11 个功能性健康型态或按北美护理诊断协会最新提出的分类Ⅱ方法将资料分类。

1. 按 Maslow 的需要层次论分类

例如：

（1）生理需要：体温 38℃，心率 100 次/分，呼吸 30 次/分，稀便，尿少，腹痛等。

（2）安全需要：对医院环境不熟悉，夜间要开灯睡觉，手术前精神紧张，走路容易摔倒等。

（3）爱与归属的需要：病人想家、想孩子，孩子想妈妈，害怕孤独，喜欢有人来探望等。

（4）尊敬与被尊敬的需要：怕被别人看不起，因外貌受损而不敢见人等。

（5）自我实现的需要：担心住院会影响工作或学习，因有病不能实现自己的理想等。

2. 按 Majory Gordon 的 11 个功能性健康型态分类

例如，其中的营养代谢型态包括了每日几餐，每餐的量，是进普食还是软食、半流食或流食，饮食以什么种类为主，有无咀嚼困难和吞咽困难等。再如活动－运动型态中，包括了自理情况，活动的类型，活动耐力情况，是否有医源性限制，是否需要辅助工具等。此种分类方法通俗易懂，护士易于掌握，是目前在临床使用较广泛的分类方法。

3. 按 NANDA 2002 年会议重新制定的分类方法分类：（详细内容参看《现代护理诊断手册》2004 年版）

（三）资料的记录

资料的记录格式可以根据资料的分类方法、根据各医院、甚至同一医院中各病区的特点由护士自行设计。但无论记录的格式如何，在记录中均应注意以下问题：

1. 所记录的资料要反映事实，不要带有自己的主观判断和结论，应客观地记录病人的诉说和临床所见。如对疼痛的记录，写“病人疼痛严重”就不如“病人述‘我从没像这么疼过’”为好，因为“严重”对不同的人具有不同的含义，是一种主观感觉，最好以病人的原话记录更为科学。

2. 客观资料的描述应使用专业术语。

3. 所收集到的各种资料都应有所记录，注意记录时应清晰、简洁，避免错别字。

记录病人入院时综合评估所得资料的表格也称为病人入院评估表，此表格应该是病房全体护士共同参与设计、反映出本病房病人特点的评估表，它不仅用于记录病人的资料，还可以在护士评估病人时作为评估指导，提醒护士应收集哪些资料，遗漏了哪些资料等。除入院评估表外，记录每日评估病人所得资料的表格常称为病人住院评估表，可根据病人特点重点评估、记录某些项目。无论何种记录表格，其记录方式都可以是多种多样的。有的采用文字描述方式，有的采用符号方式，有的采用打“√”方式，护士可根据工作需要作出选择。

三、分析资料

对资料进行分析的目的主要是为护理程序的下一步——护理诊断做准备。

（一）找出异常

分析资料时首先应将资料与正常值进行比较以发现异常。为了准确地作出比较，要求护士不仅要根据所学的基础医学知识、护理学知识、人文科学知识，熟练掌握各种正常范围，还应该考虑到人的个体差异性，根据不同年龄阶段、不同背景条件，全面地进行比较。

（二）找出相关因素和危险因素

分析资料时应对相关因素和危险因素也同时作出判断。通过与正常值进行比较，发现了异常所在后，护士应进一步找出引起异常出现的相关因素是什么，如病人诉“我昨夜睡眠不好，几乎一夜没睡”，护士则需继续询问为什么睡眠不好，从病人的诉说中找出原因。有时病人无法说出具体原因，护士还可以从客观资料中去寻找答案。如病人诉“最近我总是感到非常疲乏、无力，但不知为什么”，护士通过血红蛋白检查结果发现病人血红蛋白只有 90g/L，这样就找到了引起异常的原因。至于危险因素，常常是指病人目前虽处于正常范围内，但存在着促使其向异常转化的因素，这些因素即为危险因素。找出危险因素可以帮助护士预测今后病人可能发生什么问题。这些因素可以是生理的，也可以是心理的、社会的，它们都会影响健康。如某病人因下肢骨折需长期卧床，护士应预测到将来可能发生便秘，必须采取预防措施。又如老年人可能因体力下降、住院带来经济问题等影响身心健康。

第二节　诊　　断

根据收集到的资料确定护理诊断是护理程序的第二步。护理诊断一词首次出现于20世纪50年代，1953年Virginia Fry在其论著中提出，欲使护理专业得到发展，首要的工作是制定护理诊断，制定个体化的护理计划。但这些思想在当时并未受到重视。直到1973年，美国护士协会才正式将护理诊断纳入护理程序，授权在护理实践中使用，在护理诊断的发展历史中，北美护理诊断协会（North American Nursing Diagnosis Association，简称NANDA）起到了非常重要的作用，从1973年第一次会议开始，NANDA一直致力于护理诊断的确定、修订、发展和分类工作。我国目前使用的就是以NANDA认可的护理诊断为蓝本的。

一、护理诊断的定义

目前使用的护理诊断的定义是北美护理诊断协会在1990年提出并通过的定义，即：护理诊断（nursing diagnosis）是关于个人、家庭、社区对现存的或潜在的健康问题或生命过程的反应的一种临床判断，是护士为达到预期结果选择护理措施的基础，这些预期结果是应由护士负责的（a clinical judgement about individual，family or community responses to actual or potential health problems/life processes. Nursing diagnosis provide the basis for selection of nursing interventions to achieve outcomes for which the nurse is accountable）。

二、护理诊断的组成部分

NANDA的每个护理诊断基本是由名称、定义、诊断依据、相关因素4部分组成。

（一）名称

名称是为护理对象对健康状态或疾病的反应的概括性描述。从对护理诊断名称的判断上可以将护理诊断分为3类：

1. 现存的　是对个人、家庭或社区目前存在的健康状况或生命过程的反应的描述。如："体温过高"、"进食自理缺陷"、"疼痛"、"恐惧"。

2. 有……危险的　是对一些易感的个人、家庭或社区对健康状况或生命过程可能出现的反应描述。这类护理诊断目前虽然没有发生问题，但如果不采取护理措施则非常有可能出现问题。因此，有……危险的护理诊断要求护士具有预见性，当病人有导致易感性增加的危险因素存在时，要能够预测到可能会出现哪些问题。如长期卧床病人，存在"有皮肤完整性受损的危险"，白血病病人化疗后白细胞降至很低，存在"有感染的危险"。

3. 健康的　是对个人、家庭或社区具有促进健康以达到更高水平潜能的描述。健康是生理、心理、社会各方面的完好状态，护理工作者的任务之一是帮助健康人促进健康。健康的护理诊断是护士在为健康人群提供护理时可以用到的护理诊断。如"潜在的精神健康增强"、"潜在的婴儿行为调节增强"、"执行治疗方案有效"等。

以上三种护理诊断中，现存的和有……危险的护理诊断最为常用。健康的护理诊断

1994年才被NANDA认可，对这类护理诊断的应用国内外护理界仍在探索中。

（二）定义

定义是对护理诊断的一种清晰、精确的描述，并以此与其他护理诊断相区别。每一个护理诊断都有自己特征性的定义，即使有些护理诊断从名称上看很相似，但仍可从它们各自的定义上发现彼此的差别。如“便秘”是指个体处于一种正常排便习惯发生改变的状态，其特征为排便次数减少和（或）排出干、硬便。“感知性便秘”是指个体自我诊断为便秘，并通过滥用缓泻剂、灌肠和使用栓剂以保证每天排便一次。

（三）诊断依据

诊断依据是作出该诊断的临床判断标准。诊断依据常常是病人所应具有的一组症状和体征以及有关病史，也可以是危险因素。护士在作出某个护理诊断时，不是凭想当然，而一定要参照诊断依据。诊断依据有3种，第1种称“必要依据”，即作出某一护理诊断时必须具备的依据；第2种称“主要依据”，即作出某一诊断时通常需要存在的依据（约80%～100%的病人会具备此依据）；第3种称“次要依据”，即对作出某一诊断有支持作用，但不一定每次作出该诊断时都存在的依据（约50%～79%的病人会具备的依据）。三种依据的划分并非随意而为，是通过严谨的科研加以证实的。

（四）相关因素

相关因素是指促成护理诊断成立和维持的原因或情境。现存的或健康的护理诊断有相关因素，而有……危险的护理诊断其相关因素常同危险因素，即导致病人对这种危险的易感性增加的因素，如生理、心理、遗传、化学因素及不健康的环境因素等。

相关因素可以来自于以下几个方面：

1. 疾病方面　如“体液过多”的相关因素可能是右心衰竭。

2. 与治疗有关　如行气管插管上呼吸机的病人可以出现的“语言沟通障碍”问题。

3. 心理方面　如“活动无耐力”可以因患病后病人处于较严重的抑郁状态而导致。

4. 情境方面　即涉及环境、有关人员、生活经历、生活习惯、角色等方面的因素。如“营养失调：高于机体需要量”的相关因素可以是不良的饮食习惯如晚餐进食过多、饱餐后静坐或饮食结构不合理、脂类摄入过多等。

5. 发展方面　是指与年龄相关的各方面，包括认知、生理、心理、社会、情感的发展状况，比单纯年龄因素所包含的内容更广。如老年人发生便秘，常与活动少、肠蠕动减慢有关。

护理诊断的相关因素往往不只来自一个方面，可以涉及多个方面，如睡眠型态紊乱，可以是手术伤口疼痛引起，可以是焦虑引起，可以是因连续24小时静脉输液引起，可以是住院后环境改变或环境嘈杂引起，在儿童还可以是独自睡觉怕黑引起。总之，一个护理诊断可以有很多相关因素，确定相关因素是为护理措施的制定提供依据。

三、护理诊断的陈述方式

护理诊断主要有以下三种陈述方式：

1. 三部分陈述　即PES公式，具有P、E、S 3个部分。

P—问题（problem）即护理诊断的名称。

E—病因（etiology），即相关因素。

S—症状和体征（symptoms and signs），也包括实验室、器械检查结果。

例如，气体交换受损：紫绀、呼吸困难、PaO_2 为 5.3kPa：与阻塞性肺气肿有关。

焦虑：自诉感到担心、不能放松、注意力不集中、食欲下降：与即将接受冠状动脉造影术有关。

三部分陈述多用于现存的护理诊断。

2. 二部分陈述　即 PE 公式，只有护理诊断名称和相关因素，而没有临床表现。

例如，有皮肤完整性受损的危险：与长期卧床有关。有体液不足的危险：与大量利尿有关。

二部分陈述多用于“有……危险”的护理诊断，因危险目前尚未发生，因此没有 S，只有 P、E。

3. 一部分陈述　只有 P，这种陈述方式用于健康的护理诊断。

四、合作性问题——潜在并发症

（一）概述

在临床护理实践中常遇到这样的情况，护士所面临的病人问题无法被目前所有的 NANDA 护理诊断所涵盖，而这些问题确实需要护理提供干预或措施，正是出于试图解决这一问题的想法，1983 年 Lynda Juall Carpenito 提出了合作性问题这个概念。她认为需要护士提供护理的问题很多，可分为两大类，一类是经护士提供的护嘱就可以解决的，属于护理诊断；另一类是要与其他健康保健人员尤其是医生共同合作解决的，护士主要提供监测护理，属于合作性问题。

合作性问题是需要护士进行监测以及时发现其发生和情况变化的生理并发症，是要护士运用医嘱和护理措施共同处理以减少并发症发生的问题。这里之所以指“一些”并发症，含义在于并非所有的并发症都属于合作性问题，有些可以通过护理措施预防和处理的，则属于护理诊断，如长期卧床导致皮肤受压，“有皮肤完整性受损的危险”；因医嘱或因无法避免的肌肉、骨骼不能活动可能导致的“有废用综合征的危险”均属护理诊断。只有那些护士不能预防和独立处理的并发症才是合作性问题，如手术后病人伤口出血是需要密切关注的问题，术后伤口出血主要与术中伤口血管结扎缝合不良有关，护理措施无法预防其发生，因此对这一问题应提出“潜在并发症：出血”，护士的主要作用是严密观察伤口是否有出血发生。再如，急性广泛前壁心肌梗死的病人，在发病后 24h 之内最易出现较为严重的心律失常，如频发室早、室速甚至室颤，即“潜在并发症：心律失常”，护理无法预防，只能通过连续心电监测及时发现严重心律失常的发生。

（二）合作性问题的陈述方式

合作性问题有其固定的陈述方式，即“潜在并发症：××××”。潜在并发症英文为 potential complication，简写为 PC。例如，潜在并发症：肺栓塞；潜在并发症：胎儿窘迫；PC：电解质紊乱；PC：脑血管意外。

一旦诊断了潜在并发症，就提醒护士这个病人有发生这种并发症的危险或病人可能正在出现这种并发症，护士应注意病情监测，以及时发现并发症的发生，及早与医生配合处理。

在书写合作性问题时，护士应注意不要漏掉“潜在并发症”，否则就无法与医疗诊断相区别了。

五、护理诊断与医疗诊断

明确护理诊断与医疗诊断的区别十分重要，因为这关系到如何区分医疗和护理这两个专业，关系到如何确定各自的工作范畴和应负的法律责任。

医疗诊断是医生使用的名词，用于确定一个具体疾病或病理状态。护理诊断是护士使用的名词，用于判断个体和人群对健康状态、健康问题的现存的、潜在的、健康的、综合的反应。医疗诊断的侧重点在于对病人的健康状态及疾病的本质做出判断，特别是要对疾病做出病因诊断、病理解剖诊断和病理生理诊断，而护理诊断则侧重于对病人现存的或潜在的健康问题或疾病的反应做出判断。每个病人的医疗诊断数目较少且在疾病发展过程中相对稳定，保持不变，护理诊断数目较多，并可随着病人反应的不同而发生变化。例如，"乳腺癌，是医疗诊断，医生关心的是乳腺癌的进一步诊断和治疗，而护士关心的是病人患乳腺癌后的反应，如病人可能出现"恐惧"、"知识缺乏"、"预感性悲哀"、"自我认同紊乱"等护理诊断。再如，病人起床时忽然觉得头晕，这时医生的工作着重于寻找引起眩晕的原因，作出疾病诊断，而护士更为关心的是病人可能会因眩晕导致受伤，故作出"有受伤的危险"这一护理诊断。

六、护理诊断的有关注意事项

（一）护理诊断名称应尽量使用 NANDA 认可的护理诊断名称，统一的名称有利于护理人员之间的交流与探讨，有利于与国际接轨，有利于护理教学的规范，因此最好不要随意编造护理诊断。由于护理诊断源自美国，护士在最初使用时可能感到不习惯，但随着使用的逐渐熟练，是会越来越适应的。至于有些情况下现有的护理诊断无法涵盖护理实践中遇到的特殊问题，如"恶心"、"腹胀"等，也允许护士以护理问题的形式将此情况提出并予以解决，但前提必须是在现有的 NANDA 认可的护理诊断中确实无法找到与之对应的护理诊断，且需经过护士们的谨慎讨论并达成共识。

（二）相关因素这部分的陈述，应使用"与……有关"的方式。

（三）为每一个护理诊断找出明确的相关因素非常重要，因为在护理计划中制定的护理措施很多是针对相关因素的，相关因素应是导致护理诊断出现的最直接原因。如"清理呼吸道无效：与体弱、咳嗽无力有关"就比"清理呼吸道无效：与肺气肿伴感染有关"要更为直接、更具针对性。另外，同一护理诊断可因相关因素的不同而具有不同的护理措施。例如，"清理呼吸道无效：与术后伤口疼痛有关"和"清理呼吸道无效：与痰液黏稠有关"这两个护理诊断虽然均为"清理呼吸道无效"的问题，但前者的护理措施是如何帮助病人在保护伤口、不加重疼痛的前提下将痰咳出，后者是如何使痰液稀释易于咳出。由此可见，只有相关因素正确，才能选择有效的护理措施。

（四）"知识缺乏"这个护理诊断在陈述上有其特殊之处，其陈述方式是"知识缺乏：缺乏……方面的知识"。如知识缺乏：缺乏骨折后功能锻炼的知识；知识缺乏：缺乏胰岛素自我注射方面的知识；知识缺乏：缺乏给新生儿哺乳的知识等等。下面的陈述都是不适合的：如知识缺乏：缺乏冠心病的知识，我们不可能也没有必要让病人掌握所有冠心病的知识，这样写护士无法明确具体哪一部分冠心病的知识需要着重教给病人。再如，知识缺乏：与预防皮肤感染的知识不足有关，在这个诊断的陈述中使用"与……有关"不合逻辑。

（五）陈述护理诊断时，应避免将临床表现误以为是相关因素。如，"疼痛：胸疼：与心绞痛有关”应改成“疼痛：胸痛：与心肌缺血、缺氧有关”。再如，“睡眠型态紊乱：与醒后不易入睡有关”，醒后不易入睡是睡眠型态紊乱的表现之一，而非相关因素。

（六）有时相关因素从已有的资料中无法分析、确定，则可以写成“与未知因素有关”，护士需进一步收集资料，明确相关因素。

（七）列出护理诊断时应贯彻整体护理观念，病人的护理诊断应包括生理、心理、社会各方面。

七、我国日常护理工作中常用的护理诊断

自从20世纪80年代初期护理程序被介绍到中国之后，我国护士在护理实践中也开始逐渐使用护理诊断。虽然护理诊断到目前为止已发展到一百多个，但在我国，护士常用到的护理诊断只涉及其中一小部分。作者在护理中心护理诊断小组的组织下，经过对几百份护理病历中护理诊断的统计排序发现，以下护理诊断是护士较常使用的：

知识缺乏
疼痛
焦虑
活动无耐力
有感染的危险
恐惧
生活自理缺陷
营养失调：低于机体需要量
体温过高
清理呼吸道无效
睡眠型态紊乱
气体交换受损
有皮肤完整性受损的危险
便秘
躯体移动障碍
皮肤完整性受损
有受伤的危险

这些护理诊断之所以常用，是因为它们确实反映出了临床病人常见的共性问题，也与这些诊断较为通俗易懂、容易被护士掌握有关。但那些未被护士经常用到的护理诊断也并非不重要，往往是由于护士对它们不熟悉，不知如何应用，特别是有关病人心理、社会方面的护理诊断。例如，预感性悲哀这一护理诊断，很多慢性疾病晚期病人、肿瘤病人、濒临死亡的病人都会出现，但护士几乎将这一诊断忽略了。因此，我们应在掌握常用护理诊断的基础上有所突破，不断探索如何更好地使用护理诊断，为病人以及家庭和社区提供护理服务。

第三节　计　　划

制定计划（planning）是护理程序的第三步，需要围绕第二步提出的护理诊断进行。护理计划的制定体现了护理工作的有组织性和科学性。制定计划包括以下5个步骤。

一、排列护理诊断的优先顺序

当病人出现多个护理诊断时，需要对这些诊断（包括合作性问题）进行排序，确定解决问题的优先顺序，以便根据问题的轻、重、缓、急安排护理工作，做到有条不紊、心中有数。排序时，要考虑到护理诊断的紧迫性和重要性，要把对病人生命和健康威胁最大的问题放在首位，其他的依次排列。一般在优先顺序上常将护理诊断分为以下 3 类：

（一）首优问题（high - priority problem）

首优问题是指会威胁病人生命、需要及时行动去解决的问题，如昏迷病人的“清理呼吸道无效”，小儿因各种原因导致的“体温过高”，脱水病人“体液不足”等问题。在紧急状态下，常可有几个首优问题同时存在，尤其是急重病人。

（二）中优问题（medium - priority problem）

中优问题是指虽不直接威胁病人的生命，但也能导致身体上的不健康或情绪上变化的问题。如“有皮肤完整性受损的危险”、“活动无耐力”、“便秘”，使用呼吸机的患者会出现的“语言沟通障碍”等。

（三）次优问题（low - priority problem）

次优问题是指与此次发病关系不大，不属于此次发病的反应的问题。这些问题并非不重要，而是指在安排护理工作时可以稍后考虑。如疾病急性期的患者也可能同时伴有“营养失调：高于机体需要量”，但急性期护士会把这一问题列为次优问题，等到病人过渡到恢复期后再进行处理。

确定护理诊断优先顺序时常遵循的原则及注意事项包括：

1. 按照 Maslow 需要层次论排序　是最为常用的一种方法。在需要论的 5 个层次中，生理需要处于最低位，也是最重要的。人只有在生理需要得到满足后，才会考虑其他层次的需要。一般来说，对生理功能的平衡状态威胁最大，或影响了生理需要满足的那些问题常作为需要优先解决的护理诊断，如与空气有关的“低效性呼吸型态”、“气体交换受损”；与食物有关的“营养失调：低于机体需要量”；与水有关的“体液不足”、“体液过多”；与排泄有关的“尿失禁”、“尿潴留”；与休息有关的“睡眠型态紊乱”；与避免疼痛的需求有关的“疼痛”等等。当这些问题得到一定程度的解决后，护士可以把工作重点转向影响满足更高层次需要的问题上去。

以需要层次论作为指导，决定护理诊断优先顺序时，可按照以下步骤进行：首先列出病人存在的所有护理诊断，将每一诊断归入 5 个需要层次中，然后根据层次由低到高，列出护理诊断顺序的先后，应该注意的是，Maslow 的理论为护理诊断排序提供了一个普遍原则，但由于护理对象是人，最具个体性，某种需求对不同的人，其重要性可能是不同的。有时某种需求对病人的意义可能与护士所认为的大相径庭，因此，排序时还需考虑下列几项原则。

2. 排序时应考虑病人的需求　病人对自己的需求，特别是较高层次的需求是否得到满足是最具有发言权的，因此在与治疗、护理方案不冲突的情况下，尽可能将病人纳入排序过程中，以便护患双方对护理诊断的顺序达成一致意见。

3. 决定诊断的先后顺序时，应分析护理诊断之间的相互关系。如一位术前病人可能有两个护理诊断，焦虑：与即将接受手术和知识缺乏有关；缺乏预防术后并发症的知识。也许护士认为教给病人术前练习床上排尿、有效咳嗽等知识十分重要，因为这关系到防止术后出现尿潴留、坠积性肺炎等并发症的问题，故把知识缺乏放于首位。但实际上，病人处于焦虑状态时，注意力往往难以集中，也没有耐心倾听，护士针对知识缺乏进行健康教育的效果也就可想而知了。所以，在两个诊断间存在这种关系时，先将焦虑情绪降低到一定程度，再实施知识缺乏的措施，就较为可行了。

4. 护理诊断的排序，并不意味着只有前一个护理诊断完全解决之后，才能开始解决下一个护理诊断。在临床工作中，护士可以同时解决几个问题，但其护理重点及主要精力还应放在需要优先解决的问题上。

5. 护理诊断的先后顺序并不是固定不变的，会随着疾病的进展、病情及病人反应的变化而发生变化。例如，急性心肌梗死病人会出现“活动无耐力”的护理诊断。在心肌梗死急性期，这个问题与“疼痛”、“心输出量减少”、“恐惧”、“潜在并发症：室颤”等严重威胁病人生命的问题相比，只能列入中优的护理诊断。但随着病情的好转，病人渡过急性期后，如何恢复活动耐力、早日活动以减少并发症就成为护理的重点，这时“活动无耐力”就由中优问题变成首优问题了。

6. 预计很有可能发生的问题，包括“有……危险”的护理诊断和潜在并发症，虽然目前没有发生，但并不意味着不重要。有时，它们常被列为首优问题而需立即采取措施或严密监测。如接受化疗的白血病病人，白细胞被破坏至极低水平，出现“有感染的危险”；术后病人，有“潜在并发症：出血”问题，尽管这些问题尚未出现，但却是需要护士优先考虑和防范的。

二、制定目标

目标是护理计划中很重要的一部分，每一个护理诊断都要有相应的目标。如何制定合适的、可行的目标有时并非易事。

（一）目标的定义及意义

目标是期望护理对象在接受护理照顾后的功能、认知、行为及情感（或感觉）的改变。举例如下：

1. 功能改变

活动无耐力：与长期卧床有关。目标：1 周后病人行走 200 米而不出现心慌、气短、头晕等表现。

有感染的危险：与服用免疫抑制剂有关。目标：住院期间病人不发生感染。

2. 认知改变

知识缺乏：缺乏预防胰腺炎复发的知识。目标：2 日内病人能够复述出引起胰腺炎再发的 2 个因素。

营养失调：高于机体需要量：与饮食结构不合理有关。目标：2 日内病人能够说出自己喜爱的食物中哪些是高脂饮食。

3. 行为改变

体液过多：与心功能不全体循环淤血有关。目标：3 日后病人能自觉摄入低盐饮食。

知识缺乏：缺乏护理人工肛门的知识和技能。目标：7 日后病人能够自己护理人工肛门。

4. 情感（或感觉）改变

焦虑：与心绞痛反复多次发作有关。目标：4 日后病人主诉不安、担心的感觉减轻。

疼痛：与肺癌有关。目标：1 日后病人诉说疼痛减轻或感到疼痛持续的时间缩短。

每一个护理诊断可同时存在包括功能、认知、行为或情感方面的多个目标，如：

便秘：与痔疮致排便疼痛有关。

目标：病人能够①说出导致便秘的相关因素；②学会减轻排便时疼痛的方法；③自诉在排便时疼痛减轻；④保证每1~2天排便一次。

制定目标的意义在于，设置目标可以明确护理工作的方向，指导护士为达到目标中期望的结果去设计护理措施，并且在护理程序的最后一步即对工作效果进行评价时，可以用目标作为评价标准。

（二）目标的陈述方式

目标的陈述常包括以下几个成分：主语、谓语、行为标准、条件状语及评价时间。

1. 主语　因为目标是期望护理对象所能发生的改变，因此目标的主语应是护理对象，主要是病人，还有健康人如孕妇、产妇、病人家属等。目标主语也可以是病人的生理功能或病人机体的一部分，如病人的体温、体重、皮肤等等。有时在目标陈述中，主语可能会省略，但句子的逻辑主语一定是病人。

2. 谓语　即行为动词，指病人将要完成的动作。

3. 行为标准　即行动所要达到的程度。

4. 条件状语　是指主语在完成某行动时所处的条件状况。条件状语不一定在每个目标中都出现。

5. 评价时间　是指病人应在何时达到目标中陈述的结果，即何时对目标进行评价，这一成分的重要性在于限定了评价时间，可以督促护士尽心尽力地帮助病人尽快达到目标。但实际工作中如何确定评价时间的长短，往往需要根据临床经验或病人的具体情况，因此这也是目标陈述中容易出现问题的地方。

下面以几个目标为例分析一下以上各个成分。

例1	4日后	病人	借助双拐	能行走	100米
	评价时间	主语	条件状语	谓语	行为标准

例2	出院前	产妇	学会	给新生儿洗澡
	评价时间	主语	谓语	行为标准

例3	住院期间	病人的皮肤	保持	完整、无褥疮
	评价时间	主语	谓语	行为标准

（三）目标的种类

护理诊断的目标可分为长期目标和短期目标。

短期目标是指在相对较短的时间内（几小时或几天）要达到的目标，如24小时内病人排出大便、2天后病人能够顺利咳出痰液等。长期目标是指需要相对较长时间才能实现的目标，如接受化疗的白血病病人，存在“有感染的危险”的护理诊断，其目标是“化疗期间病人不发生感染”，为达到这个目标需要护士严格做好预防感染的工作，而且整个化疗期间要连续做好这些工作才能保证目标实现，这个目标即为长期目标。有时长期目标中期望的结果往往需要一系列短期目标才能更好地实现，如“营养失调：高于机体需要量”的病人，长期目标是半年内体重下降 12kg。这一目标需要一系列相同的“每月体重减轻 2kg”的短期目标来实现。另外，长期目标也可以包括一系列渐进性的短期目标，例如，长期目标是“7 天后能够自我护理人工肛门”，短期目标如下：

1 天内病人能够说出学会自己护理假肛的重要性。

1 天后在护士为病人护理假肛时，病人不回避注视伤口。

3 天后在护士为病人护理假肛时，病人能给予配合协助。

5 天后病人在护士协助下完成假肛的护理。

7 天后病人能够自己护理假肛。

一系列的短期目标不仅可以使护士分清各阶段的工作任务，也可以因短期目标的逐步实现而增加病人达到长期目标的信心。

长期目标和短期目标在时间上没有明显的分界，有些诊断可能只有短期目标或长期目标，有些则可能同时具有长、短期目标。

（四）制定目标时应注意的问题

1. 目标的主语一定是病人，而不是护士。目标是期望病人接受护理后发生的改变，而不是护理行动本身，不是护理措施。如“每 2 小时用止疼药一次，使病人疼痛缓解”是不正确的，应改成“2 小时后病人主诉疼痛缓解”。再如，“住院期间教给病人胰岛素的自我注射技术”应改为“出院前病人学会胰岛素的自我注射”。强调主语是病人才能保证病人是实施护理计划的受益者。

2. 一个目标中只能出现一个行为动词，否则在进行评价时，若只完成了一个行为动词的行为标准就无法判断目标是否实现。如 2 天后病人能做到有效的咳嗽并每日饮水 1500ml，类似这样的情况，可以多设几个目标，以保证每个目标中只有一个行为动词。

3. 目标应是可测量、可评价的，其中的行为标准应尽量具体，避免使用含糊、不明确的词句，如“2 日内病人了解有关预防心绞痛发作的知识”，其中“了解”无法测量，应改为“2 日内病人复述出有关预防心绞痛发作的知识”。再如，“1 周后病人进食自理能力增强”、“3 日内病人排便习惯正常”等，这些目标中“增强”、“正常”等语句较含糊，不同的护士对其理解可能也不相同，因此应改为“1 周后病人能用健侧手进食”、“3 日内病人每日排便一次且不费力”。

4. 目标应是护理范畴内的，可以通过护理措施达到的，如“有感染的危险：与化疗导致白细胞下降（$WBC < 3 \times 10^9/L$）有关”，目标是“1 周后 WBC 回升至 $8 \times 10^9/L$”，这个目标不是通过护理措施能够实现的，它超出了护理的工作范围。再如“体温过高：与肺部感染有关”，目标是“3 日内病人体温降至正常”，这也并非护理措施所能决定，应改为“发热期间病人主诉舒适感增加”。

5. 目标应具有现实性、可行性，要在病人能力可及的范围内，要考虑其身体心理状况、智力水平、既往经历及经济条件。如上消化道大出血后病人有“活动无耐力”的问题，但目标要求他“2 周后爬 4 层楼不感到心慌、气短”是不现实的。再如让记忆力不佳的慢性阻塞性肺气肿病人“1 天后能说出血气分析正常值”、让没有财力购买血糖测定仪的病人“在出院前学会用血糖测定仪测血糖”都是不可行的目标，应该避免。

6. 应让病人参与目标的制定，这样可使病人认识到对自己的健康负责不仅是医护人员的责任，也是病人自己的责任，护患双方应共同努力以保证目标的实现。

7. 关于潜在并发症的目标　潜在并发症是合作性问题，护理措施往往无法阻止其发生，护士的主要任务在于监测并发症的发生及发展。潜在并发症的目标可以这样叙述：护士能及时发现并发症的发生并积极配合处理。如“潜在并发症：出血”的目标是“护士及时发现出血的发生并配合抢救”。应注意的是，这时目标不能写成“住院期间病人不发生出血”，因为仅靠护理措施是无法保证出血这一并发症不发生的。

三、制定护理措施

护理措施是护士为帮助病人达到预定目标所需采取的具体方法。护理措施的制定是一个围绕病人的护理诊断、结合评估所得的病人具体情况，运用知识和经验作出决策的过程。

（一）护理措施的内容

护理措施的内容可分为以下 3 类：

1. 依赖性的护理措施　即来自于医嘱的措施，如记录 24 小时出入量，遵医嘱给药等。

2. 相互依赖的护理措施　是护士与其他健康保健人员相互合作采取的行动，如病人出现“营养失调：高于机体需要量”的问题时，护士为帮助病人恢复理想的体重而咨询营养师或运动医学专家，并将他们的意见融入护理计划中。

3. 独立的护理措施　指不依赖医生的医嘱，护士能够独立提出和采取的措施。如病人长期卧床导致“皮肤完整性受损”，护士定期为病人翻身、按摩皮肤、在发生褥疮的部位放气垫圈、烤灯等措施都是独立性的护理措施。独立的护理措施包括：

（1）帮助病人完成日常生活活动，如协助进食、洗漱、入厕、活动等；

（2）治疗性的护理措施，如皮肤护理、雾化吸入、吸痰、引流系统的护理等。此外，即使是遵医嘱提供的治疗护理，护士也应发挥独立功能，如遵医嘱静脉输入升压或降压药时，护士不能只是按剂量要求完成输液这项操作，还需要采取诸如观察病人用药后的效果、副作用，定期测量血压，教育病人不要擅自调快滴速等独立措施；

（3）危险问题的预防，如保护病人安全的措施、预防感染的措施等。

（4）对病人病情和心理社会反应进行监测和观察；

（5）为病人及其家属提供健康教育和咨询；

（6）为病人提供心理支持；

（7）制定出院计划。

（二）制定护理措施时的注意事项

1. 护理措施是为了完成预定的目标，因此应针对目标制定，否则即使护理措施没有错误，也无法促使目标的实现。如肺炎病人有“清理呼吸道无效”，目标是病人能够顺利咳出痰液，但如果措施是教给病人如何预防肺炎就不合适了。

2. 护理措施应切实可行，需考虑以下 3 方面的情况：

（1）病人的具体情况，这也是整体护理中所强调的要为病人制定个体化的方案。护理措施应符合病人的年龄、体力、病情、认知情况以及病人自己对改变目前状况的愿望等。如为了使哮喘病人能了解引起哮喘发作的过敏原；对有阅读困难的病人，需采取给病人面对面讲述的方法，而对于能阅读的病人可以发给他们宣传材料自学。

（2）护理人员的构成情况，如是否有足够的人员、人员的知识水平、技术水平是否能胜任实施所制定的措施等。如同样是前一种情况，若病房有足够的可以进行健康教育的护士，则可采取护士单独教育病人的方式，否则可把病房中全部哮喘病人集中在一起进行宣教。

（3）医院的设施、设备，如计划让病人通过看录像了解引起哮喘发作的过敏原，则医院必须具备录像机、录像带、放映室等条件。

3. 护理措施要保证病人的安全，例如协助冠心病病人下地活动时必须逐渐增加活动时间和强度，避免过度活动使病人不能耐受而发生危险。

4. 护理措施不应与其他医务人员的措施相矛盾，否则容易使病人不知所措，并造成不信任感。制定措施时应参阅其他医务人员的病历记录、医嘱，意见不同时应一起协商，达成共识。

5. 护理措施应具体、有指导性，这样不仅有利于病人，也可以使护理同一病人的其他护士很容易地执行措施。如对于体液过多需摄入低盐饮食的病人，正确的护理措施是：

（1）向病人及家属解释限制饮食中钠的重要性。

（2）告诉病人和家属每日摄盐应 < 5g，即相当于可乐瓶盖的一半。含钠多的食物除咸味食品外，还包括发面食品、罐头食品、熟食、味精等。

（3）病人进餐时，应注意观察和监督其饮食是否符合低盐要求，等等。

不正确的护理措施是①告诉病人和家属每日摄盐应 < 5g；②嘱病人不要进食含钠多的食物。

6. 护理措施应基于科学的基础上，每项护理措施都应有措施依据，措施依据来自于自然科学、行为科学、人文科学的知识，禁止将没有科学依据的措施用于病人。在临床工作中，为节约案头书写的时间，一般不要求护士在制定护理计划时每项护理措施都写出措施依据，但对于初学护理程序的护士及在校护生，往往要求这样做，以便于他们掌握护理计划的制定及将所学理论知识与临床相结合。见下列：

诊断	目标	护理措施	措施依据
疼痛：胸痛：与心肌缺血、缺氧致心肌坏死有关	24 小时内病人诉胸痛程度减轻	1. 绝对卧床休息，协助病人床上进食、洗漱、大小便，将呼叫器放于病人体则	减少心肌耗氧量
		2. 给予持续吸氧，2～4L/min	增加血氧饱和度，改善心肌缺氧程度
		3. 嘱病人保持情绪稳定，恐惧感严重的病人应及时给予心理支持	情绪波动可以加重心肌缺氧，可能使心梗面积扩大
		4. 每小时巡视病人一次，观察疼痛的程度和缓解情况	心梗急性期病情变化迅速，故应频繁观察，疼痛变化也是评价治疗效果的指标
		5. 持续心电监测，注意心率、心律、血压的变化	心梗后病人出现心律失常和心源性休克的危险性很大
		6. 遵医嘱给予肌注芬太尼 0.2g	积极止痛可减轻心肌耗氧量

续表

诊断	目标	护理措施	措施依据
		7. 遵医嘱持续静点硝酸甘油15滴/分钟，注意防止血压过低	硝酸甘油可扩张周围血管，减少回心血量，同时也能扩张冠状动脉
		8. 常规给予病人缓泻剂，如麻仁润肠丸，嘱病人排便时不要用力	摒气用力动作可加重心肌耗氧，也易导致心电紊乱

四、验证护理计划

因为护理措施最终要落实于病人，需要护士不仅在制定时要谨慎思考，制定后也要反复验证，确保措施对病人是合适的。

验证护理计划时可以参考前面所述的“护理诊断的有关注意事项”、“制定目标的注意事项”、“制定措施的注意事项”等内容。护理计划需要由制定者自己验证，也可由同组的其他护士或上一级护士进行验证。

五、护理计划成文

一份完整的护理病历和护理计划是病人病情发展的记录，是对病人的问题做出诊断和处理的记录，也是护士之间以及护士与其他医务人员之间相互交流的工具，它们应当成为正式文件存入病案中，以利于检验护理工作和对临床实践的经验、教训进行总结。

至于护理计划的书写格式，不同医院有各自具体的条件和要求，因而书写格式也是多种多样的，下面介绍两种护理计划的书写格式。

一种是将护理诊断、目标、措施在一个表格中列出。

日期	护理诊断	目标	护理措施	评价
2004－5－6	清理呼吸道无效：与痰液黏稠有关	1. 2.	1. 2. 3. 4.	
	体温过高：与肺部感染有关	1. 2.	1. 2. 3.	
2004－5－8	焦虑：与即将接受气管镜检查有关	1. 2.	1. 2. 3. 4.	
⋮	⋮	⋮	⋮	

另一种则是采用标准护理计划的方式，即事先由全病房的护士一起制定出本病房病人的常见病、多发病的护理计划，包括某病常见的护理诊断及其目标和措施。在护理具体病人时，以此为标准，从中挑选出适合该病人的部分，标准护理计划中未包括的内容，可在相应的写有“其他___________”的位置上进行补充。

这两种形式的书写方式各有利弊。第一种护理计划是护士根据病人的具体资料制定的个体化的方案，在制定过程中护士要不断运用所学知识，积极思考，但其缺点是需要花费较多时间书写，另外这种方式对于专业知识不够丰富的护士来说不易掌握，因而被更多地用于护理教学。第二种方式虽克服了第一种的不足，较适合临床实际，但容易使护士只顾按标准施护，而忽视病人的个体性。

第四节　实　　施

实施是执行护理计划的过程。所有的护理诊断都要通过实施各种护理措施得以解决。实施这一步不仅要求护士具备丰富的专业知识，还要具备熟练的操作技能和良好的人际沟通能力，才能保证病人得到高质量的护理。

一般来讲，实施应发生于护理计划完成之后，包括实施前准备、实施和实施后记录3个部分。在某些特殊情况下，如遇到急诊病人或病情突然变化的住院病人，护士只能先在头脑中迅速形成一个初步的护理计划，立即采取紧急救护措施，事后再补上完整的护理计划。

一、实施前的准备

这一阶段要求护士思考与实施有关的以下几个问题：

1. 做什么　包括回顾已制定好的护理计划，以保证其内容是与病人目前情况相符合的，是合适的、科学的、安全的。之后，将准备给病人实施的措施进行组织。虽然在护理计划中措施对应着各自的护理诊断，但实施时，每一次接触病人，护士要执行多个措施，而且这些措施可能对应着不同的护理诊断，因此在实施前应将它们集中组织起来。如到病人床旁准备按顺序做以下工作（括号内是措施针对的护理诊断）：评估昨晚睡眠情况（睡眠型态紊乱）、查看受压部位皮肤（有皮肤完整性受损的危险）、行雾化吸入清理呼吸道无效、记录病人尿量（体液过多）。

2. 谁去做　确定某些护理措施是由护工做还是由护士或辅助护士做。如果是护士，由哪一层次或级别的护士做，是一个护士做还是多个护士做。

3. 怎样做　即实施时将使用什么技术或技巧，如需用到基护操作或仪器操作，则应将操作步骤回顾一下；如需用到沟通技巧，则应考虑在沟通中可能会出现哪些问题，如何应对。

4. 何时做　选择执行护理措施的时机，如有关病人饮食指导的教育可安排在家属探视时进行。

二、实　　施

此阶段是护士运用操作技术、沟通技巧、观察能力、合作能力和应变能力去执行护理措施的过程。这一过程不仅使护理诊断得以解决，也培养了护士的能力，增长了他们的工作经验，并有利于护士和病人之间建立良好的护患关系。执行护理措施的同时，护士也要对病人的病情及病人对疾病的反应进行评估，并对护理照顾的效果进行评价，因此，实施阶段也是评估和评价的过程。

三、实施后的记录

护士对其所执行的护理措施及执行过程中观察到的问题进行记录是一项很重要的工作。其意义在于：①是病人接受护理照顾期间的全部经过；②有利于其他医护人员了解该病人的情况；③可作为护理质量评价的一个内容；④为以后的护理工作提供资料和经验；⑤是护士辛勤工作的最好证明。

记录要求及时、准确、真实、重点突出，可采用文字描述或填表、在相应项目上打“√”的方式。

第五节　评　　价

评价是将病人的健康状态与护理计划中预定的目标进行比较并作出判断的过程。评价是护理程序的最后一步，但并不意味着护理程序的结束，相反，通过评价发现新问题、作出新诊断和计划，或对以往的方案进行修改，而使护理程序循环往复地进行下去。

评价包括以下几个步骤：

一、评价目标是否实现

在目标陈述中所规定的期限到来后，将病人目前的健康状况与目标中预期的状况进行比较，以判断目标是否实现。衡量目标实现与否的程度有3种：

1. 目标完全实现。

2. 目标部分实现。

3. 目标未实现。

例如，预定目标为“病人1周后能行走50米”，1周后的评价结果为：

病人已能行走50米——目标实现。

病人能行走30米——目标部分实现。

病人拒绝下床行走或无力行走——目标未实现。

再如，预定目标为“病人住院期间不发生感染”，评价结果是：

病人直至出院未发生感染——目标实现。

病人住院期间发生了泌尿系感染——目标未实现。

二、分 析 原 因

探讨何种原因导致目标部分实现或未实现，护士可从以下几方面分析：

1. 所收集的资料是否准确、全面？评估是护理程序的第一步，其准确性的高低势必影响后面各步骤。例如，护士评估睡眠型态时，只了解了病人的睡眠时间是每晚4～5小时，便认为病人有“睡眠型态紊乱”。实际情况可能是4～5小时的睡眠对这位病人已足够，并不影响第二天的精神，护士因资料收集不全面而使护理诊断不正确，所定的目标“病人每晚能连续睡眠7～8小时”也就难以实现了。

2. 护理诊断是否正确？导致出现这类问题的原因常包括：①资料收集有误，如上例；

②护士在作出诊断时没有严格按照诊断依据；③相关因素不正确；④混淆了“有……危险”的护理诊断和“潜在并发症”。

3. 目标是否正确？如果目标超出了护理专业范围，超出了病人的能力和条件，也可导致实现目标时出现困难。

4. 护理措施设计是否得当？执行是否有效？

例如，对“清理呼吸道无效：与痰液黏稠有关”这一诊断，目标是“痰液顺利咳出”，但如果措施中没有雾化吸入这一重要措施，则目标很难达到。另外，制定的措施再好，但未被有效地执行，也只能是纸上谈兵。

5. 病人是否配合？病人对计划中任何一部分的拒绝，或计划实施中的不配合，都会影响目标。

三、重审护理计划

护理计划不是一成不变的，需根据病人情况的变化而变化。护理计划的调整包括以下几个方面：

1. 停止　对于已解决的问题，即目标全部实现的护理诊断可以停止，其相应的措施也同时停止。

2. 修定　通过对目标部分实现和未实现的原因进行分析，找出症结所在，然后对护理诊断、目标、措施中不适当的地方加以修改。

3. 排除　原来认为存在的问题，若经过分析或实践验证不存在，则应予以取消。

4. 增加　评价本身也是一个再评估过程，所得到的资料若表明病人出现了新的护理诊断，应将这一诊断及其目标和措施加入到护理计划中。

护理程序是一个系统地解决问题的程序，是护士为病人提供护理照顾时使用的一种方法，这种方法可以保证护士有条理地、高质量地满足护理对象的需求。它具有以下特性：

1. 在护理实践中使用护理程序的目的是保证护士能为病人提供高质量的、以病人为中心的整体护理。

2. 护理程序的运用需要护士具备多学科的知识。

3. 护理程序并不是将5个步骤只执行一遍就可以停止了，而是需要随着病人反应的变化，不断地、重复地使用护理程序组织护理工作，因而它具有动态、持续变化的特点。

4. 护理程序的运用是以护士与病人、病人家属以及其他健康保健人员之间相互作用、相互影响为基础的。护士缺乏良好的人际沟通能力和合作能力，会阻碍护理程序的顺利进行。

5. 护理程序的5个步骤虽然是固定不变的，但每个步骤的执行及其结果却因不同的病或同一病人所处的不同情况而不同，护士可以科学地发挥自己的创造性，针对病人的具体需要提供个体化的护理。

6. 护理程序具有普遍适用性，无论护理对象是个人、家庭还是社区，无论护理工作的场所是医院、诊所还是老人院，护士都可以运用护理程序提供护理服务。

护理程序作为一种科学的工作方法和指导框架，对临床护理实践、护理管理、护理教育、护理科研、护理理论等方面都产生了积极作用，护理程序本身也是护理作为一门专业的标志之一。

（陈卫红）

第三章　护患关系与沟通

良好的护患关系、信息交流和人际沟通是整体护理过程中一个重要的部分。护士在应用护理程序过程中要求有良好的会谈技巧以便获取有效的信息来保证准确地识别问题，从而有助于计划、实施和评价护理活动。另一方面，科研成果也显示，在为病人提供必要的或更多的信息后可带来有利效果，如减轻疼痛和焦虑等。所以，从强调促进健康和配合医疗护理计划的角度，也需要病人获得并理解与之有关的信息。这些信息的获取或给予大多是通过医护人员与病人之间的沟通过程来实现的，沟通也就成为护理人员与患者关系成功的关键。有技巧的沟通可以增进护理人员与病人之间的相互满意关系，并可能取得最佳结果。所以沟通是护理工作中的一个重要课题，每个护理人员都应熟练掌握沟通技巧。

第一节　护患关系

一、护患关系的性质

健康服务的提供者和接受者之间的关系是一种人际关系。这种人际关系往往被视为整个健康保健服务过程中的关键因素之一。护士与患者之间在提供和接受护理服务过程中，自然地形成一种帮助与被帮助的人际关系，即护患关系。

护患关系是一种专业性的互动关系。这种互动不仅仅局限于护患之间，患者的家属、朋友等都可以是护患关系中的重要方面。因此，护患关系是多方面的、多层面的互动。互动双方的一些特征如个人背景和经历、知识、情感、对健康与疾病的看法等均可影响双方对角色的期望和相互关系的感觉，进而影响护患关系的质量。

护患关系还可以是一种治疗性关系。护士是护理服务的提供者、患者健康方面问题的咨询者、代言者、解决者、健康教育者。在护患关系中作为帮助者的护士是处于主导地位的，有责任使护理工作达到积极的、建设性的效果，从而起到治疗作用。治疗性护患关系与一般性人际关系的区别在于它是通过有目标地、谨慎地计划和执行而促成的关系。在治疗性护患关系中，患者的需要是中心。治疗性护患关系除受前面所述的一些因素影响外，护士的素质、专业知识和技术水平也是影响因素之一。

二、建立良好护患关系的目的与条件

正常的人际关系是人心理健康的重要指征之一。护理工作的最终目的是帮助服务对象最大限度地恢复、促进和保持健康，或帮助临终的患者安详地、有尊严地逝去。护患关系的质量可以影响人们健康的程度和疾病的转归。建立良好的护患关系包括创造一个有利于患者康复的和谐、安全、支持性的治疗环境，使患者在接受治疗和护理服务的过程中尽快恢复或保持良好的心态，尽可能地发挥自身潜能，最大限度地参与治疗、护理和康复活动。

建立良好的护患关系要求护士具备下列基本素质：

（一）诚恳、关怀、尊重患者的权利和人格

护患关系的建立和保持有赖于互动双方的相互理解和尊重。护士对患者诚恳、热情的态度使患者感受到护士在真心帮助他；对所有患者一视同仁使患者感觉到人与人之间的平等和尊重。在关怀和温暖的环境里患者容易感到被接纳和被理解，从而减轻因疾病和环境改变所造成的焦虑和恐惧。

（二）健康的生活方式

作为护理提供者和健康教育者，护士本身就是一个角色榜样。其自身的健康习惯和生活方式会对被照顾和被教育的对象产生直接影响。护士应学习并保持健康的生活方式，提高对自身健康的责任感和警觉性，保持良好的心态、平衡的膳食、适当的运动和休息，利用各种机会和方式促进自己的健康。

（三）健康的情绪

情绪是可以传播的。护士情感反应的流露会直接影响到周围环境的气氛。因此护士要保持健康的情绪，不把个人情感反应带到工作中。

（四）不断充实自我

除加强护理专业知识的学习外，还应不断学习有关人体、自然、社会和行为科学的知识。利用一切可以学习的机会更新自己的知识和技能，培养终生学习的良好习惯。

（五）灵活运用沟通技巧与患者进行有效交流。

三、影响护患关系的因素

护患关系受多方面因素的影响，其中主要的因素有：信任、共情/同感、控制、自我暴露和确认。

（一）信任

信任是能够依赖他人交流行为的一种个人愿望。信任是建立良好护患关系中的决定性因素之一，是以后工作的基础。信任包括不加评论或评判地接受他人。信任存在于当人们感觉他人的行为是维护彼此的关系而不是试图控制对方的氛围中。比如，“当我告诉他我所做的一切之后，他并没有嘲笑我的无知，而且很关心我现在的感觉和想法。”

信任有助于人们产生安全感，使人感受到关心。信任可以创造一种支持性氛围，使人能够更加坦率地、真诚地表达自己的态度、情感和价值观。在医疗护理环境中的安全感和支持性氛围对护理人员和患者来说都是十分重要的。护理人员应意识到患者对护理人员的信任可以减轻其恐惧和不安。在工作过程中，护理人员应注意通过表达爱心、细心、责任心、同情心和耐心及加强自身的知识和技术水平方面来培养良好的信任关系。支持性的氛围可以促进信任的产生，而防御性氛围则容易导致不信任的出现。在表 3－1 中列出了产生信任和不信任的沟通行为。护理人员在沟通过程中应积极创造支持性的氛围，避免防御性氛围的出现。

（二）同感

共情/同感（empathy）是指人们在准确地认知他人情感的基础上，把这一理解转达给他人，是“情感进入”的过程。同感是有效的人际沟通中最基本的因素，同时也是最复杂的因素。

同感与同情不同。同情是指对他人的关心、担忧和怜悯，是个人对他人困境的自我感情的表达。同感则是从他人的角度去感受、理解他人的感情，是分享他人的感情而不是表达自我情感，是从对方的角度来观察世界。

同感的核心是理解。医护人员表达同感可以使患者减少被疏远和陷于困境的孤独感觉。

缺少同感的人际沟通将使人际关系缺乏最基本的要素——理解。

表3-1 产生信任和不信任的沟通行为

支持性氛围	防卫性氛围
客观描述	主观评价
针对问题	控制别人
坦率、自然	暗有图谋
同感、理解	麻木不仁
平等待人	自以为是
商量、灵活	武断、僵硬

（三）控制

控制是人际交往中一个难以捉摸的且具有影响的因素。只要一个人影响了他人或他事，或被他人他事所影响，就存在着控制。

每个人都期望对个人或环境有控制感。但疾病使患者的生活产生了不确定感，随之而来的是失控感，继而引发出恐惧、愤怒、无望和无能的感觉。失控亦可使患者出现对疾病的生理反应过敏现象，或不加选择地在各种人中获取信息。护理人员应认识到在护理环境中失控对患者的影响，认真评估患者的控制能力和类型，在患者能自己管理的方面让患者自由支配，而在患者不能独立管理的方面让他们以参与者的角色与护理人员共同处理，尽可能地鼓励他们参与自我护理，从而使其增强独立性，减少无助感，感到自身的价值。

（四）自我暴露

自我暴露是指人际交往中一个人向他人沟通个人的信息、思想和情感的过程。自我暴露是促进开放式沟通的重要因素，而开放式沟通是发展良好护患关系的最基本条件。在自我暴露过程中，意愿（有意识或无意识的自我暴露）、量（沟通的信息量）、价（自我暴露内容是正面信息还是负面信息）、真实性（自我暴露的准确性）和深度（自我暴露内容的内心深度或隐私深度）等5个方面都因沟通双方的信任程度、沟通的环境等而有所不同，同时也影响着相互关系的发展。

适当的自我暴露对患者和护理人员都是十分重要的。通过患者的自我暴露使其有机会表达自己内心的情感，与护理人员沟通一些有关个人和健康的问题。促进患者自我暴露时，护理人员亦可适当地进行自我暴露，因为有效的自我暴露需要某些相互作用。护理人员之间、或在一定程度上与患者分享情感是有益的。当然，相互自我暴露并不意味着要求护理人员告诉患者“一切”，或把相互作用的重点放在护理人员一边，而是要求护理人员在患者自我暴露过程中有适当的表示，目的是通过相互自我暴露促进对患者的同感和理解。

（五）确认

确认是指沟通中一个人对他人所作的一种承认和证实性反应。其中包括前面提到的相互信任、表示同感、共同控制和向他人暴露个人的思想和情感。

确认反应可以使人感受到自身价值，并承认他人是作为独特的人存在的。确认反应可以是：

1. 直接承认——即对他人传递的信息给予直接的反应，或对他人表示直接的关心。

2. 同意有关内容——加强或支持他人的发言或观点。

3. 支持性反应——表达理解、肯定，或努力使他人感到更好。

4. 澄清问题——努力理解他人传递的信息内容或情感体验，包括通过进一步询问有关信息或鼓励他人对他们的情感作进一步的描述。在试图理解他人情感时重点放在描述上，而不是放在解释情感上。

5. 表达积极的情感——对他人作肯定的、非批评性的情感反应。

四、护患关系的分期

护患关系从其发展过程看可分为三期：初期、工作期和结束期。三期之间是相互重叠、相互影响的。

1. 初期　从护士第一次与患者接触时护患关系就开始建立了，这种接触可以是面对面的，也可以是通过电话等沟通方式进行的接触，因此护士要特别注意自己给患者的“第一印象”，注意自己在语言性和非语言性沟通时所传达的信息。护患关系初期的主要任务是与患者建立信任关系。信任关系是建立良好护患关系的决定性因素之一，是以后开展护理工作的基础。护患双方在此阶段通过自我介绍彼此从陌生到认识，通过接触从认识到熟悉。护士诚恳的介绍以及在工作中体现出的爱心、热心、耐心、细心、责任心、同情心都将有助于信任关系的建立。在此期，护士还要通过各种评估方法收集资料以了解患者的情况，发现健康方面的问题，制定护理计划。而患者也要对护士进行了解，如护士的业务水平、脾气性格、甚至也包括个人经历等。患者对护士的了解一方面可以通过护士向患者做自我介绍的方式进行，但更多的是通过患者对护士的观察和侧面打听。一些护士对患者打听自己常常不满，这是不对的。患者要了解与之相处的对象是顺理成章的，并且也是建立良好的护患关系所绝对需要的。明智的护士应该尽力主动提供条件，使患者更快地了解自己，以便于彼此间建立信任，为开展护理工作准备较好的条件。

2. 工作期　当护士已经收集到所需的有关患者的健康资料，开始为患者制定护理计划时工作期便开始了。工作期的主要任务是采取具体护理措施为患者解决护理问题，在信任的基础上护患双方开始合作。在工作中应尊重患者，鼓励参与，让患者有充分发挥自己潜能的机会，使患者在接受良好护理的同时获得健康保健知识和增长自理能力。同时也应对患者提出的对护理工作的意见做出解释，及时改正护理工作中的不足之处，使护患关系向促进病人健康的方向发展。

3. 结束期　经过与患者密切合作进行治疗护理后，患者的病情逐渐好转或恢复，预期目标也达到，此时护患关系将进入结束阶段。此阶段一般是护患关系中最融洽、最和谐的阶段，即使那些曾经有过不愉快的护患关系，这时也表现的比较亲密。在此期，护士应进一步巩固疗效，对患者进行今后保持和促进健康的方法的指导宣教，对整个护患关系发展过程进行回顾和评价等。圆满的结尾可以增进双方对护患关系的积极态度，从而促进护患关系良好发展。

护患关系的三个阶段虽然各有重叠，但是每个阶段又各有其侧重点。护士一定要始终以患者的利益为中心，有效地使用沟通交流技巧，以真诚的态度和正确的同情与同感取得患者的信任，促进护患关系向良好的方向发展。

第二节　沟通的概念与技巧

一、沟通的概念

沟通（communication）或称交流，是一个遵循一系列共同的规则互通信息的过程。沟通过程包括了信息背景、信息发出者、信息接收者、信息、信息传递途径、反馈以及环境等7部分（图3-1）。

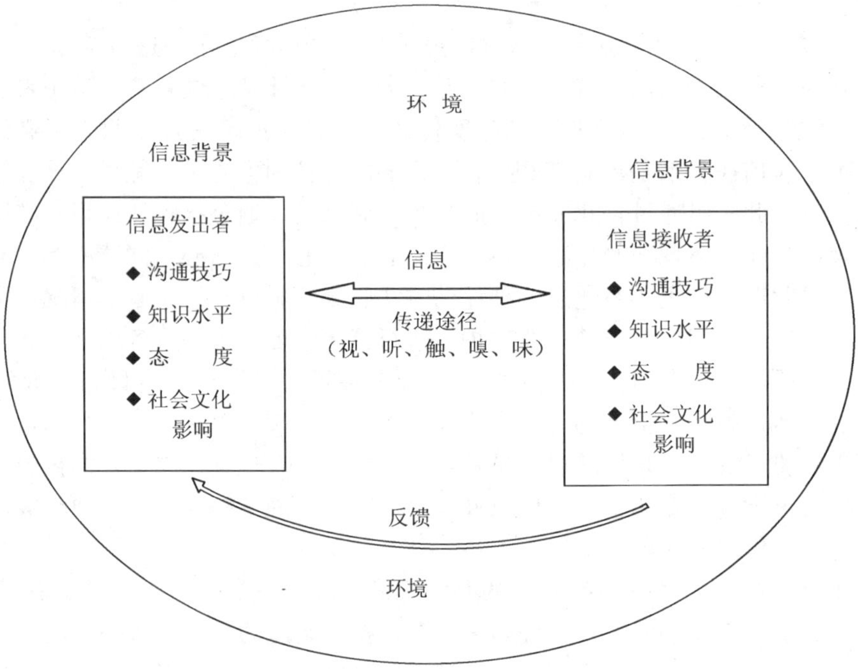

图3-1　沟通要素示意图

1. 信息背景（reference）　信息背景是指引发沟通的“理由”。一个信息的产生，常受发出信息者过去的经验、对目前环境的领会感受以及对未来的预期等影响，这些就称为信息的背景因素。因此，要了解一个信息所代表的意思，不能只接受信息表面的意义，还必须考虑到背景因素，深入注意到其中可能的含义。在护理工作中，护理人员也应注意到护患沟通时所发生的背景因素，如一位第二天即将手术的患者在手术前一天反复询问第二天手术开始的时间，什么时间可以回病房等问题时，护理人员不应只是单纯将其理解为患者想得到有关其手术方面的确切信息，还应进一步考虑到患者进行此方面沟通的背景因素可能是因为患者对手术较为紧张、担心所致，反复提问可以是患者焦虑的表现。因此，护士在对此患者进行问题解答时，除了说明具体的手术时间之外，还应对患者的焦虑、紧张情绪进行相应的心理护理。

2. 信息发出者与信息接收者（sender and receiver）　信息发出者指的是发出信息的人，

也称作信息的来源。而信息传递的对象，即接收信息的人称为信息接收者。在人际沟通过程中，由于沟通的互动性，因此信息发出者和信息接收者的角色是不断互换着的。信息发出者在发送信息的过程中必须借助语言、声音、文字、图形、表情、动作等方面将信息进行编码，并发送出去，而信息接收者在接到这些诸如语言、文字、动作等信息后，必须将其转化成思想或感情，解释其含义，才能完成接收信息的工作。因此，信息发出者又称为编码者，信息接收者又称为解码者。

3. 信息（message）：是指信息发出者希望传达的思想、感情、意见和观点等。信息包括语言和非语言行为以及这些行为所传递的所有影响。

4. 信息传递途径（channel）：是指信息传递的渠道或手段。它可以包括视觉、味觉、嗅觉、听觉和触觉等多种方式。如信息发出者的面部表情的信息是通过视觉途径传递给信息接收者的，语言信息是通过听觉途径传递的，在交流时护士把手放在患者的肩上是使用触觉渠道把关切和安慰等信息传递给患者的。

美国的护理专家 Rogers 于 1986 年曾做过的一项科学研究结果表明，一个人能记住其所听到的内容的 5%，记住其所读过的内容的 10%，记住其所见到的内容的 30%，记住其讨论过内容的 50%，记住其亲自做的事情的 75%，记住其教给别人所做事情的 90%。由此可见，在护士与患者的沟通交流中，护士应尽量使用多种途径传递信息，以使患者能更好地理解这些信息。如护士指导一位慢性阻塞性肺疾病患者正确进行呼吸功能锻炼，如果将语言讲解（听觉途径）和演示（视觉途径）两种方法结合起来使用，其效果将比仅用语言讲解要好得多。

5. 反馈（feedback）　是指信息接收者返回到信息发出者的信息，即信息接收者对信息发出者的反应。只有当信息发出者所发出的信息和信息接收者所接收到的信息相同时，沟通才是最有效的。护理人员应注意患者所提供的反馈，它有助于护士进一步理解患者的需求，澄清语意，确认护士所发出的信息是否被患者正确理解。同时，反馈也可以获得有关患者经验体会的信息，这些信息对于护理人员制定护理计划、评价护理措施的有效性均是非常重要的。

6. 环境（environment）　是指沟通所发生的场所，不仅包括如时间、地点、场合等方面的物理环境，还包括心理社会环境。因为沟通交流时面对的可能是不同的对象，并且牵涉到不同的社会规范和传统习俗文化等问题，这些均是在沟通过程中要考虑的要素之一。

沟通的必要条件是信息的发出者和接收者之间的相互依赖关系，双方相互影响。沟通过程是一个动态的、连续的、不断变化的双向互动过程。沟通包括内容和关系两个方面。内容方面包括沟通中的信息含义，关系方面则包括互动中的相互关系。信息发出者和信息接收者的态度、知识、沟通技巧、文化背景和社会经济背景等都会影响到人际交流中的互动关系。

二、沟通的形式

沟通交流的形式主要有两种，即语言性沟通和非语言性沟通。

（一）语言性沟通

语言是人类用来交流信息常见的、重要的工具，在护理工作中尤其如此。语言性交流有书面语言和口头语言等不同形式。

书面语言可用于护患沟通过程和护理人员内部沟通过程中。用于护患沟通过程的书面语言常见于一些健康宣传资料和指导性文字。此类文字应力求准确、通俗、精炼。以帮助读者迅速掌握内容要点。用于医护人员内部沟通过程的书面语言主要是在文件记录等方面。由于文件具有法律性和历史性因素，而且是在专业人员内部交流，此类文件除要求内容的准确外，还要求用词和格式的规范。

口头语言沟通在护理工作中应用得更为广泛。除在内容和时间的选择上较为随意外，语言的使用上更加贴近日常生活。

（二）非语言性沟通

概括地说，非语言性沟通就是不使用语言的交流。信息是通过身体运动，运用空间，利用声音和触觉传递的。非语言性沟通虽不包括语言，但可以是有声的或无声的，可以是有意识或无意识的。有关学者曾指出“如果将注意力完全集中在人类的语言沟通上，那么许多沟通过程将从眼前消失。”人们之所以给予非语言性沟通如此重视，是因为人们认识到在整个沟通过程中非语言性行为所发挥的关键作用。

非语言性沟通在护理工作中的重要性在于护理人员及患者双方对非语言性沟通的密切关注和依赖。患者对非语言性沟通的关注是由于医院陌生的环境和复杂的专业用语，使之产生惧怕、不安。使患者和家属会特别留心周围环境的信息及医护人员的非语言性暗示，以作为了解情况的办法。另外，患者有时认为医护人员对他们不诚实，或掩盖事实真相，认为非语言性沟通会泄露出事实。患者和家属有时在语言性沟通发生之前依靠非语言性行为的观察作为迅速捕捉信息的方法，以作好思想准备。有时患者感到医护人员太忙或不易接近时，依靠非语言性沟通提供的信息来补充丢失的或与语言性沟通不符的信息。因此医护人员应注意自己的非语言性行为对患者的影响。医护人员对患者非语言性沟通给予关注是因为患者的面部表情、姿势、手势等非语言性行为往往是观察和评估患者状况的手段之一。在某些情况下，如精神忧郁的患者、使用呼吸机的患者及婴幼儿，非语言性沟通可能是获得患者信息的惟一方法。所以护士应善于观察患者的非语言性信息。

非语言性沟通的目的主要是表达情感，调节互动，验证语言信息，维持自我形象，维持相互关系，使互动中的双方能有效地分享信息。

非语言性沟通的形式有体语、空间效应、反应时间、类语言、环境等因素。

1. 体语　主要是指人体运动所表达的信息，包括人的躯体外观、步态、面部表情、目光接触、眼睛运动、手势和触摸等。一个人所有的感觉皆可以从其体位、点头或眼神中表达出来。有时面部表情、眼神、手的动作或耸肩等动作更能传达温暖、理解、疲倦、厌恶、不安、愤怒等情感。因此，护士必须知道如何利用非语言性沟通来促进用语言表达的交流，如点点头，并且脸上露出同感的表情，与对方保持目光的接触可以表达出关心的态度，使对方能够比较自由地交谈。

2. 反应时间　反应时间的快慢常可以反映出对沟通的关注程度及认真态度。及时的反应可鼓励沟通的进行。

3. 空间效应　包括空间和距离两个概念。空间效应指的是怎样理解和利用在沟通中的空间和距离，它关系到个人空间和周围环境及他们之间的相互影响。每个人都有对空间的要求以便思考、感觉并与他人沟通思想和感情。个人空间为一个人提供了自我感、安全感和控制感。个人空间受到侵犯时，会使人感到隐私权的丧失和威胁感。在病房的环境中，患者所住的病床和旁边的小桌等区域即为其个人空间，当护士进行晨间护理为患者整理床单位和床旁桌上的物品时，应向患者做好解释工作，以避免患者产生空间被侵犯感。距离是空间效应的另一概念，它不仅是人际关系密切程度的一个标志，而且也是用来进行人际沟通的传达信息的载体。美国学者爱德华·霍尔通过他的研究发现，人们之间沟通时，彼此间的距离大致可分为4种，即①亲密距离（intimate distance）：人们处于此距离时能够互相触摸。在此距离下，人们可以进行保护、安慰和爱抚等活动。②个人距离（personal distance）：约一臂长的距离。人们用此距离与亲朋密友交谈。个人距离有明显的文化差异。护士在向患者解释检查或术前讨论时常使用此距离。③社会距离（social distance）：工作单位或社会活动时常用的距离。④公众距离（public distance）：上课、讲演等运用的距离。人们根据自己的情感、沟通的内容、双方关系的性质及沟通时的相互影响选择距离。医护人员应保持对距离的敏感性，在沟通过程中注意距离的有效性和舒适感所起到的作用。

4. 类语言：是指伴随语言沟通所产生的声音，包括音质、音域及音调的控制、嘴形的控制、发音的清浊、节奏、共鸣、语速、音量等。这些都可影响人们对沟通过程的兴趣和注意力。人们说话时的不同语气和语调可以表达不同的情感和态度。

5. 环境因素：指能影响人们相互关系的因素。包括光线、噪音、颜色、室温、家具安排和建筑结构等。这些因素能影响信息的传递形式及人们互动过程中的舒适程度。

三、有效的沟通及沟通技巧

有效的沟通是指接收者所收到的信息与发出者所表达的相符。沟通的结果不但能使双方相互影响，还能建立起一定的关系。促进有效沟通的因素包括：护士自身的素质，舒适且有助于沟通的环境和适当的沟通技巧。

护士自身素质是指她给人以信任和亲切的外在形象，真诚、中立（非评判性和裁决性）、同情、同感的态度，敏锐的观察力和反应能力，以及为患者适当保密。沟通的环境要与沟通的主题一致，要舒适，能保护患者的隐私。

（一）促进有效沟通的一般技巧

1. 全神贯注　沟通中最重要的技巧是关注对方，关注患者的需要，而不是护士的需要。通过体位和目光的接触表示出关心和真诚。保持舒适的体态以示耐心。注意尽量不要有四处张望、懒散的姿态、分散注意力的小动作，如看表等，这些行为会使对方认为你心不在焉。另外应注意避免环境的干扰。

2. 参与　适当地参与可促进谈话的进行。在交谈过程中适当点头、轻声地说“嗯”、“是”、“对的”等，可表示你在听，并且接受对方所谈的内容，鼓励对方继续交谈。

3. 倾听　倾听并不是把别人所说的话听到而已，除了听到别人所说的内容以外，更应注意说话的声调、频率、语言的选择、面部表情、身体姿势及移动。倾听是把“整个人”参与进去，并且试着去了解在沟通中所传达的“所有信息”。并不是所有的人都能做到认真倾听，而没有很好地倾听将会造成许多问题。作为一个好的倾听者应做到：①肯花时间去倾听别人说话。②知道如何在沟通过程中集中精力。③不随便打断别人的谈话。④不要因对方的说话形态如语音、语速等分心。⑤不要急于作出判断。⑥仔细听出“弦外音”，以了解在沟通过程中所表达的真实意思，以及确认沟通的主要意思。⑦注意非语言性沟通，因为非语言性的表达往往比语言性表达的信息更接近事实。但要注意，有时非语言性表达的信息并不十分清晰，如果可能，应鼓励将非语言性信息用语言表达出来。

4. 核对　在沟通过程中不断地核对自己的感觉是一种获得或给予反馈的方法。核对包括倾听、观察非语言性沟通，并试着去了解它的意思和询问对方自己所了解的是否是他所要表达的，以确定信息的准确性。核对的方法可以用重复或语意描述沟通内容，如“您刚才说……，是吗?”，或用类似“我还不能完全了解您的意思，您能否再说清楚一些?”等形式的提问来澄清问题，亦可用总结归纳等形式。

5. 反应　是答复或复述对方所说的内容（包括语言性的和非语言性的），使对方可以重新评估一下他所说的话。可以用“您的意思是……”，“您看起来好像……”，“换句话说，您是想……”。反应可以帮助护士建立适当同情心，使患者产生信任和安全感。

6. 提问的应用　提出问题可以引导谈话的进行。提问题可以有两种方式：

（1）开放式问题：是不限制对方的回答或反应，允许对方做出广泛的、不受限制的回答。开放式问题常作为鼓励人们暴露个人思想和情感的主要方法并运用于护理工作中。开放式问题的运用给患者以较多的自主权，但需要的时间较长。

（2）闭合式问题：是将对方的反应限制在特别的信息范畴之内，反应者仅能给予特别的或限制性的回答。常见的闭合式问题只要求对方回答“是”，或者“不是”。其特点是省时，效率高，但不利于对方表露自己的情感或提供额外的信息。

在收集资料时过多地使用闭合式问题会抑制沟通，降低患者的自主感。例如询问患者进食情况时用“您吃饭了吗?”回答是“吃了”，或“没吃”。这是一个闭合式问题，信息量很少。换一种方式问“您最近吃饭好吗?”患者可以回答许多内容，如吃了多少，吃的什么，吃完以后的感觉等等，信息量较大。

7. 沉默　语言的技巧可以促进沟通，但语言不是惟一可以帮助人们沟通的方法。以和蔼的态度表示沉默将给人十分舒适的感觉。沉默给人以思考及调适的机会。有些护士不善于运用沉默，当沉默出现时感到不舒适，而且会把这种不舒适的感觉传递给别人，或急于打破沉默。这将会使她丧失一些很重要的沟通机会。一个可以把自己的功能角色扮演成功的护士应该可以静静地和对方坐下来，再以非语言的方式传达非占有性的、温暖的关怀，可以给对方思考的时间。护士可以对患者说“如果你不想说话，你可以不说，我在这里陪你一会儿。”沉默是一种重要的治疗方式。

8. 触摸　是一种无声的语言，是一种很有效的沟通方式。触摸可以表达关心、体贴、理解、安慰和支持。如朋友之间的握手、亲人之间的拥抱、恋人之间的手拉手等。在专业范围内，审慎地、有选择地使用触摸对沟通交流是有很大的促进作用的。如在患者焦虑害怕时，护士可以紧紧地握住患者的手，此时的触摸让患者感到护士能够理解自己的处境和心理，当护士把手轻轻地放在发烧病人的前额上时，会使病人感到护士在关心他。但在使用触摸时要注意，它常受家庭、宗教信仰、社会阶层、文化等多方面因素的影响，此外，年龄和性别在触摸的意义上也起着一定作用。如在东南亚的某些国家不论是大人还是孩子都不允许轻易触摸其头部，否则将被认为是要给对方带来坏的运气。年长的人可以轻拍年轻人的肩头，以示赞赏、鼓励等。反之，则被认为不尊重老人，在美国等西方国家，男女之间的拥抱表示友好，而在我国，异性之间表示友好的方式常为握手或点头等，使用时应注意。

（二）影响沟通的因素

在人际沟通过程中影响有效沟通的因素很多，即有来自于信息发出者和信息接收者的个人因素，环境的影响，也有不当的沟通技巧的问题。

1. 信息发出者和信息接收者个人因素的影响

（1）生理因素：人在处于疲劳和疼痛状态时，难以进入沟通状态。有聋哑、失语等语言障碍时会有沟通困难。年龄因素有时也会对沟通产生影响。

（2）情绪因素：沟通双方的任何一方处于情绪不稳定状态如愤怒、焦虑、过度兴奋时都会影响交流的过程和结果。

(3) 智力因素：沟通双方的知识水平、使用的语言以及对事物的理解如果存在不同，将影响沟通。

(4) 社会因素：沟通双方的社会背景如种族、民族、文化、职业、社会阶层的不同可以导致各自的信仰、价值观、生活习惯不同，而影响沟通。

2. 环境因素的影响　环境的整洁情况、噪音程度、光线明暗、是否有利于保护隐私等物理环境都是影响因素。周围的气氛、人际关系、沟通渠道等社会环境也常常对沟通产生无形的影响。

四、治疗性沟通

治疗性沟通是帮助人们应对应激，调整适应，与他人和睦相处的一种技巧。重点在于帮助服务对象进行心身调适，由疾病状态向健康的方向发展。治疗性沟通是一般性沟通在护理实践中的具体应用。在治疗性沟通中信息的发出者和接收者分别是护士和患者，沟通的内容是属于护理范畴内与健康有关的专业性内容。治疗性沟通是有目的的护患沟通。

(一) 护患之间的治疗性沟通的目的

1. 建立一个互相信任的、开放的、良好的护患关系，为提供有效的护理奠定基础；

2. 收集有关资料，为护理提供必要的依据；

3. 与患者共同商讨健康问题和护理措施，取得患者合作，共同努力达到预期目标；

4. 提供给患者必要的健康知识和相关信息，促进患者提高自我照顾能力；

5. 提供心理社会支持，促进身心健康。

(二) 治疗性沟通在组织交谈过程中的技巧

治疗性沟通的特点是护患双方围绕与健康有关的内容进行有目的的沟通。在沟通过程中应强调以服务对象为中心，体现诚实、关怀、理解、同情和同感。这就要求护士对沟通的目的、内容、形式、时间和环境进行认真地组织安排，并实施。如在一开始护士就要为收集资料而与患者进行交谈。

治疗性沟通的交谈原则是：

1. 有目的、有特定的专业内容。

2. 交谈时注意根据患者不同的年龄、职业、文化程度、社会角色等特点来组织交谈的内容和运用不同的沟通方式。

3. 在交谈过程中注意建立和加强良好的护患关系。

组织好与患者的交谈是很重要的，具体的组织交谈过程有以下几个部分：

(1) 准备与计划阶段　任何有目的的交谈都应做好准备和计划工作。包括：

1) 了解患者的基本状况；

2) 明确交谈的目的和特定的专业内容；

3) 列出提纲，以便交谈时扣住主题；

4) 作好环境准备，满足患者舒适和隐私安全的需要。

(2) 交谈开始阶段　护士初次与患者接触时首先要：

1) 有礼貌地称呼对方。有礼貌的称呼可使人感觉双方平等和相互尊重。许多患者对医护人员用床号称呼他们较为反感，因为那使人有不被尊重的感觉。

2) 主动介绍自己。告诉患者你的姓名和责任，以便患者对你产生信任感。

3）说明此次与患者交谈的目的和大约所需的时间。初次与医务人员接触的人往往会因为不清楚将要发生的事情而紧张。让患者了解交谈的目的和时间使患者在思想上有所准备，可以帮助减轻紧张和焦虑。

4）帮助患者采取舒适的体位，以便减少不利交谈的因素。

4. 交谈进行阶段　在进行交谈过程中，护士应牢记以患者为中心的原则，鼓励患者交谈。除采用一般性沟通技巧，如倾听、核实、反应和提问等外，还可以采用如下技巧，如：

（1）指导性交谈技巧和非指导性交谈技巧：指导性交谈技巧是护理人员确定问题并提供解决办法。在这种交谈中，患者向护理人员寻求专业性指导和帮助，护理人员给病人以特定的知识、经验和帮助。例如，糖尿病患者寻求如何选择食物方面的指导，护理人员从控制疾病的角度对他们进行饮食指导。

非指导性交谈是由患者引导谈话。护理人员的作用是促进和支持交谈的进行。采用这种方法可以使患者有机会运用自身的资源来识别、面对和解决问题。例如，患者感到莫名其妙的焦虑时，护理人员可以为其创造一种支持性的氛围，使其能够诉说出自己的感觉，在诉说的过程中发现自己的问题，并努力找出解决的办法。

（2）提出问题：使用提问方式作为交谈的引导也是一种很好的技巧。护士应注意多使用开放性问题以便启发患者思考和交谈。提问题时应注意：①一次只提一个问题。如果一次问的问题太多，患者不便集中思考；②提问时语句应尽量简单、明确，不明确的问题使人难以回答；③尽量使用对方熟悉的语言。

（3）注意非语言沟通的内容，如面部表情、眼神、手势、语音语调等。

（4）注意为患者保密。

5. 交谈结束阶段　良好的结尾和开端一样重要。顺利、愉快地结束交谈可以培养良好的护患关系，并为今后的沟通打下基础。结束时应注意：

（1）结束时间的控制既要根据计划也要考虑现场情况。在准备结束时，不要再提新问题。如对方提出新的问题，可另约时间给予解答。

（2）简明扼要地总结所交谈的重点内容，核实记录的准确性。

（3）约定下次交谈的时间和内容。

（4）对患者的合作表示满意和感谢。

（三）治疗性沟通过程中不当的沟通技巧的影响

在交谈过程中，不当的沟通技巧会导致信息传递受阻，甚至信息被曲解等沟通无效的现象发生。护士在工作中也会不知不觉地阻断正常沟通的进行。这些情况的发生可能与下列不当沟通方式的使用有关。

1. 突然改变话题　在交谈过程中直接或间接利用无意义的谈话内容做出反应并改变话题，或转移交谈重点，这可能会阻止一个人谈出一些有意义的信息。

2. 主观判断或说教　在交谈中常用一种说教式的语言，并且过早地表达个人的判断，使对方没有表达自己情感的机会。

3. 虚假的或不适当的保证　为了使患者高兴，讲一些肤浅的、宽心的安慰话。如患者担心自己能否康复，护士以轻松的语气回答说“当然啦，你的身体不会有任何问题的。”这种方法使患者无法或不愿意进一步将他的害怕与焦虑表达出来。他可能会觉得护士无法理解他或不愿意了解他的真实感受。这样的话听起来似乎给人以鼓舞，但并不恰当，不会令人满意。

4. 急于陈述自己的观点或迅速提出结论或解答　很快地对一个问题做出解答的做法通常只能回答问题的一部分（或许是没有意义的部分）。一般人很少在谈话之初就说出他们的真正重点，通常需要时间去“想一想”他们要说的话，以表达出真正困扰他们的焦虑及自己的问题。过快提供答案不仅无法让患者说出他们的问题，也阻断了刚开始所要表达的情感和信息，无疑会使之感到被孤立和不被理解。

5. 不适当地引用一些事实　过早地提供给患者信息可能会妨碍患者将他的真实感觉表达出来，引用与之无关的事实的做法会使对方产生不被理解的感觉。

在交流过程中很容易发生信息传递受阻或曲解的现象，使患者无法表达真正的感觉。在这种情况下，护士应以真诚的态度、适当的治疗性沟通技巧来解除沟通被破坏的局面。

五、沟通技巧在日常护理工作中的应用

沟通技巧在护理工作中的应用很广。在护理的各个环节，如评估患者的过程中、实施护理的过程中、对服务对象进行健康教育等过程中都需要良好的沟通技巧。

生病和住院使病人及家属面临巨大的压力，有时甚至是很恐怖的经历。护士要帮助病人渡过这段历程。良好的、清晰的、支持性的沟通是护理过程中的重要部分。当你第一次见到病人时，你说：“我来帮助你。”同时立即告诉病人你是谁：“我是你的护士王燕。”以后每次进入病房时都抓住机会与病人进行交流。你的笑容，关怀和时刻准备接受他人的态度都会影响他们住院的经历。

（一）平时与病人沟通时应注意

1. 倾听病人所谈　关注病人，不让其他事情分散你的注意力。用你的眼睛、面部表情和语调来表示你的关注。注意不要随意打断病人的谈话。让他们说出他们想要说的话。使用开放性问题开始与病人交谈。例如：“你今天感觉怎样?”“你昨天看起来很着急，今天感觉怎样了?”如果病人表达得不明确，可以提些问题来获得更多的信息，或对病人所讲的内容给以澄清。不要轻易地对病人的想法或需要下结论。倾听并归纳总结病人说些什么及怎么说的，还有什么没有说出来的。观察病人的面部表情、动作及身体活动情况。有时病人的面部表情、语调或讲话的方式比谈话的内容更能表达他的真实意思。

2. 为病人的谈话内容保密　如果病人的谈话内容因为工作的原因而需要告诉他人时，要让病人知道。例如，如果病人告诉你他出现了以前从未有过的症状时，你要告诉病人你将把这个信息告诉医生。如果病人提供的信息对病人的治疗和护理没有帮助就不要再向其他任何人重复。总之，不要在和其他护士或其他人员闲聊时议论病人的情况。

3. 设身处地的为病人着想，理解他们的感觉　在与病人沟通的过程中最重要的是同感，能从病人的角度去考虑他们的感觉，这样你就能理解他们的感受。要认识到他们是和我们一样的人，是需要关注和尊重的。当我们能善良地对待他们时，我们和他们的生活都会充满快乐。

4. 对病人的需要做出反应　在大多数情况下，病人和护士谈话时都带有一些他的需要和情感的信息。护士要及时地对这些信息进行反馈。例如，当病人诉说口渴时，护士应及时把水送给病人；病人说他感觉疼痛时，护士应尽快评估他的疼痛情况，并给以相应的止疼措施，可以使病人感到自己受到了关心。相反，如果因为护士有其他事情而让病人等一个小时后再处理，会使病人产生被忽视或轻视的感觉。如果问题严重，应及时转告医师。

5. 向病人提供信息　在提供信息时要注意使用简单、明确的语言，不要使用医学术语

来描述或解释问题，要使用他能听懂的语言。如果一时不能回答病人的问题，就应如实说自己不知道并努力去寻找答案。如果只有医生知道答案，你可以告诉病人你会去问医生，或建议病人自己去问医生。注意不要对病人说谎。例如拔除引流管时，病人将会有疼痛感觉，就不应告诉病人一点都不痛。另外，选择提供信息的时间也是很重要的。当病人心烦时，很可能听不懂你所讲的话。护士应先评估病人接受信息的状态及能力，再进行有针对性的教育，或需要等待病人心情平静时进行。

为确定他是否真正听懂，可以让病人叙述他所听到的内容，或让他演示他刚学到的内容。有时出于礼貌病人也许会用微笑或点头作反应，而实际上他并没有听懂你讲的内容。或者即使你讲得很清楚，有的病人也有可能听不懂所有的内容，或记不住你讲的大部分内容。人生病时的恐惧、医院的陌生环境等因素，会使病人难以集中注意力听讲，而且变得容易忘事。这时可能需要多重复几次。

有些人想多知道一些自己的病情，但另一些人则不然。给病人机会让他们提问题和说出他们的恐惧是很重要的。如果病人不想知道更多的信息，就不要强加给他们。

（二）特殊情况下的沟通技巧

护理工作中经常有一些特殊情况出现，给护患沟通带来困难。有技巧的沟通可以在这些情况下给患者以帮助。

1. 与愤怒的患者沟通　有时我们必须要面对那些非常愤怒的病人。他们大声喊叫，气愤地指责我们或其他的医生、护士，拒绝为他所提供的护理，扯掉管子或绷带，有些人不断地抱怨并且不停地指使我们立即为他做这做那，有些人会因为在他呼叫时我们没有马上跑到他身边而责骂或说我们不称职等。这样的病人不讨人喜欢，很多情况下工作人员也会失去耐心，或设法回避这样的病人。但是这些做法只会使问题更加恶化。当病人愤怒的时候护士应注意判断其愤怒的原因。因为有些人表现得无理或愤怒地指责护士，其愤怒的真正原因却是因为他被诊断为患了严重的疾病。如果此时我们能镇静地询问病人的感受会对他有所帮助。护士工作的重点是倾听病人的感受，并对病人的痛苦和困难做出理解性的反应。

2. 与不断抱怨的患者沟通　如果病人表现为持续地抱怨，我们要允许他抱怨。如果病人有合理的投诉，我们应告诉病人我们将向主管护士或医生转达，并付诸行动。有时运用幽默或一个微笑会有所帮助。必要时，我们可以在对病人表示热情和理解的同时，对病人的要求作些限制。

3. 与悲哀的患者沟通　患者在悲哀时，应允许其表达自己的情感。如果患者想哭，应让其发泄，哭泣有时是一种有效的、有益健康的反应。静静地陪伴患者、轻轻地触摸、送上一杯饮料或毛巾等都是较好的方法。如果患者希望独自安静一会儿，可以为其提供一个安静的空间。待患者停止哭泣后用倾听的技巧鼓励患者说出悲哀的原因。

4. 与抑郁的患者沟通　抑郁的人往往反应慢、说话慢、注意力难以集中。交谈时应注意以亲切、和蔼的态度提出一些简短的问题，对其反应给予多一些的关注，使其感受到关怀。

5. 与病情严重的患者沟通　病情严重的人体力较弱，交谈时应尽量简短，不要超过10～15分钟。避免一些不必要的交谈内容。对无意识的人，可持续地用同一句话、同样的语调反复地与之交谈，强化刺激。触摸对他们是一种较好的沟通途径，不管患者是否能够听见，都应尽量与之交谈。

6. 与感知觉有障碍的患者沟通　感知觉的下降或丧失会给沟通带来影响。听力不佳或丧失的患者无法感觉旁人的到来，护士可以轻轻地以触摸的方式让他知道你的到来，在其未见到你的脸和口形之前不要开口讲话，交谈中必要时可以略抬高声音，但不能叫喊，要有耐心，可以用表情、手势来传达信息。对视力不佳者，在走进和离开病房时都要告诉患者，通报你的姓名。与盲人交谈时应先给予简短的说明，对周围的声响给予解释。尽量避免或减少使用非语言性信息，对因看不见而遗漏的信息内容应尽量给予补偿。

沟通是一门艺术，是护理工作中的重要环节。护士应努力通过有效的护患沟通促进良好的护患关系，从而更有效地满足患者的需要。

（刘宇　郭桂芳）

第四章 健康教育

为了实现“人人享有健康保健”的目标，健康保健的重点比较强调保持、促进健康和预防疾病。人均寿命的延长、高科技的发展、缩短平均住院日所致病人早期出院及慢性病人的居家管理，使病人及其家属负有更多的自我保健和护理的责任。由于保持、促进健康和预防疾病依赖于人们对健康的理解，病人和他们的家庭就需要医务人员帮助他们了解他们的健康状况，帮助他们作出有关健康方面的决定，改变他们不利于健康的行为，因此健康教育的重要性越来越显著。健康教育已经成为护理工作的一项重要内容。

第一节 概 述

健康是人类生命存在的正常状态，是社会进步及经济发展的标志。健康是一个动态的概念。随着社会经济、科学技术及生活水平的变化，人类对健康内涵的认识不断深化。世界卫生组织（WHO）提出“健康不但是没有躯体的疾病，还要有完好的生理、心理状态和完好的社会适应能力”。对健康内涵的全面理解有助于指导健康教育与健康促进的实践。人类的健康受各种因素的影响，自20世纪70年代加拿大学者从预防医学角度提出行为或生活方式、环境、生物和卫生服务是影响健康的四大因素以来，受到国内外学者的一致认可。

所谓行为和生活方式因素是指由于人们自身的不良行为和生活方式给个人群体以及社会的健康带来直接或间接的危害，对机体具有潜袭性、累积性和广泛影响性的特点。不良行为和生活方式涉及范围十分广泛，如不合理饮食、吸烟、酗酒等。1992年国际心脏保健会议提出的维多利亚心脏保健宣言指出，健康的四大基石是合理的饮食、适量的运动、戒烟和限制饮酒、心理健康。可见行为和生活方式对健康有很重要的影响。行为干预将是促进健康的最强有力的措施之一，而以个人、群体的行为改变和环境为基础的健康教育与健康促进为现代护理专业人员提出了挑战。

一、健康促进

世界卫生组织曾将健康促进（health promotion）定义为：健康促进是促进人们维护和提高他们自身健康的过程，是协调人类与环境之间的战略，规定个人与社会对健康各自所负的责任。

健康促进的基本内涵包含了个人行为的改变、政府行为（社会环境）改变两个方面，并注重发挥个人、家庭、社会的健康潜能。

健康促进主要涉及制定能促进健康的公共政策、创造支持性环境、加强社区的行动、发展个人技能及调整卫生服务方向等领域。可归纳为三个方面：①预防性健康保护是以政策、立法等社会措施保护个体免受环境因素的伤害；②预防性卫生服务是提供预防疾病，保护健康的各种支持和服务；③健康教育。

健康促进的目的在于减少健康中的不平衡因素，并增加改善健康的机会；创造有利于健康的环境，尤其是工作场所和家居条件；加强有利于健康的社会网络及社会支持体系，促进健康的行为和有效的应对措施以及提高大众的知识水平，传播与健康相关的信息。

二、健康教育

健康教育（health education）是将一切影响个人、社会、种族的健康习惯、态度及知识的经验总和，通过信息传播和行为干预，帮助个人和群体掌握卫生保健知识，树立健康观念，自愿采纳有利于健康的行为和生活方式的教育活动与过程。其目的是消除或减轻影响健康的危险因素，预防疾病，促进健康和提高生活质量。许多学者对健康教育的概念进行了描述，Grout，R．E．指出健康教育是由教育的方式把健康知识转变为个人及社会所需要的行为模式。Turner，C．E．则认为："健康教育是普通教育的一部分，通过教育的途径，帮助人们利用生活各方面的经验综合成有系统的程序，以增进个人及社会有关的健康知识、态度与行为等。"美国健康教育委员会（Committee of Health Education）所下的定义则为：健康教育是一种连接健康知识和行为间的教育过程。美国医学会（American Medical Association）对健康教育所下的定义则为："健康教育是提供学习经验的过程，其目的乃是影响个人、社会及世界之健康习惯、态度与知识。"

从健康教育的总体来看，健康教育是一个过程，其过程包含智力的（intellectual）、心理的（psychological）及社会的（social）三个层面，最后能使人们有能力做出决策（decision making）以影响个人、家庭及社会的健康，进而促成行为上的改变。行为能直接影响健康，但环境及是否利用健康服务也间接影响到健康。其中行为和生活方式对健康会有直接的影响，此外行为也通过影响自身对健康服务利用的情况及对环境的控制来间接影响健康。

健康教育既然是一个过程，也就与护理程序的步骤相类似，除了评估、计划、执行步骤外，还应包括评价。因此健康教育可被定义为"是引导个人、家庭、团体、社区乃至于整个社会，为朝向更健康的生活形态和提高生命质量的目标所做的评估、计划、执行及评价"。健康教育的活动是有计划、有组织、有系统和有评价的，它的核心是教育人们树立健康意识，形成健康行为和生活方式。

健康教育的根本目标是要促进人们的健康水平。健康教育的概念是基于下面的四项重要假设：①疾病发生的原因是可以理解的；②在对疾病的发生方面已发展出适当的预防策略；③借助于生活方式和行为的改变，可以改善健康状态；④通过健康教育方式可以使个人、团体、社区负起健康照顾的责任，继而愿意改变以往不良的生活方式或行为。

因此，护士在进行健康教育活动时，必须在以上四点假设的概念基础上，提高自身的专业知识及技能，才能真正做好健康教育。此外，在健康教育中还要注意的是：①健康教育是终生教育，可以贯穿人的生命全过程；②健康教育不只局限于个人，还要面向群体、家庭和社会；③健康教育应利用受教育者自身的经验来促进健康教育的效果；④健康教育包括"教与学"的相互作用，是教与学的双向互动；⑤健康教育应随时随地进行，与人们的日常生活相结合，随时随地的非正式健康教育可以有很好的效果；⑥健康教育可能要面对的人群有不同的健康信仰、文化和生活习惯；⑦健康教育经常应考虑受教育者的健康需求；⑧健康教育的形式应多样化。

世界卫生组织所阐述的健康教育的目的有以下三点：①使健康成为有价值的社区资产；②提供人们相关的健康知识技能，使其能加以运用并解决自身的健康问题；③促进健康服务的发展。

三、健康教育的模式

在众多健康教育模式中，最常被采用的是知信行模式（KABP）和健康信念模式（HBM）。

（一）知信行模式

知信行（knowledge，attitude，belief，practice，KABP）模式，是一个较成熟的行为改变模式，其中，知为基础，就是获取知识学习的过程；信为动力，就是对知识信息的积极态度，并形成信念；行是指行动或实践，包括产生促进健康行为、消除危害健康行为等行为改变过程，它是目标。以戒烟为例，健康教育者通过多种方法和途径将吸烟对健康的影响等知识传授给群众。群众接受知识，通过思考，加强了对保护自己和他人健康的责任感，形成信念。在强烈的信念支配下，绝大多数群众能改变各种不良行为，戒烟的健康行为模式逐步建立。

知、信、行三者间存在因果关系，但没有必然性。在信念确立以后，如果没有坚决转变态度的前提，也就无法实现行为转变的目标。促进态度转变的常用方法有：

（1）利用促进信念建立的方法，如增加信息的权威性、增强传播效能等都有助于态度转化。

（2）利用信息接受者身边的实例，强化对行为已改变者所获效益的宣传，这些特别有助于那些半信半疑者、信心不足者的态度转化。

（3）针对“明知故犯、知而不行”者的具体原因，有针对性地强化行为干预措施。例如，有些人明知吸烟有害，仍然烟不离手。分析原因，一部分人可能是对个人嗜好难以放弃；部分人是担心自己没有毅力或恒心；有些人因担心戒烟会招致团体的排斥；更有些人心存侥幸，认为自己身体好，每天少吸几只对健康影响不大。因此针对不同类型者除分别采取干预措施外，还可以借助外力如政策法律、经济和组织手段、公众场合秩序、公众舆论等，也能加速态度和行为的转变。

从知到行是一个复杂而困难的过程，需要经过许多不同的层次。知识、信念和行为转变需要的时间和面临的困难程度是不同的。知识上的转变，相对比较容易达到；信念的改变和建立比知识改变要困难些，经历的时间要长些；行为上的转变则比前两者更困难、更费时。

（二）健康信念模式

健康信念模式（health belief model，HBM）是用社会心理方法解释健康相关行为的重要理论模式。它以心理学为基础，由刺激理论和认知理论综合而成，并在预防医学领域中最早得到应用和发展。

健康信念模式遵照认知理论原则，强调个体的主观心理过程，即期望、思维、推理、信念对行为的主导作用。因此，健康信念是人们接受劝导、改变不良行为、采纳健康促进行为的关键。健康信念模式可用来预测预防性健康行为，主要包括个体对健康信念的认知、对行为效果的期望及效能期望。

1. 对健康信念的认知　个人与群体的健康信念会受到下列四方面认知程度的影响：①对疾病的易感性的认知；②对疾病的严重度的认知；③对预防性行为效益的认知；④对预防性行为障碍的认知。基本上人们认为某一疾病的易感性及严重程度越高、预防性行为效益越大，如果预防性行为的效益越大，那么预防性行为的障碍就越小，则健康信念越强，较易采纳医护人员所建议的预防性健康行为。

2. 对行为效果的期望　对行为效果的期望包括两个方面：①感知到有利（perceived ben-

efits)，是指能意识到自己用在改变危害健康行为上的代价（如时间、负担、毅力）确实能换取到预防的效果，即行为的有效性时，人们才会采取行动，并有明确的行为方式和路线。②感知到障碍（perceived barriers）：人们对采纳促进健康行为的困难的认知是使行为持久巩固的必要前提。如有些预防行为花费太大、比较痛苦、与日常生活的时间安排有冲突等，都应实事求是地指出，并帮助人们逐一克服。美国心理学家 Rosenstock 指出“感知到易感性和严重性，可为行动提供能量和力量；但只有当公众知觉到效益、并能先了解所有困难再决心克服时，他才算是（真正）找到了行为的道路”。

3. 效能期望　效能期望也包括两个方面：①自我效能，即对自己的能力有正确的评价和判断，相信自己一定能通过努力成功地执行一个导致期望结果（如戒烟）的行为。②善于寻找其他可借助的力量，如家庭成员和团体帮助等，以间接帮助实现效果期望和效能期望，从而影响行为。

综上所述，健康信念模式在促进健康行为的产生、改变危害健康行为的实践中所要遵循的步骤是：首先，让人们对他们目前的不良行为方式有充分的认知；其次，让人们坚信一旦他们改变不良行为会得到非常有意义的结果，同时清醒地认识到行为改变中可能出现的困难（效果期望）；最后，使人们感到有信心，有能力通过长期努力改变不良行为（自我效能）。借助对健康信念模式的了解，护士在进行健康教育时可以以此模式为框架，从加强人们的健康信念着手，利用健康手册及其他健康材料作为宣传预防疾病的知识及方法，并且也可运用家庭访视等手段达到教育个体，增强人们健康信念的目的。

四、健康教育的原则

（一）学习效果累积原则

任何健康教育计划的拟定，除了必须考虑可利用的资源及施教对象外，更应涵盖一系列有组织的活动，累积学习次数及成果以逐渐达到行为改变的效果。

（二）多重目标原则

健康教育的目标不外乎期望受教育者知识、态度及行为的改变，为了达到目标，健康教育者不单单只考虑到受教育者本身的特征、性格取向因素等。同时也要考虑其社会与家庭的支持系统，以及学习技巧与能力因素，以达成建立受教育者健康行为的目标。

（三）聚合教育目标原则

健康教育对群体施教的机会比对个人施教的机会多，因此常常无法满足每个人的个人需要，但应尽可能参考可得的资料，如年龄、性别、籍贯等特征，设计各种活动，运用不同的教育策略以适应不同的团体或学习者的需要。

（四）参与原则

健康教育的成功依靠学习者的参与。

（五）多样方法原则

在施行健康教育时，除了依据不同的目标选定不同的策略之外，各方法也要灵活运用，这样才能加强教学的效果及对行为改变的作用。

（六）行政原则

健康教育的行政原则应包括下列四点：

1. 健康教育计划的拟订应包含于整体的健康教育计划之内。

2. 应有专门人员来负责健康教育计划的协调工作。

3. 每项健康教育活动的介入应有专门人员来负责执行。

4. 健康教育计划要编列器材、人事费用、各种经费的预算。

第二节　健康教育的程序

教育是教与学双方相互作用的过程，健康教育的基本步骤包括评估学习者的需要和兴趣，确定学习目标，选择合适的教学方法，制定教育计划，实施教育计划，评价教学过程和结果。

一、评　　估

健康教育的第一步骤就是要评估学习者的需要和兴趣，并获得学习者的信任。健康教育的对象包括个人、群体、家庭与社区，对不同的对象应采用不同的评估方式。评估是为了识别学员的学习需要、学习的准备状态、学习能力及学习资源。

护士通过各种方式收集资料以获得以下信息：什么是学员想知道的和需要学习的？学员对所学的内容是否有充分的主客观上的准备？学员满足其学习需要的能力和资源如何？

（一）学习需要的评估

不同的人有不同的需要。了解学员想要学习什么和需要学习什么是非常重要的。根据这些资料可以确定教学内容。这里有一点应提醒教与学双方注意的问题是在保持以病人的愿望为中心的同时，作为健康教育者有责任帮助他们分析什么是他们真正所需要学习的。一般来说，想要学习的大多是他们真正所需要的。但是有时由于各种客观、主观条件的局限造成愿望与真正的需要之间存在差别或不全面。健康教育者的责任是从专业角度帮助他们确定什么是真正的健康需要。如有的糖尿病患者会认为学习血糖、尿糖水平的测定和判断是非常重要的，但对于糖尿病的潜在并发症及自我护理知识缺乏认识，以致造成脚部严重感染而被迫入院做截肢手术。作为一个健康教育者有责任在满足病人学习愿望的同时发现他所意识不到的，对其健康有很大影响的方面，并引起重视。在确定教学内容时要包括愿望和需要两方面。这样既有利于保持和激发其学习的积极性，又有利于树立专业的权威性。

（二）学员准备状况的评估

学员的准备状况包括两个方面。一个是情感上的准备状况亦称主观条件或动机，是决定人是否愿意为学习而付出必要的努力；另一方面是经历或称个人客观条件上的准备状况，包括一个人的经历背景、技能、学习能力等。这两方面是密切相关的，如人们对免疫的知识缺乏。人的主、客观两方面的准备状况对健康教育的重要性可以用健康观念模式来解释。

（三）学员的学习能力如何也是需要评估的内容

1. 护士应了解学员的生理状况，如有无语言障碍、视力和听力状况；有无疼痛；心功能及呼吸系统状况。因人的生理状况可影响学习能力。

2. 评估学员的文化水平、智能水平、阅读能力、判断能力及动手能力。

3. 评估学员学习的态度、观念及学习方法与所教的内容或学习方法有无冲突。

（四）学习资源是评估中不可忽视的一项内容

对学习资源的评估有助于了解学员信息来源状况、可采用的教学方法及指导学员有效地利用支持体系。同时可以了解有无经济上或物质上的困难而影响学习或学习的积极性。

许多因素可以影响学员的学习需要、学习能力和准备状态。目前的精神状态及生理状况、发育状况、情感成熟状况、对自己健康的了解程度、自我形象、过去的经历、本人及家属的学习目标、对健康的信仰、社会、经济、文化、宗教背景、家庭及社会支持体系的状况等都是需要评估的内容。通过评估帮助学员确定学习内容的优先顺序、辨别促进其学习能力和兴趣的方法。

二、确立教育目标

健康教育的总目标是帮助每个个体充分发挥其在健康方面的潜能。具体对病人及家属来说是帮助他们学习如何作出有关健康的理智决定，有效地参与治疗和护理活动，正视现实的健康状况，对自己在健康方面所作的努力感到满意。对于社区或群体的教育目标则从促进健康、保持健康的角度来考虑，帮助人们识别有害健康的因素和行为，培养良好的生活方式。

为了逐步实现总目标，健康教育者应根据每个人或社区群体的不同情况、学习愿望和条件及专业需要制定出一系列具体目标。具体目标的制定原则应以学员及家属的需要为中心，考虑到教学双方的能力和局限性，能为教与学的双方所接受，有明确的行为和内容，有系统性及连贯性，用明确易懂及可测量的语句书写出来。学员和家属必须参与目标的制定。

学员的行为目标应包括：

1. 什么人——想要改变的人群。

2. 什么事——想要做到的行为，或行为改变，或是健康行为的实践，或是他们将要学会做的。

3. 什么水平——想要到达的程度，或行为改变的程度。

4. 什么时候——预期行为或改变发生的时间。

三、制定适宜的教学计划

根据评估的结果和设立的目标，制订一个较为详细的教学计划是非常必要的，这样可以使教学工作开展顺利并能促进教学技能。一个好的教学计划往往是教学成功的基础，是细心组织的关于教什么和怎样教的书面陈述，是教学评价的基础。

计划内容应包括有关的学习目标的陈述，有关教学内容的大纲和选择的教学方法、学习方式及评价指标。

教学内容可依个人情况而定。对社区大众多以宣传健康的生活方式，预防疾病、早期发现、早期诊断，早期治疗，保持健康的原则和方法为主。对病人可以做入院介绍；诊断性检查和治疗方案的介绍；药物常识、作用、副作用、服用方法的介绍；医学进展、新信息、新技术的介绍；营养、生长发育、精神健康、自我检查和保健的介绍；环境与健康知识的介绍；出院指导等。

健康教育的形式可以多种多样，即采用集体教学法，如讲座、小组讨论、病友座谈会（如抗癌协会、糖尿病俱乐部等）、利用公众传播媒介（电视、录像、广播、宣传手册）等，亦可用个体指导、咨询的方法。两种教学方式各有利弊。

集体教学的益处：可以有效地运用教员的时间，学员间有更多的生活经验可以分享，学员间可以互相支持。

集体教学的不利之处：对每个学员缺乏注意，学习过程有时难以控制，个别人主导讨论，有些人不能或不愿参与学习或提问。

个别教学的益处：对个人情况给予更多的注意，可以掌握个人的学习进度，可以针对个体的具体情况选择教学内容，有更多的练习和反馈时间。

个别教学的不利之处：不能有效地利用教员的时间，教员重复教学而致疲劳，缺少与他人经验的分享，学员会因受到更多的注意而感觉紧张。

四、执行教学计划

执行健康教育计划过程中应尽量减少干扰，确保隐私，充分保护学员的学习积极性和自尊心。抓住最有利的时机，根据不同人的特点选择最佳的方法。根据教学对象的不同需求可以把整个内容分成几个部分，从简单到复杂，从一般原则到特殊原则，运用强化原则和积极反馈，注意边实施边观察效果，以便及时调整计划。

健康教育的对象比较广泛，年龄和背景均有较大的差异。对于成年人和儿童应采用不同的原则和方法。

成人学习特点：一般来说，成年人有许多经验积累，帮助他们在学习中有效地利用这些经验会有较好的效果。当成年人能积极地参与教学过程时，学习效果较佳。尤其是当他们能对自己的学习负起责任时学习效果更佳。成年人拥有多种角色，这些角色占据了他们很多时间和精力，他们喜欢重在解决问题的教学方法，喜欢实用、易于运用到他们日常生活中的教学。成人需要感到重要、成功和有价值。成人难以保持对教员讲课的注意力，成人间的相互学习往往比从教员那里学到的东西更多。因此对成人进行教学时应采用多种方式，用各种鼓励参与和自学的教学活动来代替讲课。

儿童的特点则不同，他们的学习能力与成熟度有关。儿童的智力发展从具体走向抽象，运动技能的发展与其生长发展阶段相关。对儿童进行教育应尽量安排家长或对其能负责任的人一起进行，时间的选择应在事件发生之前进行，告诉他们会发生些什么，何时发生，可能会有什么样的感觉，希望他们有什么样的表现及怎样应对。对于有能力缺陷的人，应选用适宜的方法进行针对性的教学。

五、评价教学过程和结果

效果评价是用一种连续的、有系统的学员学习成就进行鉴定的方法，通过把学习成果与教学双方共同商定的目标进行比较来判断教育的有效性。

评价方法可以根据计划逐项评定，借助于各种方法，如观察其行为和观念上的变化，用口头提问、阅读理解、反演示等方法确定其掌握程度。

评价结果应及时反馈给学习者，对于效果好的要给予鼓励，效果不好的则分析原因，调整教学计划。

健康观念和行为的改变需要长期的努力,所以教学活动的完成并不是健康教育的结束。长期的支持性服务,如为学员寄送提醒继续保持健康活动的信件、明信片,定期的访问、电话随访或聚会,可不断了解健康发展状况,提供新信息,以帮助学员巩固新的健康观念和行为。

享有健康是每个人的权利，保证健康是每个人和每个护士的责任。通过健康教育促进人们的健康意识是提高全民健康水平的一项重要措施，每个护理人员都应给予充分的重视。

（孙宏玉　郭桂芳）

第五章 运用护理程序中借助于其他学科的一些概念和理论

第一节 一般系统理论

一、概 述

系统论的观点最早由美籍奥地利理论生物学家路·贝塔朗菲（Ludwig von Bertalanffy）于20世纪20年代提出。1937年，他又进一步提出和发展了一般系统理论（general system theory）。系统论主要解释了事物整体及其组成部分间的关系，以及这些组成部分在整体中的相互作用。其理论框架被广泛应用于许多学科领域，如物理、工程、管理及护理等。依据系统论的观点，护理的服务对象——人，是一个系统，他（她）由生理、心理、社会文化等部分组成，同时人又是自然、社会环境中的一部分。人的内部各系统之间相互作用和影响，而且人与外部环境中的多个系统相互联系和作用。人的健康是内环境的稳定，以及内环境与外环境之间的适应和平衡。系统论为护理学提供了将人、环境和健康联系为一体的理论基础。

我国传统医学早已有系统论的观点，劳动人民通过对天时、地利的观察总结出万物生存之理。例如阴阳五行之说概括了人对自然环境、四季天时的观察和适应。中医学还非常重视“内因”七情（喜、怒、忧、思、悲、恐、惊）和“外因”六淫（风、寒、暑、湿、燥、火）相互作用对人体健康的影响。人应适应季节、地理、环境等变化，注意保持内在平衡，才能促进健康成长。

二、一般系统论

（一）系统

系统是由相互联系、相互依赖、相互制约、相互作用的事物和过程组成的，具有整体功能和综合行为的统一体。系统广泛存在于自然界、人类社会和人类思维中。一个系统的活动都与目标有关，为了达到目标，必须持续不断地与它所处的环境包括其他系统相互作用，并适应环境。一个系统的基本目标是维持内部的稳定和平衡。系统具有边界，使每个系统能够与其他系统和周围环境分开，例如，细胞有细胞膜，国家具有国界等，以有助于维持内在稳定。

系统是由许多部分组成的整体，组成系统的每个部分都具有各自独特的功能，但这些组成部分不具有或不能代表系统总体的特性。系统整体并不是由各组成部分简单罗列和相加构成的，各部分间必须相互作用、相互融合才能构成系统整体，因此，系统整体的功能大于并且不同于各组成部分的总和。例如，人是一个系统，作为一个有机体，他（她）由生理、心理、社会文化等各部分组成，人的整体生理机能又由血液循环、呼吸、消化、泌尿、神经肌肉和内分泌等不同系统和组织器官组成。这些组成部分或器官组织中，每一个单独的部分均不能代表和体现整体人的特性，只有当各部分相互作用、协调一致时，才形成一个完整的、独特的人。

（二）次系统和超系统

系统是按复杂程度的层次排列组织的。较简单、低层次的系统称为次系统，较复杂、高层次的为超系统。一个系统可分为许多较简单的、相互关联、相互作用的次系统，例如，宇宙包括有许多行星，每个行星均是宇宙的次系统；人体由各器官组织组成，每个器官或组织都是人体的次系统；家庭由个体组成，每个家庭成员都是家庭的次系统。同时，每一个系统又是其上一层系统即超系统的一部分，例如，人体是各个器官系统如呼吸系统、消化系统、循环系统、泌尿系统等的超系统；人由生理、心理、社会等多方面组成，人的整体是各组成部分的超系统；个体是家庭的一部分，家庭则是个体的超系统；家庭是社区的一部分，社区是家庭的超系统。一个系统为次系统还是超系统是相对而言的，例如，家庭是个体的超系统，又是社区的次系统（见图 5－1）；社区是家庭的超系统，又是社会的次系统；整个卫生系统可分为医疗、护理、药剂、防疫等次系统，它又与工业、农业、教育、金融等系统共同组成社会和国家超系统。

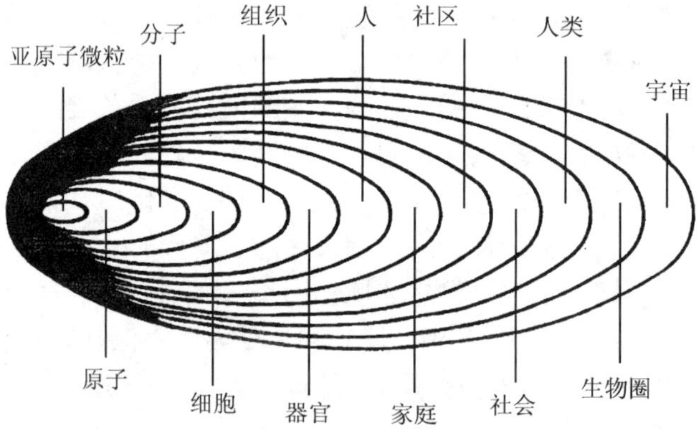

图 5－1 一般系统论示意图

系统的活动是按照目标进行的，为达到共同的目标，系统需要通过各次系统之间的相互作用和协调，以达到适应环境，保持系统稳定的目标。因此，某一次系统的变化都会影响到其他次系统，以至整个系统或超系统。例如，某一家庭系统中，一个老人生病了，这将影响其主要照顾者的生活和工作，如儿女的工作、收入、情绪情感和健康状况，也会影响他们对其下一代的照顾，即作为家庭系统中的次系统，老人、老人的儿女及其下一代均会受到老人生病住院这一情况的影响。同时，还可能引起家庭的经济危机以及各成员间关系的紧张，使整个家庭系统的稳定性受到损害。

超系统同样也对其内部各次系统产生影响。例如，整个国家的卫生保健水平、管理体制和政策决定了护理学科这一次系统的发展，决定了护理管理体制、护理实践和教育的方式和水平。

（三）开放系统（open system）和闭合系统（close system）

闭合系统是指与环境间不发生相互作用的系统，即与环境没有物质、信息或能量的交换。事实上绝对的闭合系统是不存在的。与闭合系统相反，开放系统是指通过与环境间的持续相互作用，包括次系统、超系统之间的相互作用来改变自己，达到目标的系统。开放系统与环境间的作用是通过输入、输出和反馈过程完成的，示意图如下：

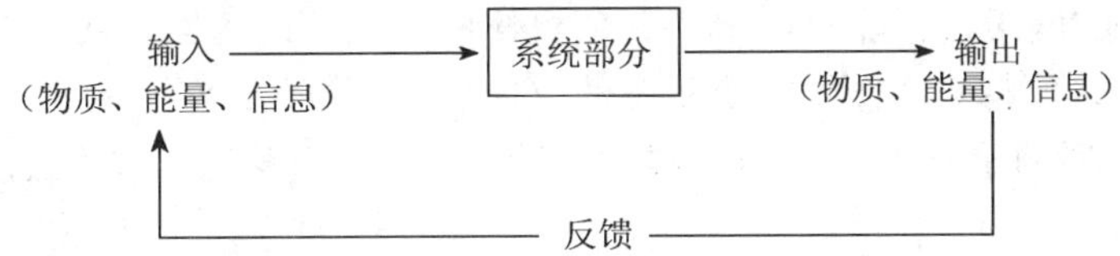

开放系统示意图

输入是指进入系统的物质、信息或能量，例如，人吃进的食物，获得的热能、学习到的新知识、得到的新信息等。系统部分是对获得的物质、信息或能量进行加工和处理，并将有用的部分吸收、转化，使之成为系统的组成部分。例如，人体消化系统对食物进行消化和吸收，呼吸系统完成氧气和二氧化碳的交换，大脑对获得的信息进行处理等。通过对所获得的物质、信息和能量进行加工、吸收，整个系统可因此而发生改变。输出是指从系统散发出的改变后的物质、信息或能量，例如，人体排泄出的粪便、尿液和汗液、呼出的二氧化碳、散发出的热能、及发出的各种信息等。开放系统具有自我调控的能力，反馈即是对开放系统与环境间相互作用进行控制的过程。系统的活动是按维持稳定和平衡的目标进行的，系统的输出部分与预期目标做比较后，能够反馈给输入，从而影响和修正以后的输出结果，对系统进行调节。如人体有维持体温恒定和水电解质平衡等内环境稳定的调节机制。又如学生是开放系统，老师传授的知识（输入）使学生认知水平有所改变，增长知识，学生对提问的回答以及考试成绩（输出）可使教师了解预期的教学目标是否达到，以便对教学做必要的修改和补充，最终达到目标。

三、一般系统论在护理实践中的应用

（一）人是开放系统

人不是孤立存在的，人作为自然系统中的一个次系统，是一个开放系统。人的基本目标是通过与周围环境交换物质、能量和信息，保持各次系统间以及机体与环境间的平衡。人只有处在内环境稳定的状态中，才能不断适应外环境的持续变化，以避免受到伤害和应对应激。人既受外环境的影响又可以影响环境，例如，环境污染造成呼吸系统疾病增加，现代社会生活产生的压力使人的心理健康受到影响。但人也可发挥主动性来改变环境，如保护野生动物、治理荒漠、控制城市环境污染、营造良好的社区文化氛围、创造舒适安全的医院环境等，以有利于人的健康。

一般系统论对整体护理的思想具有深远的影响，它使护士将服务对象看作是整体的、开放的系统。人由身体、心理或精神、社会几个方面组成，人有情绪和情感，有抽象思维的能力，有沟通的能力，有不断学习的能力，人还有独特的家庭和社会文化背景，有不同的习惯、信仰、价值观等。人的各方面不能相互割裂而独立存在，而是通过相互联系、相互依赖、相互作用形成完整和独特的人。任何一个组成部分的不适或失调都会影响到其他部分以至整体，例如，生理的疾患会影响人的情绪和社会活动，心理的压力和精神抑郁也能造成身体的不适。因而护理的对象不是“疾病”，而是整体的人。因此，护士在护理病人时，应从服务对象的某一次系统问题想到可能产生的其他次系统问题；从生理疾患想到可能引起的精神心理问题；从病人的情绪、心理障碍考虑到可能导致的身体症状。同时，人还同周围的物理、化学和社会文化等环境相互作用，受家庭、所在群体、社区和社会等超系统的影响和控制，因而要维持人的健康，不能只局限于调节机体内各系统或各器官功能的协调平衡，还要关注外环境对机体的影响，这样才能使系统的整体功能更好地运转。护理的主要功能就是帮助人维持生理和心理的平衡，以及在失去平衡时恢复平衡状态，即促进、维持和恢复健康。

护士对病人进行健康教育的过程也是把人看作一个开放系统。在开始健康教育前，护士应与病人共同制定预期目标，即病人通过学习应获得的知识以及应发生的行为改变。通过不同的教学方式，如讲解、演示、看视听资料、自学健康宣教材料等，病人从护士那里获得有关的健康知识（输入）；经过大脑的加工、处理，病人应对所学习的知识有进一步的理解和记忆，并指导其采取有效地维护健康的行动（输出），护士和病人可根据病人对知识的记忆、理解，以及行为的改变，与目标进行比较，来判断健康教育目标是否完成，若未完成或部分未完成，则需修改或补充教学计划，以最终实现目标（反馈）。

（二）一般系统论是护理学的基本理论依据

一般系统论的观点对护理实践具有重要的指导作用，它是护理程序的理论框架，并促进了整体护理思想的发展。许多护理理论家也将一般系统论作为其理论或模式的基本框架。一些护理学院还将一般系统论作为其课程设置的基本宗旨，围绕这一宗旨设置护理专业课程计划。所以，一般系统论是护理学的基本理论依据。

（丛笑梅）

第二节　人类基本需要层次论

作为一个社会的人，不论其所处的时代、社会文化背景以及生活方式等有多大的差异，都有一些共同的需要。例如在生理上有对食物、水、氧气、排泄以及避开外界有害刺激等的需要；在心理上有对友谊、自尊以及求知等的需要。其中有些需要是与生俱来的，但绝大部分的需要则是在后天的生活中习得的。当一个人的需要得不到满足时，其机体内部就会处于一种焦虑状态。这种焦虑就成为一种刺激，激发其产生行为动机，导致某种行为的产生，从而使未能满足的需要得以满足。当一种需要得到满足后，原来的焦虑状态得到平息，但新的需要又会产生。人总是有所需求的，几乎很少达到完全满足的状态。可以说，一个人的成长与发展的过程也是其不断需要不断满足的过程。

一、马斯洛的人类基本需要层次论

对人的需要理论研究中，以心理学家马斯洛（Abraham Maslow）的人的基本需要层次论最为著名，影响最为广泛。在该理论中，马斯洛认为人有许多基本需要。所谓基本需要应具有如下特点："缺乏它引起疾病；有了它免于疾病；恢复它治愈疾病；在某种非常复杂的、自由选择的情况下，丧失它的人宁愿寻求它，而不是寻求其他的满足；在一个健康人身上，它处于静止的、低潮的或不起作用的状态中。"这些基本需要是人类所共有的。

（一）人的基本需要层次

马斯洛提出，人的基本需要具有不同的层次之分，并依次分为生理的需要、安全的需要、爱与归属的需要、尊重的需要及自我实现的需要5个层次，各层次需要依次排列而组成了人的基本需要系统（图5－2）。其中生理的需要及安全的需要属于低级需要，尊重的需要及自我实现的需要属于高级需要，爱与归属的需要介于两者之间，基本上属于高级需要。

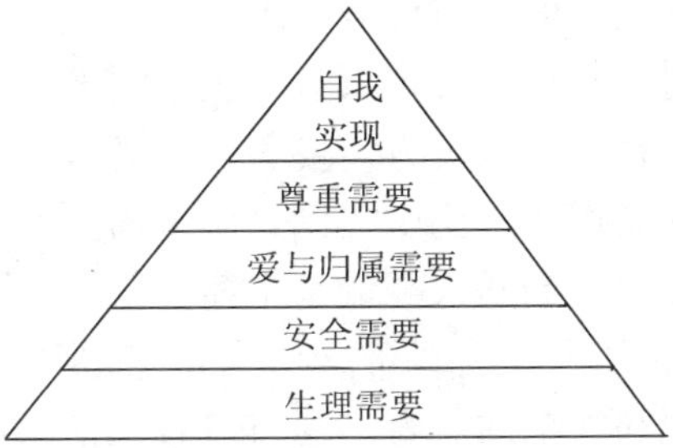

图5－2　人的基本需要系统图

1. 生理的需要　是人类最原始最基本的需要，是维持人们生命的最起码要求，包括食物、氧气、水、温度、排泄、休息、避免疼痛。在一切需要中生理需要是最优势产生的，而且是有限度的，当需要被满足时，它就不再作为行为的动力而存在，这时人类可以从生理需要的支配下解脱出来，产生更高级的需要。

2. 安全的需要　当个体的生理需要相对地得到满足之后，就会产生安全需要。如希望避免各种伤害、生活安定、有保障、能够受到保护等等。除了对此时此地的考虑外，还要考虑到今后。

3. 爱与归属的需要　又称社交需要。当前两种需要得到满足后，个体就会产生感情、友谊和归属的需要，如渴望父母、朋友、同事、上级等对其所表现的爱护与关怀、温暖、信任、友谊以及爱情等，人们还渴望自己有所归属，成为团体中的一员。马斯洛特别强调，人是社会的动物，没有人希望自己过孤独生活，总希望有些知心朋友，有个温暖的集体，渴望在团体中与他人之间建立深厚的感情，保持友谊和忠诚。

4. 尊重的需要　作为一个社会的人，都有自尊、自重的需要以及受到他人尊重的需要，希望自己的能力和才华得到他人公正的承认与赞赏，要求在团体中确立自己的地位。①希望自己的工作得到社会的认可与肯定，要求有名誉、威望和地位；②在所面临的环境中，希望自己有实力、有成就和有信心。这些需要的满足，可以增长人们的自信的感情，觉得自己生活在这个世界上有价值、有用处，可对周围环境产生影响力。这些需要一旦受挫就会使人产生自卑、软弱、无能等感情，从而失去信心。当这些需要得到满足时，就会产生很大动力，表现出持久的干劲。

5. 自我实现的需要　马斯洛认为，人除了具有上述4个层次的基本需要外，还有成长、发展及利用潜能的心理需要。当以上4个层次的需要都得到满足后，往往又会产生新的不满足，这就是又会产生实现个人聪明、才智、理想与抱负的要求。所谓“自我实现需要是指促使一个人的潜在能力得以实现的趋势；这种趋势可以说成是希望自己越来越成为所期望的人物，完成与自己的能力相称的一切事情”。尽管马斯洛在进行自我实现需要的研究中，所选择的研究对象是少数的杰出人物，是“不断发展的一小部分人”。但我们应从更为广泛的角度来理解，自我实现需要不仅仅限于科学家、伟人等，应包括所有希望实现自我价值，而努力工作的人。

在人类需要层次理论中，除了上述5种需要外，马斯洛还提到了另外两种需要——对认识和理解的需要及对美的需要。人存在一种试图理解、组织、分析事物、使事物系统化、寻找事物之间的关系和意义等的欲望，或者说是探究世界的好奇心。这种认识和理解周围事物以及自身的欲望是在一个人的儿童时期就已经表现出来的人类所共有的特点。马斯洛认为这是精神健康的一个标志。同时，马斯洛发现人有对美的需要，而这种需要在每种文化，每个时代都会出现，是人类普遍存在的现象。人需要美，正如人的饮食需要钙一样，美可以使人变得更加健康。尽管马斯洛在其需要理论中提到这两种需要也是人类普遍存在的、共有的需要，但认为尚无足够的证据证实它们是人类的基本需要。

在马斯洛陈述本理论数年之后，凯利希（Richard Kalish）给以修改，又增加了一个层次，即刺激的需要，列在生理和安全的需要之间,包括性、活动、探索、新奇和操作(图5-3)。

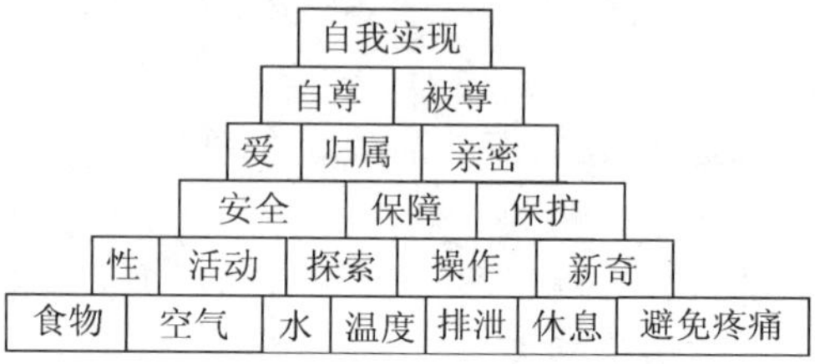

图5-3　Kalish修改后的基本需要层次论

（二）各需要层次之间的关系

1. 上述5种基本需要是逐级上升的。生理需要是人类生存所必需的、最低级的、最基本的需要。为了维持生命，必须首先满足其基本的生理需要。

2. 有些需要须立即和持续给以满足，如对氧气的需要;有些需要则可以暂缓满足,如食物、睡眠等。特别是层次越高的需要对维持生存越不迫切,也就越可以较长久的推迟满足。

3. 当较低级的需要满足后，更高一级的需要就会产生。低级需要的满足是高级需要产生的基础。古人云“仓廪实而知礼节，衣食足而知荣辱”，也正反映了这样一个道理。

4. 各层次需要的出现并不是在前一层次的需要完全满足之后才出现的。随着前一层次需要的不断满足，后一层次的需要就会逐渐出现。因而往往表现为前后层次之间略有重叠。换言之，一种需要满足之后出现新的需要的过程不是跳跃式进行的，而是以一种由无到有，由弱到强逐步发生的。对于多数人来说，在每一层次需要上往往都只获得部分的满足和部分的不满足，人们的行为也往往由几种基本需要或一切基本需要共同决定的（图5-4）。

在A点上，此人的生理需要最为迫切，成为支配其行为的优势需要，其次为安全的需要，其余3个层次的需要尚未出现。在B点上，占主导地位的是爱与归属的需要，生理需要及安全的需要对行为的支配作用逐渐下降，而尊重的需要逐渐上升，并已达到相当的水平，自我实现的需要也开始萌发。在C点上，此人的行为主要由尊重的需要来决定，但其自我实现的需要已经开始发挥着相当大的作用，而其生理需要及安全需要明显处于较低水平。

5. 各层次需要的发展过程与个体的发育成长过程是相一致的。对于新生儿或婴儿来说，最主要的是生理需要，如氧气、食物、水、睡眠等。而后才逐渐有了安全的需要、爱与归属

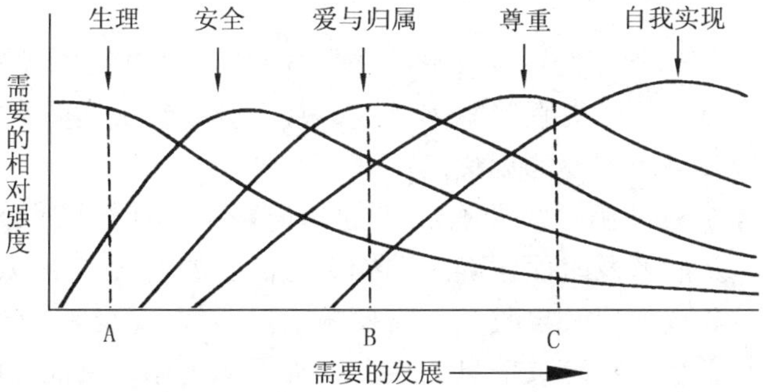

图 5-4 需要层次发展示意图

的需要，表现出害怕、依恋、需要别人陪伴等。进入少年时期后才真正出现尊重的需要。随着身心的不断发育成熟，进而开始出现自我实现的需要。

6. 各需要之间的层次顺序并不是固定不变的。不同的人、在不同的条件下会有所不同。饥饿时，有的人可能会去抢别人的东西吃，而有的人宁愿饿死也不会接受“攫来之食”，自尊的需要占优势。对于前者来说，其生理需要远较于其自尊需要强烈，换言之，此时生理需要成为支配其行为的优势需要。对于后者来说，尽管此时其生理需要尚未满足，却宁愿了为维护其自尊的需要而放弃生理需要的满足。

7. 人类基本需要满足的程度与健康是密切联系的。生理需要是生存所必需的、最基本的需要，必须首先得到满足，否则就会导致疾病。有些高层次的需要虽非生存所必需，但它的满足能够促进生理功能更加旺盛，否则也会导致疾病，甚至于致命。基本需求满足的程度越高，所处的需求层次水平越高，意味着更高的健康水平。对高层次需要的追求与满足是心理健康的标志。

8. 随着需要层次的上移，其满足的方式就越有差异。人们满足较低层次需要的方式是基本相同的。如人们都是通过呼吸运动来满足对氧气的需要的。越是高层次的需要，因个人所处的心身发展阶段、个性心理特征以及社会文化背景等的不同，个人之间所采取的满足方式就越有差异。同样是自我实现需要的满足，小学生可能是考试获得满分，而成年人则可能是在事业上有所建树；爱慕虚荣者努力于获得好的名声和地位，乐于奉献的人则把满足他人的需要和幸福作为人生最大的追求。

9. 需要层次越高，心理治疗越有效。而在最低需要层次上，心理治疗几乎是无效的。很显然，心理治疗不能止住饥饿，更不能代替氧气吸入。

（三）影响需要满足的因素

个体为了生存、成长与发展，维持和增进健康水平必须满足基本的需要。而这些基本需要的满足又要受到个体自身因素及其所生存的外部环境的影响与限制。个体自身的因素包括生理方面的及心理方面的，而所谓的外部环境除了包括物理环境外，还包括社会文化环境。常见的影响需要满足的内部因素有：

1. 生理方面　是指由于个体的生理素质、体力、外貌及某些生理上的缺陷所带来的限制。如由于疾病而引起疼痛、进食减少、睡眠紊乱等而影响其生理需要及安全需要的满足；由于患病住院而限制了与家人、朋友及同事等的接触，就会影响其爱与归属需要的满足；某些人会因为自己的外貌或生理上的缺陷而产生自卑、孤独等心理反应，从而影响其爱与归属需要及尊重需要的满足等。

2. 情绪方面　心理情绪状态与一个人的躯体功能状态是密切相关的。焦虑、恐惧、愤怒等情绪反应会引起食欲下降、失眠等躯体反应，甚至会导致疾病而影响其生理需要、安全需要的满足，进而导致其高级需要的无法满足。

3. 知识方面　基本需要的满足需要有相应的知识基础。如预防保健知识可以帮助人们了解自身的生理需要以及能够及时而正确的选择满足需要的方式并给以满足；掌握一定的专业知识与技能则是满足尊重需要及自我实现需要的前提条件。而当一个人的认知水平较低或存在认知障碍时，必然影响其对有关信息的接受、理解与运用，从而影响其对自身需要的认识与满足。

4. 人格类型及性格特点　属于依赖、紧张、被动的人格类型的人往往会影响其尊重需要及自我实现需要的满足。一个性格外向、善于人际交往的人则可能更容易适应环境，特别是新的环境，也就更容易使爱与归属的需要得到满足。

5. 价值与信仰方面　个人的价值观念、信仰追求等也会影响其需要的满足。一个安于现状、不思进取的人就会影响其寻求更为有效地满足需要的方式以及对更高层次需要的追求。

常见的外部影响因素有：

1. 环境方面　如恶劣的气候、噪音、空气污染、自然灾害等以及对环境的不熟悉、不适应等都会造成个体的不良生理及心理反应，从而影响其需要的满足。

2. 社会及文化方面　人是处于一定的社会群体之中的社会的人，在生活中必然受到相应的社会、政治、经济及文化等因素的影响与制约。如紧张的人际关系、过低的经济来源、不能施展才能的工作岗位以及陈规陋习等社会文化背景都会影响个体对基本需要的满足。

二、人类基本需要层次论对护理的意义

马斯洛认为，基本需要的满足与否及其满足的程度与个体的健康水平是密切相关的。当一个人的大部分需要得到满足时，就能够保持平衡状态，维持机体的健康；当基本需要得不到满足时，就会出现失衡状态而导致疾病。正因如此，该理论在护理实践及护理科研等各个领域得到广泛的应用。护理的目的是为了恢复、维持和增进人类的健康。那么，在这里也可以说护理的目的就是要帮助人们满足其基本需要以维持平衡状态。该理论对护理实践的意义包括：

1. 帮助护士识别护理对象未满足的需要，发现护理问题。

2. 帮助护士更好地领悟和理解护理对象的言行。例如，一个因长期化疗而脱发的病人，即使在夏天也要带上帽子或头巾等饰物，这是尊重需要的表现。

3. 有利于护士预测护理对象尚未表达的需要，或可能出现的问题，以便及时采取措施加以预防。

4. 按照基本需要的层次，有助于护士识别护理问题的轻、重、缓、急，以能够按其优先次序制定及实施护理计划。

(一) 患病时可能出现的未满足的需要

一个人在健康状态下，能够由自己来满足基本需要。但在患病时，就会有许多需要不能自行满足，必须由他人来协助满足，否则就会加重其机体的失衡状态，使健康状况进一步恶

化。此时，护士必须明确病人有哪些尚未满足的需要（即护理问题），这些需要对病人所造成的影响，并根据其优先次序制定和实施相应的护理措施以帮助病人满足需要，恢复机体的平稳与稳定。患病时可能出现的未满足的需要列举如下：

1. 生理的需要

（1）氧气：缺氧、呼吸道梗阻；

（2）水：脱水或水肿、电解质紊乱、酸碱平衡失调；

（3）营养：肥胖或消瘦、各种营养缺乏、不同疾病（如糖尿病、肾脏疾病）的特殊饮食需要；

（4）体温：过高、过低或失调；

（5）排泄：便秘、腹泻、失禁、胃肠道手术后的调整；

（6）休息和睡眠：过劳或过逸、各种睡眠型态紊乱；

（7）避免疼痛：各种急慢性疼痛。

2. 刺激的需要　病人在疾病的急性期，对刺激的需要往往不明显，但并不一定没有。在急性期过后，这种需要就会逐渐明显起来。如卧床的病人需要翻身、适当的肢体活动等以减轻或避免皮肤受损、肌肉萎缩等。对于长期住院的病人还要注意丰富其生活的内容，如美化病房环境、方便病人收听广播电视、读书看报以及安排适当的娱乐活动等以满足感官对刺激的需要。否则，长期单调的生活不仅会引起体力衰退、情绪低落，智力也会受到影响。

3. 安全的需要　患病时安全感会降低，感到自己健康没有保障；会感到寂寞，有无助感而寻求医护人员的帮助；会担心被人遗忘和得不到良好的治疗和护理；容易对所进行的各种检查和治疗产生怀疑、对医护人员不信任等；以及担心经济负担问题等。满足病人对安全的需要主要应包括：

（1）避免身体伤害：应注意防止发生意外，如地板过滑、床位过高或没有护栏、照明不佳等都可能给病人造成意外伤害。同时应注意保持环境的安静整洁，严格无菌操作等以防止感染及预防并发症的发生。

（2）避免心理威胁：通过入院介绍等使病人尽快熟悉和适应病房环境、熟悉和了解陌生的医护人员及病友，以减少对陌生环境的恐惧感；介绍疾病的病情进展、预后等有关知识，认真回答病人的各种问题，开展健康教育等以减轻病人的无助感，增加病人对医护人员的信任感；对所要进行的检查、治疗和护理措施等进行解释说明以减轻病人的疑虑。

4. 爱与归属的需要　由于患病时无助感的增强，因而更加希望得到家人、朋友及周围人们亲切的关怀与爱护、理解与支持，并从中得到心理支持。因此，患病时对爱与归属的需要也就更加明显、更加强烈。良好的护患关系对于满足该种需要是非常重要的，有时往往一句话、一个问候、一次关注的目光都是对病人的一种满足。但护理人员并不能代替家人、朋友，应创造条件允许探视，协助家人参与护理病人的活动，帮助病人之间建立友谊等。

5. 尊重的需要　当爱与归属需要得到满足后，病人也会感到受到重视与尊重，因而这两种需要是相互关联的。病人往往会感到由于疾病而失去自身价值或成为他人负担，而妨碍其自尊需要的满足。应注意帮助病人感到自己是重要的、被人接受的，是受到尊重的、有价值的。如礼貌地称呼病人，认真听取病人的意见，尊重病人的个人习惯、价值观念及宗教信仰等，为病人保密，尊重病人的隐私，让病人参与诊疗决策以及做些力所能及的事等。

6. 自我实现的需要　由于疾病常影响人们各种能力的发挥，特别是有严重的能力丧失时，如失明、耳聋、失语、瘫痪、截肢等会给自我实现造成更大的困难。但对于某些人来说，疾病常同时带来自省的机会而有利于成长，反而对自我实现有所帮助。对自我实现需要的程度是因人而异的，护理的功能是切实保证低层次需要的满足，使病人意识到自己还有能力并能通过积极康复和加强学习，为自我实现创造条件。

（二）患病时可能出现的未满足的需要的优先次序

一些护理专家按照人的基本需要层次，对患病时可能出现的尚未满足的需要，即护理问题的优先次序进行了排列。其中越是排在前面的需要相对就越重要，越需要及早给以满足。

1. 生理的需要　氧和循环、水电解质平衡、食物平衡、废物排泄、正常体温、睡眠和休息、舒适（包括免于疼痛、保持清洁等）。

2. 刺激的需要　活动与锻炼、娱乐、新奇感、性。

3. 安全的需要　免受身体的伤害、免受心理威胁、稳定、有依靠、有秩序及可预测的环境。

4. 爱与归属的需要　爱与情感、被大家接受、良好的人际沟通关系、与所爱的人和睦相处、与他人保持友谊。

5. 自尊的需要　感到自己有价值、有较高的自我评价、有自信心、能自给自足、有专长和一定能力、独立、有耐心。

6. 被尊重的需要　被他人认可、有尊严、受到赞赏、有影响力、有较好的声誉、受到重视、有地位、有优势。

7. 自我实现的需要　个人得到成长和成熟、感到自己有潜力、不断学习、潜力得到发挥、具有创造精神、接受现实和解决问题的能力得到提高、能破旧出新、增加生活乐趣、对社会有贡献。

一般来说，维持生存的需要是最基本的，必须优先予以满足。在低级需要基本得到满足的基础上，护士还要注意对高级需要的满足。应注意，尽管所有的人都存在着基本需要，但由于个体不同的社会文化背景、个性心理特征，各层次需要的优先次序可能会有所不同；尽管对于低层次需要的满足方式基本上是相同的，但对于高级需要的满足方式不同个体之间则会存在着明显差异。护士在满足病人基本需要时，应充分考虑到不同病人的个体差异性，不能千篇一律。还应注意，各层次需要之间不是彼此孤立的，而是相互联系、相互影响的。

（三）帮助病人满足基本需要的途径

明确了病人所存在的未能满足的基本需要，即护理问题，下一步就应该根据病人的具体情况制定相应的护理计划、采取相应的护理措施帮助病人满足其基本需要和解决护理问题。护士主要是通过以下 3 种方式来满足病人的基本需要和解决护理问题的：

1. 对于完全不能自行满足基本需要的人，护士应全面帮助满足其生理及心理需要。如帮助昏迷的病人定期翻身，帮助不能自理的病人进食、排泄，通过静脉补液帮助频繁呕吐的病人维持水、电解质平衡等。

2. 对于能够部分自行满足基本需要的人，护士应鼓励病人尽可能独立完成力所能及的那部分活动。如鼓励进入恢复期的病人下床活动、协助术后病人进行肢体功能锻炼等，以逐渐恢复病人自己满足其基本需要的能力，并尽快达到完全自理。

3. 对于基本能够满足其基本需要的病人，主要通过教育的方式，减少和消除可能影响基本需要得到满足的障碍因素，预防一些基本需要得不到满足的问题的发生，进一步提高病人满足基本需要的能力，促进病人需要层次的不断上移，达到更高的健康水平。如提供营养方面的知识，协助制定饮食计划以预防营养失调的发生。

总之，护理的目的应该是帮助和促进病人尽可能恢复和提高独立满足其基本需要的能力。在评估病人的需要及选择相应的满足病人的基本需要的方式时，必须针对每个人独特的需要特点而实施个体化的、整体的护理。

举例说明：一个因急性心肌梗死而入院的病人，开始的护理措施应该是集中满足其生理需要，建立静脉通路、进行心电监护、维持有效循环及呼吸功能、配合医生积极采取溶栓措施等。在病情基本稳定后，应注意使病人处于舒适体位、保持病房安静、集中操作等以保证病人得到充分的休息与睡眠。同时医护人员的言行应敏捷稳重、遇事不可紧张忙乱。随着病情的进一步好转，应帮助病人熟悉和适应周围环境，让病人了解到病情已基本稳定，绝对卧床休息、减少活动等的必要性以及合理饮食、保持大便通畅、避免用力等疾病有关知识的教育，帮助病人满足进食、排泄以及清洁身体的需要。

在病人的生理需要及安全需要逐步得到满足后，应注意与病人建立良好的护患关系，允许亲友适当探视或陪护，向家人、朋友介绍病情以及在探视过程中应注意避免病人过劳、情绪波动等的重要性，并协助他们参与护理病人的活动。应注意听取病人的意见、尊重其个人的习惯和信仰等、保护病人隐私。当病人进入恢复期后，应协助病人制定具体的活动方案。鼓励病人开始床上活动、床边活动，进而室外活动等以逐步增加活动量，恢复体力。鼓励和帮助病人自行满足其力所能及的基本需要，使病人逐渐恢复独立。同时还应想到病人出院后可能遇到的问题，并与病人及其家属共同制定一个出院后的家庭护理计划，做好出院指导。通过上述护理措施以满足病人对爱与归属的需要及尊重的需要，并为其自我实现需要创造条件。

（孙玉梅）

第三节　成长与发展的理论

一、概　　述

成长与发展又可称生长与发育，是人体的基本特点，也是护士了解和照顾服务对象所必须掌握的基本概念。由于护理的对象是从生到死各年龄组的人，护理工作者必须对人类生命全过程的成长和发展有所认识，并根据不同年龄阶段的发展特点提供护理。与整体护理的观点相一致，人的成长与发展不仅是指体格的生长，还应包括情感、人格、认知、道德水平等心理社会方面的发展。

（一）成长与发展的概念

1. 成长（growth）　是指人生理方面的改变，是细胞增殖的结果。表现为机体整体和各器官的长大，即机体在量方面的增加。成长是可测量和可观察到的，如身高、体重、骨密度、牙齿结构的变化等均为人体成长的客观指标。一般生长的形态可分为4类：①增量性生长：指生理上得到的减去排泄或消耗后的结余部分，如体重的增加；②更新：是机体维持正常生理所需而进行的更新换代，如红细胞的更新；③肥大：即细胞体积的增大，如脂肪细胞的长大；④增生：即细胞数量的增多。

2. 发展（development）　是生命过程中有顺序、可预期的功能改变，包括身、心两个方面。表现为细胞、组织、器官功能的成熟和机体能力的演进，如行为改变、技能增强等，即表示质方面的变化，往往不易被测量。发展是学习的结果和成熟的象征。在人的整个生命过程中，每天都有新的事物、新的观念需要我们去面对和学习，人必须不断发展和改变，才能有效地适应和操纵日趋复杂的生物和社会环境。

3. 发展任务（developmental task） 是个体在生命的一定时期出现的、并需要达到和完成的一些任务，即当个体达到某一年龄阶段时，社会所期待他（她）在行为发展上应达到的程度。人在生命的不同时期会出现特有的心理社会需求，以及特定的心理社会问题或冲突需要解决，如果这些需求或问题通过努力予以满足或解决，即成功地完成某一阶段的发展任务，就意味着人可获得满足感和幸福感，并能为下一阶段的成功发展提供良好基础。反之，发展失败可导致个人的不幸，出现心理社会和行为的异常，并被社会所不认可，也会对以后的发展造成障碍。

4. 成熟 成熟是成长和发展的结果，由遗传基因所决定，但又受环境影响。成熟就是遗传的发展潜能获得最适宜的成长和发展的结果。狭义的成熟是指生理上的生长发育，广义的成熟包括心理社会的发展。

人的成熟范围可表现为：从依赖到自治；被动到主动；主观到客观；无知到有见识；能力弱到能力强；承担责任少到责任多；兴趣狭窄到广泛；自私到利他；自我否定或排斥到自我接受；自我认同不定到自我认同完整；模仿到独创；注重细节到注重原则；考虑肤浅到考虑深入；需要确切性到能耐受模糊性；冲动到理智等。

成长、发展和成熟三者之间紧密相关，不能截然分开。

（二）成长和发展的组成部分 对成长和发展的概念，一般从以下 6 个方面进行探讨。

1. 生理方面（physiologic） 主要是指身体体格的生长，以及各器官系统功能的增强和成熟。

2. 认知方面（cognitive） 认知的发展是指获得和使用知识的能力增强。认知的过程包括感知、识别、解释、组织、储存和运用信息，以及应用知识解决问题等有关行为。认知能力可表现为观察能力、判断力、记忆力、理解力、推理能力、想像力、对知识的运用能力等。

3. 情感方面（emotional） 情感是人在各种需要得到满足或不被满足时所产生的内心体验，是一种主观的经历。情感是人在社会实践中逐渐形成的，又是以个人的立场观点和生活经历为转移的。如人有喜、怒、哀、乐、悲、恐、惊等心理表现。

4. 精神方面（spiritual） 是指人对生命的意义、生存价值的认识，是物质的最高产物。

5. 社会方面（social） 表现为与他人、群体、社会的相互作用。

6. 道德方面（moral） 是指人的是非观念和信仰的形成，不同社会文化背景的人有不同的道德价值观念。

以上内容除生理以外，都属于心理社会的领域。但各部分是相互联系、相互作用的，从而构成人的整体，其发展是按顺序进行的，是可预测的期望行为。

二、成长与发展的规律

人的成长发展过程非常复杂，受许多因素的影响。所有正常人均依照预期的生长发育规律成长，但每个人所表现出的成熟方式又具有差异性。成长和发展所遵循的规律如下：

（一）规律性和可预测性 虽然每个人的生长发展速度各不相同，但都遵循相同的发展过程，即每个人都要经历相同的发展阶段。例如，虽然每个孩子开始学会行走的时间不同，但是，每个孩子会走之前，都先学会翻身、爬行和站立。

（二）顺序性　人体各器官功能的生长发育都遵循一些预期的特定顺序。一般遵循由上到下、由近至远、由粗到细、由低级到高级、由简单到复杂的顺序或规律。

1. 由上到下或由头至尾　如胎儿的头部发育较早且较复杂，外形也较大，而肢体较小，较简单，且发育较晚；婴儿先会抬头，后抬胸，再会坐、立和行走。

2. 由近到远　胎儿发育先有肢芽出现，后发育为原始的手指和脚趾；婴儿首先学会控制肩和臂，再控制手的活动；先会控制腿，再控制脚的活动。

3. 由粗到细　婴儿先会用全手掌握持物品，再发展到能以手指端捏取。

4. 由简单到复杂　儿童先会画直线，进而能画圆、画人；先咿呀学语，而后学会说单字和句子；儿童早期的游戏方式是简单的独自玩耍，后期则发展为有复杂游戏规则的团体活动。

5. 由低级到高级　儿童先学会观看、感觉和认识事物，再发展到记忆、思维、分析和判断；儿童的情绪较简单、短暂、外显，而成人的情感较复杂、稳定、不易外露。

（三）连续性和阶段性　在人的整个生命阶段，成长和发展是在不断地进行中，它是一个连续的过程。但此过程又并非等速进行，具有阶段性，每一个阶段的发展均有其特点，且一个阶段的发展都要依赖前一阶段，并以前一阶段为基础。

例如，体格生长的特点是：年龄越小，增长越快，1 周岁内生长非常迅速，周岁后基本稳步成长，至青春期又是迅速加快的时期，成年后处于相对稳定的阶段。心理社会的发展同样具有连续性和阶段性，每个人都要经过相同的发展阶段，每个发展阶段各具一定的特征。

（四）不平衡性　在人的体格生长方面，各器官系统的发育是快慢不同，各有先后的。例如：人的神经系统发育领先；生殖系统发育较晚；淋巴系统的发育则先快而后回缩；肌肉组织的发育到学龄期才开始加速。心理社会发展同样存在不平衡性，例如，语言发展以 3 岁～5 岁最快。

（五）个体差异性　人的生长发展虽按一般规律发展，但在一定范围内因受先天和后天各种因素影响而存在较大的个体差异，每个人都按照其独特的方式和速度通过各个发展阶段。例如，在正常标准范围内，体格生长变异的情况随年龄增长而逐渐加大，到青春期则差异更明显。心理社会方面的发展也因社会文化背景、家庭教养等不同而存在较大差异，同时，也随年龄增长个体差异性增大。

（六）成长发展有敏感时期　成长和发展的过程中存在较敏感的时期，一般认为生长发展较快的阶段是人较敏感的时期。例如，胚胎的头 3 个月是胎儿生长发育的关键时期，最容易受到病毒、药物或化学因素的影响；初生第 1 年，婴儿与父母情感联系的建立对其一生的心理社会发展都十分重要，如果在婴儿期不能得到亲情的爱抚，将严重影响今后的生长发展；青春期是人生的另一个敏感时期，此期体格生长迅速，生殖系统发育加速，青少年开始认同或确认自己的社会角色，因此对以后的发展至关重要。研究表明，人的基本人格因素，如情感、素质、为人态度、生活方式、健康行为、价值观、信仰等，是在婴儿期和儿童早期形成的。

（七）发展是逐渐成熟和不断学习的过程　儿童必须达到一定的成熟度，即具备必要的生理和心理条件后，才有学习的能力，并通过学习完成生长发展的任务。例如，当小孩开始学习语言时，其认知能力和有关的语言器官功能的成熟度必须达到一定水平，才能取得较好的学习效果，以发展其语言能力。

（八）成长和发展受环境因素的影响　自然环境、社会经济、文化、民族习惯、宗教信仰等多种因素可影响人的成长发展速度和方式，但基本发展过程仍是相同的。

护士应清楚了解正常的成长发展规律，以进一步认识人在不同时期所具有的特殊行为和基本需要，从而识别已经发生或可能发生的异常发展情况，并提供有效的护理照顾。同时，虽然正常的成长发展指标和型态可作为判断异常的标准，护士还要注意到成长发展的个体差异性，因此，对每个个体应进行全面、连续、动态的观察和分析，才能正确做出判断。

三、影响成长发展的因素

遗传特性和环境影响是确定人的成长和发展进程的两个最基本因素。遗传决定机体发育的可能范围，环境则决定发展的速度及最终达到的程度。内在遗传因素与外界环境因素相互作用决定了每个人如何生长与发展。

（一）遗传因素　人的生长发展受父母双方遗传因素的影响。种族和家族间的差异影响着皮肤、头发颜色、面型特征、身材高矮、性成熟早晚等体格特征。同时，决定了人的性格、气质、智力和学习方式等方面的特点。性别和内分泌腺对成长发展也有较大影响。

（二）环境因素

1. 营养　充足和合理的营养是成长发展的物质基础，是保证人体健康成长极为重要的因素。年龄越小受营养的影响越大。

2. 健康状况　良好的健康状态能促进人正常生长发展，有助于顺利通过各个发展阶段。疾病对成长发展影响很大，任何疾病若持续一段时期，尤其是在发展的关键时期，均可对成长造成永久性的影响。

3. 家庭状况　家庭社会经济水平对人的生长发育起着显著作用。例如，经济水平较高的家庭可为儿童和成人提供安全、良好的居住环境、卫生条件、充足的营养、有效的健康保健措施以及接受良好的教育，以促进生长发展。反之，在贫困家庭中成长的儿童，其身体和精神各方面的发展可能会不同于其他同龄儿童。

和谐的家庭气氛、父母的角色示范、家庭成员间的相互关怀、爱抚以及良好的学校和社会环境对各年龄期人，特别是儿童的身心健康成长发展有着深远影响。如果在生长发展的某一关键时期，如出生后的第 1 年，儿童失去父母的爱，包括父母死亡，长期住院与父母分离，或父母离异等将严重影响儿童的健康成长。

4. 社会文化习俗　不同的社会文化环境对人在各发展阶段所需完成的任务有着不同的要求，因此，文化习俗对孩子的教养和护理方式有较大的影响。例如，不同的社会文化背景下，对幼儿开始进行大小便训练的时间有着较大的差异。合理的生活方式、身体锻炼和教养对成长发展起重要促进作用。

（三）其他因素

1. 内稳定（homeostasis）　是指不论外界如何改变，机体保持内部稳定状态的能力。维持生理和心理的稳定以保证生存和完成自我实现是个体的最终目标，他（她）无时无刻不在朝此方向努力。内稳定机转能在机体遇到障碍时帮助其获得新的平衡。长期失衡状态会影响成长发展的进行。例如，长期患病者不断处于疾病所造成的不平衡状态中，承受着持续的内在压力，他们与周围人和环境的相互作用受到阻碍，自我控制感减低，对心理社会方面的发展造成影响。

2. 动机（motivation）　是使人采取某种行为的内在驱动力量，当个体产生生理或心理需求时，就想采取各种应对措施来满足需要。例如，学习的动机是一种学习的需要，它推动人们朝学习的目标努力，并推动学习的进程和效果，因此，它对个体学习掌握各种技能以促进自己的发展起重要作用。

3. 学习（learning） 是一种吸收知识、接受概念，以及通过经验、实践或训练而获得技能的过程。人在出生时只会吸吮等原始的动作，通过学习和适应掌握各种行为，使自身得到成长和发展。复杂的行为都是在有动机的基础上学习到的。

4. 社会化（socialization） 社会化过程是人类逐步学到社会所期望其掌握的特殊行为和技能的过程。社会化主要通过个体周围关键人物的认可或不认可的过程来促成，关键人物包括家庭成员、同伴等，整个社会的氛围如教育制度、社会团体等也对个体的角色行为起重要规范作用。

5. 自我控制感（sense of self control） 每个人都有一种控制自己命运的力量。个人有选择和改变自己生活方式的能力，有促进自我智慧、心理、精神、社会以及生理方面发展的权利和能力。因此，人具有主观能动性，应对自己的行为负责，能对促进自身的发展做出努力。

四、有关心理社会发展的理论

有关成长和发展的理论很多，被较普遍应用的是阶段学说（stage theory）。严格的阶段学说认为所有的人都要经历一些发展阶段，每个阶段都有不同的内容和特征，而且顺序固定，不能跨越或颠倒，但人们通过这些阶段的速度和最终达到的发展水平可以有所不同。在护理领域中被广泛应用的有弗洛伊德学说、爱瑞克森学说、皮亚杰学说、海维霍斯特学说和科尔伯格学说等。这些理论各有其侧重点，没有一个理论能对人的所有发展方面都涉及到，在护理实践中应根据具体情况加以应用。下面将分别介绍一些对护理实践有重要指导意义的理论或学说。

（一）弗洛伊德的性心理学说（Freud 's psychosexual theory）

奥地利著名精神医学家弗洛伊德（Sigmund Freud，1856－1939）被称为现代心理学之父，他用精神分析的方法观察人的行为，并创立了性心理学说。他的学说是最早对护理学和行为科学产生巨大影响的发展理论之一。此学说认为人类是倾向自卫、享乐和求生存的，其原动力是原欲（libido）或称性本能冲动，弗洛伊德认为原欲是一种性的力量。但是，他给性本能所下的定义与现在狭义的概念有所不同，它是指广义的追求快乐的本能，而不只是性的满足。原欲是人的精神力量，也是性心理发展的基础。

弗洛伊德认为人的潜意识能直接影响其行为，他的学说强调如果人的潜意识能够被发展，那么人的所有行为都是可以被解释的 。潜意识可包括记忆、动机、幻想和恐惧等，但往往不易被回忆起来。在分析一个人的梦境时可发现其潜意识，以帮助解释其思维型态和行为。

弗洛伊德将人的精神或思想分为 3 个独立的范畴，即 id 本我、ego 自我和 superego 超我。

Id 本我 是人格最主要的一部分，是潜意识的主要来源，包含遗传的各种内容，是人出生时就存在的。本我是由快乐原则（pleasure principle）所支配的，目标在于汲取最大的快乐和最小的痛苦，而且本我所关注的是用最容易、最快捷的方法得到自我满足。新生儿在本我的驱动下使自己的需求得到满足的行为就是一个很好的例子，当其饥饿、尿布湿了或不舒适时，婴儿就会大哭直到需要得到满足。

Ego 自我 是在精神范畴中有意识、有能动性的部分。它是在本我的欲望和外部现实世界对人的制约之间的调节机构，它的作用是在本我的冲动和超我的控制发生对抗时进行协调和平衡，使人的行为适应社会和环境。弗洛伊德认为如果“本我代表不驯服的激情”，则“自我代表理性和良好的道理”。自我考虑现实，它是遵循唯实原则（reality principle）的。自我包括智力活动、解决问题、区分现实与幻想以及将已有的经历和知识结合到以后的行为中的活动和能力。因此，自我的功能是帮助个体在其现实的精神世界和物质环境中很好地生活。自我的发展开始于人生的第1年，6个月的婴儿能够把自己与母亲或照顾者区分开，而不是再将自己视为母亲的一部分。自我在整个儿童时期不断发展，到成年期自我的发展则处于次要的位置。

Superego 超我　是精神范畴中理性的部分，为维持社会准则的一种机制，属于良心和道德的范畴。超我代表了人对社会可接受的伦理、道德标准、价值观的内在化。弗洛伊德认为超我包括两部分，一部分为良心，是惩罚性的、消极的和批判性的部分，它告诉我们什么不该去做，当我们违反良心要求时，以犯罪感来处理我们。另一部分是自我理想，由积极的雄心壮志构成，例如为真理而斗争等。超我在人生的第1年就开始发展，婴儿从成人对其行为的奖赏和惩罚中学习是非标准。

发展的过程就是以上这3种人格结构的功能及其相互作用的反映。最近的分析认为人类处理生活事件的能力，即维持心理平衡的能力，是取决于自我应付所承受压力的能力。自我在本我的驱使下，既要尊重外部现实，又要不违犯超我的清规戒律以取得协调，这无疑是件困难的事。

弗洛伊德学说的另一重要贡献是有关心理防卫机转的描述，防卫机转就是指当个体的本我需要得不到满足时所采取的潜意识的应对方法，从而减少对自我的压力。他认为当一些反面的记忆、希望和冲动在被抑制或被排除在意识以外时，对自我来说痛苦较少，并且较少引起焦虑。心理防卫机转包括潜抑、转移、退化、否认、投射和反向作用等。这个理论有利于护士对病人在焦虑状态时所采用的防卫机转进行评估，然后在理解病人基础上提供有效的措施。

弗洛伊德学说将人的性心理发展分为以下5个阶段，每个阶段均有一些“本我”和“超我”之间的矛盾冲突，需要“自我”运用防卫机转给予解决。成功地解决这些矛盾就会使个体获得和保存足够的精神能量，为进入下一个阶段做好准备，反之，若不能很好地解决冲突，将导致能量减少，影响将来的发展。

1. 口欲期（oral stage）：1岁以前

此期原欲集中在口部，婴儿的吸吮和进食欲望若能得到满足，就会带来舒适及安全感；若未得到满足和过于满足，则会出现固结（fixation）现象，固结会造成以后的自恋、过于乐观或过于悲观、过于依赖、吮手指、咬指甲、吸烟、酗酒和吸毒等行为。

2. 肛门期（ananl stage）：1岁至3岁

此期原欲集中在肛门区，小儿开始以自我为主，对能够控制括约肌肌肉感到愉快，特别是憋住大便时增加了直肠的压力，因而增加了最终排泄时的快感。大小便训练是此期的主要任务，健康发展建立在排泄所带来的愉快经历上，进而养成讲清洁、有秩序的习惯和能控制自己。此期固结会造成缺乏自我意识或自以为是，以及过于抓紧自己的物品不让别人夺走。

3. 性蕾期（phallic stage）：3岁至6岁

原欲集中在生殖器，儿童开始了解自己的性别，特别是男孩通过恋母情结喜欢母亲，而女孩则通过恋父情结偏爱父亲。健康的发展在于能够克服恋母恋父情结的危机，并建立起内部警戒以防卫危险的冲动和愿望，这样儿童的内在化超我就发展了。此期固结会造成性别认同的困难和难以建立正确的道德观念。

4. 潜伏期（latency stage）：6岁至青春期

随着抵御恋母恋父情结超我的建立，孩子进入潜伏期，把性和进攻的冲动埋在潜意识中，而将精力放在实际的社会可接受的追求中，如与同伴共同参与智力和体育活动。愉快来自外在的环境，是一个平静的时期。同时，儿童进一步从同性父母那里学习性别角色，为下一阶段作准备。此期固结会造成压迫和强迫性人格。

5. 生殖期（genital stage）：又称青春期开始

原欲重新回到生殖器，青少年开始与异性交往。但青年人毕竟已经成长，他们能够面对现实。此期的任务是"从父母那里摆脱出来"，寻找自己的性伴侣，建立自己的生活。但独立并非是轻而易举的，这阶段的失败将导致功能不良和病态。

（二）爱瑞克森的心理社会发展理论（theory of psychosocial development）

爱瑞克森（Erik Erikson）是美国哈佛大学的一位心理分析学家，他是弗洛伊德的学生。1950年，爱瑞克森在弗洛伊德性心理学说的基础上发展、形成了他的心理社会发展理论。他的理论强调文化及社会环境在人格或情感发展中的重要作用。他把人的一生分为8个心理社会发展阶段，每个阶段都有其发展任务要完成，而且所有人都要经过这些阶段，顺序固定，不能颠倒。每个发展阶段均有一个中心问题或危机必须解决，这些矛盾冲突即是健康人格的形成和发展过程中所必须遇到的社会对个体的要求或挑战。因此，爱瑞克森在陈述每个阶段的发展任务时采用了两极的描述方式，即对处理危机可能产生的成功结果和失败结果加以描述。成功地解决每一发展阶段的中心问题，或至少减轻这些压力，就可以健康地步入下一阶段。反之，将导致不健康的结果而影响以后的心理社会发展。爱瑞克森认为人格的各部分是分别在人生发展的一定时期形成的，个体通过各阶段的发展以形成完整的整体，如果出现行为异常或人格缺陷，多是由于发展过程中的中心问题没有得到较好和及时的解决，日积月累导致个人发展的障碍。因此，一个人的人格或情感表现就可反映其每一阶段的发展结果。

爱瑞克森的理论是最早涉及到整个人生发展过程的理论之一。对护理实践和研究有较广泛的指导意义，现将人的心理社会发展阶段及其在护理中的应用简述如下：

1. 第一期　口感期（oral sensory stage）：0～18个月，此期发展任务是信任对不信任（trust vs mistrust）。

信任感是发展健全人格最初而且最重要的因素，人生第1年的发展任务是与照顾者（父母）建立起信任感，学习爱与被爱。此期当婴儿接受口感输入时会有良好和愉快的感受，从而对母亲或主要照顾者产生基本的信任感。同时，小儿的各种需要得到持续满足时，其对父母的信任感就得以建立和巩固。与此相反，如果婴儿觉察到父母在自己需要时不一定出现，经常感受到的是痛苦、危险和无人爱抚，就会对周围环境产生不安全感和不信任感，婴儿会把对外界的恐惧和怀疑情绪带入以后的发展阶段。

另外，信任感还取决于父母对自己的信心，因为婴儿对母亲有一种特殊的身体共情（physical empathy），即婴儿能够敏感地体会到母亲的情绪状态，若母亲焦虑，婴儿也会焦虑；母亲安宁、快乐，婴儿也会体验宁静，这种早期的互动将影响儿童今后的发展。与父母之间所建立的信任感是儿童对外界和他人基本信任感的来源。同时，爱瑞克森又认为信任和不信任是相对的，所有婴儿应体验这两种经历，因为当婴儿有相当的不信任体验时，才能识别信任的体验。重要的是信任与不信任的比例，信任应当超过不信任，这一点同样适用于其他时期。信任感发展的结果是乐观，对他人信赖，有安全感，愿意与他人交往，对环境和将来有信心，反之，易出现焦虑不安，以及对人的不信任感。

护理此期小儿时，应注意及时满足婴儿的各种需求。除满足其食物和卫生等生理需要外，还应为婴儿提供安全感和抚爱，如经常抱起和抚摸婴儿，与之轻柔地交谈，并提供视觉刺激。在患儿经历痛苦的治疗或护理过程中，应尽量减轻疼痛，此过程结束后，应继续给予抚慰。对于长期住院的婴儿，应减轻父母的焦虑，鼓励家长多参与护理活动，促进婴儿与母亲的情感联结。

2. 第二期　肛－肌期（anal－musculature stage）：18个月～3岁，发展任务是自主对羞愧或疑虑（autonomy vs shame or doubt）。

此期小儿开始运用新掌握的运动和语言技能认识周围世界，并学习对自己的括约肌加以控制。在有大便感时，小儿常常先自我控制一会儿，然后释放，以增加排便时的快感，通过控制排便，儿童企图练习一种自主感和选择能力，即在需要时加以保持，而在不需时对其放弃。这种自主感还表现在开始能够自由行走的幼儿，他们在运动能力和智力发展的基础上扩大对周围环境的探索。他们想要独立完成每一件事，如吃饭、穿衣、爬楼梯、操作玩具等。他们还反复说“我”、“我的”表示自我为中心的感觉，爱用“不”表示自主性。此期儿童自主感的建立是基于父母对其在日常生活中的自主行动给予支持和鼓励。反之，如果父母经常怕孩子做不好，而过分干预其自理活动，并且替孩子做每一件事，不允许他们去做其想做的事，或对其独立行为缺乏耐心，进行嘲笑、否定和斥责，将会使儿童产生羞愧和疑虑。儿童将怀疑自己的能力，并将停止各种尝试和努力。同时，父母应注意用温和、适当的方式约束小儿促使其按社会能接受的方式行事，帮助他们学会适应社会规则。此期顺利发展的结果是自我控制和自信感。反之，表现出缺乏自信，畏首畏尾等行为。

护理此期儿童时，应为小儿提供自己做决定的机会并对其能力加以赞赏，而不要评价其所做的决定是否正确。鼓励幼儿进行力所能及的自理活动，如进食、穿衣、入厕等。如果治疗或护理过程需要约束患儿时，应向其做出适当的解释，并给予抚慰，同时尽量缩短约束时间。

3. 第三期　生殖－运动期（genital－locomotor stage）：3岁～6岁，发展任务是主动对内疚（initiative vs guilt）。

此期儿童的特点之一是被异性父母所吸引，并逐步理解自己的性别。此阶段小儿活动能力加强，有足够的语言能力，已不终日守在父母身边，他们有无穷无尽的好奇心去探索未知事物，会经常对周围的现象提出“为什么”和“如何发生”的问题。主动性意味着儿童愿意发明或尝试一些新活动或新语言，他们自己制定计划，订立目标，并极力争取达到目标，而不是单纯地模仿其他孩子或父母的行为。这一时期儿童的心理社会发展取决于父母对孩子这些自创活动的反应。如果儿童被给予更多的自由和机会去创造和实践，儿童的自主感就可得以增强。同时，父母对孩子提出的各种问题予以耐心解答，而不是禁止他们有一些离奇的想法或游戏活动，也会增强其主动感。反之，如果成人总是指责孩子的活动是不好的，提出的问题是荒谬的，游戏是愚蠢的，或要求孩子完成他们力所不能及的任务，都会使儿童产生内疚感。因此，父母或照顾者的理解、鼓励和正确引导，可使儿童顺利通过此阶段，其结果是不怕挫折、有进取心、有创造力。

护理此期儿童时，只要对小儿有益的主动行为加以赞扬，就能帮助儿童顺利通过此阶段。对住院的患儿应提供创造新活动的机会，包括允许儿童使用无伤害性的玩具或医疗用品做游戏，如用听诊器、叩诊锤等给布娃娃检查身体，让他们画画以表达心情。接受儿童的合理要求，倾听他们的感受，并回答他们提出的问题。

4. 第四期　潜在期（latency stage）：6岁～12岁，发展任务是勤奋对自卑（industry vs inferiority）。

此期是成长过程中的一个决定性阶段。儿童迫切地学习文化知识和各种技能，如掌握自然常识、文化知识、基本的生活技能，学习与他人合作和竞争，以及守规矩。他们在做任何事时都强烈要求如何将事情做得完美，如当儿童被吸收参加某项活动时，他们常问自己"我能做好这项工作吗？我做的对吗？"如果在孩子完成任务或活动时给予奖励和赞扬，其勤奋感就会增长。此期儿童的活动场所很广阔，包括家庭、学校和社区等。父母、教师和其他成人都有责任帮助儿童发掘其自身的勤奋潜力。如果孩子的努力只被父母视为胡闹，工作成果不被赞赏，在课堂或操场上因失败而受到嘲笑和伤害，都会导致自卑感的产生。此期顺利发展的结果应是学会与他人竞争、合作、守规则，以及获得基本的学习和待人接物的能力。反之，会产生失败感。

护理此期儿童时，护士应帮助患儿在住院期间继续完成学习任务，鼓励他们把业余爱好带到医院，帮助儿童适应医院的限制性环境。在治疗或护理过程前后可允许儿童帮助准备或整理用物，如静脉输液前，可让患儿帮助准备胶布，以使患儿体验到成就感。

5. 第五期　青春期（puberty stage）：12岁～18岁，发展任务是自我认同对角色紊乱（identity vs role confusion）。

爱瑞克森认为此期是人生最为关键的阶段，对自我感知的确立是个体从儿童发展为成人的重要基础。青少年在性激素的作用下身体和思维日趋成熟，他们需要面对自己身体的变化。青少年不仅开始注意自己的仪表，还为将来在较大社会中自己所处的地位而苦恼。青少年在试图回答"我是谁？"和"我将来向哪个方向发展"的问题。他们极为重视别人对自己的看法，并与自我概念相比较。一方面，青少年要适应他们所必须承担的社会角色，例如，实现父母对自己的期望，通过竞争考上大学；另一方面，青少年又想扮演自己所喜欢的新潮形象，如参加歌星演唱会，与自己的朋友在一起娱乐等。他们面临种种选择和困惑，为追求个人价值观与社会观念的统一而奋斗。此期可能出现4种类型的青少年：①矛盾冲突解决，并趋于自我认同，如考上理想的大学而安心努力学习者；②矛盾冲突尚未解决，正在苦苦探寻，如对是否考大学或及早就业尚未拿定主意者；③矛盾冲突无法解决，陷入迷失和困境，如考大学失败而不知道该向何处发展者；④自己对未来毫无主见，一切听从父母的安排者。除第1种外，其他3种类型的青少年都没有很好地解决角色认同的问题，若矛盾冲突最终不能解决，将导致角色紊乱、迷失生活目标、彷徨、堕落等。因此，青春期的发展任务是建立一种自我认同感，努力尝试多种角色并从同伴、家长或其他重要人物那里获得认可，就能够帮助其顺利解决发展中的危机，会使青少年接受自我、有明确的生活目的、为设定的目标努力献身。在发展中，偶然出现的叛逆或反抗行为是正常现象。

护理青少年时，必须多创造机会让他们参与讨论所关心的问题，谈论感受。在他们做某些决定时给予支持和赞赏。注意帮助他们保持良好的自身形象，尊重他们的隐私，尽可能安排他们与同年龄组的病人在一起娱乐和沟通交流。

6. 第六期　成人早期（early adulthood）：18岁～40岁，发展任务是亲密对孤独（intimacy

vs isolation)。

社会对成人早期的期望是结婚和拥有亲密的朋友，也就是能够与他人建立亲密感。此期的主要任务是学习发展与他人的亲密关系，承担对他人应负的责任和义务，建立起爱情和婚姻关系。爱瑞克森认为真正的亲密感是指两个人都愿意分享和相互调节他们生活中一切重要的方面。人只有在确立自己的认同感之后，也就是解决了上一期自我认同和角色紊乱的矛盾冲突后，才能在与别人的共享中忘却自我，否则很难达到真正的感情共鸣，即亲密感。如果此期发展受到阻碍，人就不能体验和经历亲密感，从而产生孤独、自我专注、缺少密友、性格孤僻等性格和行为特点。顺利发展的结果是有美满的感情生活，有亲密的人际关系，以及具有良好的协作精神，并为一生的事业奠定稳固的基础。

护理处于成人早期的病人时，护士应注意帮助他们保持与亲友的联系，为处于恋爱时期的人提供尽可能多的相处机会，同时，对他们的浪漫行为不要嘲笑、讽刺。护士还应作为咨询者，帮助病人设定较为现实的生活目标。

7. 第七期　成人期（adulthood）：40 岁 ~ 65 岁，发展任务是繁殖或有成就对停滞（generativity vs stagnation）。

在成功获得亲密感后，成年人的兴趣开始扩展，而不仅限于两个人的世界。此期的发展任务是养育下一代，在事业上取得成就，对社会负有责任感。如果没有繁殖、养育和事业上的成就，可能会造成人格的贫乏和停滞，表现为过多地关心自己，自我放纵和无力感。此期顺利发展的结果是细心培养下一代，热爱家庭，和有创造性地努力工作。

成年人生活负担往往较重，他们承担着多种角色，是家庭重要的物质和精神支柱，他们健康状况的好坏对家庭的影响较大。护理此期病人时，护士要注意给予病人更多的感情支持，对他们个人的成就给予适当赞扬。

8. 第八期　老年期（maturity stage）：65 岁以上，发展任务是完善对失望（integrity vs despair）。

此期是生命的终末阶段，许多老年人丧失了体力和健康，丧失了工作、配偶和朋友，他们不可避免地出现抑郁、悲观、失望等情绪。因此，老年人除了要面对自己生理方面和周围环境的变化外，还要与内心的不良情绪作斗争。他们需要学习如何保持自己的潜能和智慧，积极面对现实，作出身体和心理社会的适应和调整。此时，老年人往往回顾一生，以评价自己的人生是否有价值。他们会对一些没能实现的思想感到失望和缺憾，但在失落感的同时，老年人还努力去发现一种完善感，如我们常可听到这样的表述："我的一生是有缺点和遗憾，但在当时的情境中，谁又能避免这样的失误呢？何况我还取得了许多成就，为社会作出了一定的贡献"。老年人在体验了这种完善感后，会进一步发挥自己的潜能以弥补自己的缺憾，使生命更有意义，使晚年生活更丰富多彩。此阶段顺利发展的结果是乐观、满足、顺其自然、安享天年。反之，老年人会处于整日追悔往事的消极情感中，悲观绝望，不能自拔。

护理老年患者时，护士要注意耐心倾听他们的叙说，对他们已有的成就大加肯定，帮助病人发掘潜能，鼓励他们参加所喜爱的活动，与他人多交往。同时，及时发现抑郁、悲观情绪，采取相应预防措施，避免发生意外。

爱瑞克森的心理社会发展学说有助于我们了解人生命全过程的心理社会发展规律，从而更好地理解不同年龄阶段服务对象的人格和行为特点。应用此理论，护士能够更好地促进儿童的健康成长，帮助成人和老年人顺利解决各发展阶段的矛盾冲突，以形成良好的人格和情感特征，同时指导护士针对不同服务对象制定和实施护理计划。

（三）海维霍斯特的发展任务学说（theory of developmental tasks）

美国心理学家海维霍斯特（Havighurst）20世纪于50年代提出了发展任务的概念，他将各个发展阶段具体的学习行为作为发展任务，其中包括生理、社会和心理等方面。成功地完成这些任务将带来快乐以及下一阶段的成功，失败将带来不幸、社会的不认可以及下一阶段的发展困难。

海维霍斯特认为在发展过程中，每个阶段都有相应的行为表现和生活的能力，如果个体不能表现出所在年龄阶段的行为就说明其生长发展存在障碍。人生的活动是为求得个人的需要和社会需求的平衡，即个人的身体和社会方面的平衡发展，而这种平衡是需要通过学习才能达到。发展任务的完成受许多因素的综合影响，例如，躯体成熟度，包括遗传基因、营养状况、体格锻炼等；文化压力，如不同的社会文化习俗，学习条件等；个人的价值观，如对学习的价值、生命的意义认识的不同等多因素的作用使每个人的学习动机、过程和效果都不尽相同。人们为适应社会的发展和需要必须不断地学习，以对自己的行为和能力进行调整。

同时，海维霍斯特认为人们学习或完成某种特定的发展任务是有一定的敏感时期的，因此，教育的时间就十分重要。例如，教小婴儿学习用勺子吃东西就不适当，因为小于4或5个月的婴儿的舌头接受刺激时，他会有向外吐的反射。

海维霍斯特的学说可分为6个年龄阶段或发展时期：

1. 婴儿和儿童早期（婴儿为出生至1岁，儿童早期为1岁至6岁）发展任务是：

学习站立和行走；

学会吃固体食物和自己进食；

学习控制大小便，养成良好卫生习惯；

学会说话和表达生理、心理的需要；

识别自己的性别，并且能够表现出与性别相适应的行为；

可以辨别简单的是非，初步具备道德观念；

学习建立概念和简单描述现实的社会和自然现象；

开始阅读、计算、绘画，开始理解抽象的表象行为（懂得察言观色）。

2. 儿童中期（6岁至13岁，相当于学龄期）发展任务是：

学会一般的运动技巧，如跑、跳、踢、拍等，并能参加游戏；

学会阅读、书写和计算的基本技能；

建立日常生活所必需的概念和健康的生活态度，形成对社会集体（如家庭、学校，集体活动）和各种制度的健康态度，如遵守组织纪律；

能与同龄人友好相处；

适当扮演男、女性别角色；

初步建立道德观念和价值标准，如对助人为乐、读书无用论、金钱至上等观念的认识；

逐渐获得个人的独立，初步具有民主倾向。

3. 青春期（12岁至18岁或20岁）发展任务是：

生理和心理、精神等各方面趋于成熟；

接受自己的身体变化，并能有效地发挥躯体的优势；

与同龄人建立深入而成熟的关系，扮演社会所能接受的性别社会角色；

在情感上独立于父母和其他成人；

学习某项专长，为自己的前途和谋生就业做好准备；

开始考虑选择对象为婚姻和成家做准备；
价值观和道德思想体系形成，即形成意识形态以指导其行为；
希望承担社会所赋予的任务。
4. 成年早期（18 岁或 20 岁至 30 岁或 45 岁）发展任务是：
开始工作和创业；
承担公民义务；
选择配偶，学会与配偶和睦相处共同生活；
成立家庭，学会照顾家庭和抚养孩子；
寻找合适的组织和知心朋友，有良好的社会关系。
5. 中年期（30 岁或 45 岁至 60 岁或 65 岁）发展任务是：
能胜任工作，事业有一定成就；
承担公民义务和完成社会责任；
教育子女、提拔年轻人，成为有责任感和幸福感的人；
与配偶关系融洽、奉养年迈的父母；
调整和适应中年期的生理变化（更年期综合征）；
开展成人的业余娱乐活动，准备适应老年生活。
6. 年老期（60 岁或 65 岁以上）发展任务是：
适应体力和健康状况的下降；
适应退休和收入减少；
能忍受丧偶之痛；
能与周围老年团体建立联系；
能圆满地安排日常活动和生活。

在护理实践中应用海维霍斯特的发展任务理论有助于我们识别护理对象的发展问题，有助于制定护理目标和护理计划。同时，学习和完成这些发展任务是与社会和文化的差异有非常重要的关系，所以也要按不同国情、不同文化背景和社会情况适当灵活地处理。

（四）皮亚杰的认知发展理论（theoty of cognitive development）

认知是指获得和使用知识。认知过程包括识别、解释、组织、储存和运用信息，以及应用知识解决问题等有关行为。

瑞士哲学家和心理学家皮亚杰（Jean Piaget，1896 年 ~ 1980 年）基于对儿童长期的观察和研究，最先系统地提出了从婴儿期到青春期的认知发展理论。皮亚杰认为儿童的智力起源于他们的动作或行为，儿童通过与经常变化着的、要求其不断作出新反应的外部环境相互作用，不断重新构建他们的知识，提高解决问题和评判思维的能力，发展其智力。因此，儿童智力的发展不是由教师或父母传授的，而是一个靠自身的活动主动发现的过程。

皮亚杰把基本的认知单位称为图式（schema），即指动作的机构或组织，是为了应付环境的某种行为模式，它是信息存储的形式或结构。最早的图式是新生儿的遗传性反射动作，如吸吮、抓握等，智力活动就是从上述动作开始的。随着儿童对环境的不断接触和适应，会对新的事物和经验产生更复杂的动作，即构成新图式。儿童的智力就是通过图式的不断分化、组合与相互协调，而由低级向高级发展。同化（assimilation）和顺应（accommodation）是认知发展的两个基本过程。皮亚杰认为智力的发展与生物体的生理活动是有相同之处的。例如，机体通过消化和吸收食物，将其营养成分转化为机体的一部分，以使生物体成长。智力同化则是指儿童在与环境相互作用中，把客观世界中的新事物纳入机体已有的图式之中。从而不断认识世界，并将简单的概念集合成较高水平的新概念。例如，婴儿最初只会吸吮母亲的乳房，后来学会吸奶瓶、吸手指、玩具以至一切所能接触到的东西，从而认识世界。顺应过程则是对图式的某种改组过程，当个体原有的图式已不能成功地适应新环境、解决新问题时，就要改变、调整原有的动作或概念，进一步构建新的图式，以期达到适应。例如，婴儿刚出生时并不会有效地吸吮母亲的乳房，但几天后，就开始能区分乳头与周围的皮肤，并能很好地协调头颈和嘴唇的动作，以使吸乳更有效。

皮亚杰的学说是一个严格的阶段学说，他认为同一年龄阶段儿童的思维特点有其共性的地方，并且强调：①发展阶段的顺序应是不变的。尽管每个儿童通过各阶段的速度有所不同，或者有人最终无法达到认知的最高水平，但各阶段的顺序是固定的，不能跳跃或颠倒。②阶段的划分意味着成长被分为本质上不同的时期。虽然认知发展是一个连续的、量变的过程，但每个阶段存在本质的差别。③每个阶段都涉及思维的一般特征，而不是指某一个特殊的成就，我们可以根据儿童所处的阶段来预测其各方面可能出现的行为。④认知发展的顺序在文化上存在普遍性，即各阶段的发展特点不会受文化差异的影响。

皮亚杰把认知发展的过程分为以下 4 个阶段：

1. 感觉运动期（sensorimotor stage，出生至 2 岁） 小儿通过与周围事物的感觉运动性接触，即通过他加于客体的动作所产生的结果来认识世界。如了解周围的物体，认识自己和其他（特别是母亲），并逐步理解自己与母亲或周围物体是分别存在的。此期又按不同特点分为 6 个亚阶段：

（1）反复练习（0～1 个月）：初生婴儿以自身拥有的自发运动和一些基本的遗传性反射动作为基础，反复练习以适应环境。例如吸吮乳汁的动作由不协调到逐步熟练，抓握一切放在手里的东西。同化是此期最显著的活动，但也是顺应和调节的开始。

（2）初级循环反应（1 个月～4 个月）：此期婴儿开始反复尝试一个新的经验，从而产生一个循环反应。它是第一阶段反射活动的延续，但当婴儿偶然从某些反射性活动中获得乐趣时，他会不断重复这一动作，并扩大范围。例如从吸吮奶头，到发现吮手指可以为其带来真正的快乐，他会反复尝试这个动作，组织嘴唇和手的运动，最终学会吸吮手指，并发展到吸吮其他东西。婴儿还积极地将不同的动作或图式合并在一起与环境相互作用，如，用眼睛注视物体，尝试用手去触摸，然后放进嘴里，这样反复练习，直到视觉、触摸能力及嘴的动作能协调为止。

（3）二级循环反应（4 个月～8 个月）：婴儿开始关注和探索外界环境和事物，并为再现某一有趣的结果而重复相同的动作，是智力的萌芽阶段。例如，当婴儿的脚偶然碰到床边的玩具，并使它摇动和发出响声时，他会反反复复去踢它，尝试去操纵和控制它。婴儿开始坐起来，探索周围事物，有意义的行为开始增加，如将物品反复丢在地上，让大人不断去捡起来，并以此为乐。

（4）二级图式的协调（8 个月～12 个月）：婴儿的动作更加分化，并能把已经掌握的两个分离的动作或图式协调起来，试图为达到某个不能直接达到的目的而行动。例如，儿童为了抓到某个物体，能先推开别人挡在该物前面的手，再抓取它。可见儿童协调了推开和抓取两个图式。此期儿童开始形成客体永存的概念，即能对从视线中消失的物体有记忆，意识到客观物体是永远存在的而不会神秘地消失，会采取行动寻找不见了的物品。婴儿能够分辨母亲和陌生人，并对陌生人的出现感到焦虑。有一定的时间和空间经验。会模仿他人的行为。

此期小儿能由意图或思想促发行动，标志着严格意义上智力活动的开始。

（5）三级循环反应（12个月~18个月）：此期婴儿试图用不同的动作去获得不同的结果。小儿通过主动试验，探索新方法以解决问题和了解事物的本质。例如，儿童喜欢从不同的高度松开手中的物体以观察物体的下落。又如玩水的孩子会经常改变接水龙头出口的手的位置，以观察不同的喷水方向，他已能区别自身行为和外在反应，对探索物体如何运作的兴趣愈加浓厚。

（6）心智组合（18个月~24个月）：是感觉运动性行为向智能活动过渡的时期。此期婴儿开始将外在的行为内向化，在解决问题时，能先在心中打算好步骤，再开始行动，而不是盲目地重复试验。开始应用语言，具备延缓模仿的能力，即当被模仿者不在场时仍会模仿其行为。逐步理解和建立时间、空间、因果关系等概念，同时认识到自己是许多客体中的一个，并发展了自我独立存在的明确概念。

2. 前运算思维期（preoperational stage，2岁~7岁）　在感觉运动期末，儿童发展了应付环境的各种有效和有组织的动作，并在一生中都使用这些技能。进入前运算思维期后，儿童的思维发展到一个新的、符号的水平。本阶段的早期，小儿开始使用语言等符号记忆和储存信息，以及表达需要，因此，儿童必须重新组织他的思维过程，但这样迅速的发展一时很难达到要求，因而其思维方式还不具备逻辑性、系统性。

前运算思维期的小儿思维方式有自我为中心、泛灵论、道德他律、梦是外部事物的观点、缺乏分类能力和守恒能力等特点。尤其以自我为中心，它并不是指自私或利己主义，而是指儿童考虑问题只从自己的角度出发。例如，有几幅图片从不同的角度描绘桌子上的物体，但儿童只能挑选出从他的角度看到的物体的图片，而不能理解其他几幅图片与桌子上物体的关系。儿童认为“这就是我所看到的世界”，从不怀疑自己的主观知觉和观点。泛灵论是指儿童认为动物、玩具和其他物体都与自己一样能活动、吃饭、睡觉，具有人的属性。儿童对成人硬性规定的规则采取完全服从的态度，即道德他律。小儿还认为梦是从外面来的，其他人也能看到和记得。儿童早期缺乏分类能力，如不懂得按照物体的重量、大小、厚度、颜色等进行分类。此期还缺乏守恒能力，小儿认为当物体的形状、序列改变后其数量也会随着改变，例如，一行有6个硬币，把它们之间的距离拉大后，儿童会认为硬币数目增加了，又如，一个球形的橡皮泥被捏成其他形状后，他不能想像它还能恢复原状。儿童在观察事物时只能集中于问题的一个方面，不能脱离“自我的中心”而考虑到问题的多个方面。在本阶段的后期，儿童逐步形成有条理的思维。

本阶段又可分为以下2个时期：

（1）概念前期（2岁~4岁）：小儿随语言的增加，开始给环境中的刺激物以新的意义，如把玩偶作为小朋友，把木棍当作步枪。

（2）直觉思维期（4岁~7岁）：小儿已掌握了较丰富的概念，但对事物的感知仍限于具体，尚不能演绎推理。例如，当着小儿的面，把一个矮而粗玻璃杯中的珠子倒入另一高而窄的杯子，并告诉其杯子中的珠子没有增加或减少，小儿仍会说第二个杯子里的珠子多。同时，此期小儿对因果关系的推理往往是不现实或错误的，例如，小儿会把自己生病住院与不听家长的命令相联系。

3. 具体运算思维期（concrete operational stage，7岁~11岁）　儿童能够脱离自我中心，开始同时考虑问题的两个方面或多个方面。能用一个法则解决相同类型的问题。例如，掌握10以内加法和十进位法，即能运算多位数的相加。能按物体的特性来分类。发展了永恒的概念，具备守恒能力，儿童能够理解虽然事物外表改变了，但体积、重量、数目仍维持不变，例如在上一期所列举的例子中，前运算思维期小儿认为2个杯子中的珠子不相等，而此期儿童则知道它们是相等的。其他学者补充指出，守恒概念在不同时期有不同表现，先是数量的永恒，然后是重量，最后为容积。在处理人与人的相互关系中，他们不但考虑自己要说什么，还考虑听者的需要。同时，具有更复杂的时间和空间概念，理解现在、过去和将来。此期儿童具备了有条不紊的思维能力，但还没有处理抽象事物的能力，其逻辑思维只限于具体的事物。

4. 形式运算思维期（formal operational stage，10岁~11岁开始） 皮亚杰认为青春期是人达到最终思维形式或思维成熟的时期。此期思维迅速发展，进入纯粹抽象和假设的领域。青少年不仅思考具体的（现存的），也能思考抽象的（可能发生的）事物。这就使青春期儿童能够在解决问题之前，预先制定计划，运用科学的论据来思考不同的解决方法，并推断预期结果。在道德领域中，青少年已建立道德的规范，并能与人良好地合作，能以社会可接受的方法与他人建立相互关系。

青少年开始能够理解一些抽象的原则和理想，如自由、正义、平等和博爱。但此期是另一种新的自我为中心的阶段，青年人大多是梦想家、理想主义者和空想主义者，有人会表现出无所不知和无所不能的自信，他们凭想像而虚构的世界与现实社会有很大差别。只有当真正接受成人的任务、承担社会责任时，在实际中检验自己的理想和观点后，青少年才能摆脱自我为中心，理解自己思维的局限性和不现实性，知道一个乌托邦的梦想只有在真正产生效果时，才是有价值的。

皮亚杰的认知理论在许多方面得到证实、发展和补充，它是护理学的基础理论之一。护士必须了解儿童认知、思维、沟通等方式，才能对不同年龄阶段的儿童采用不同的语言和方法进行护理，同时，设计出刺激和促进儿童发展的各种活动，以及适当、有意义的教育计划，并根据儿童不同时期智力发展水平为病人提供治疗性游戏、玩具、图书、画片或阅读材料，以向他们有效地解释治疗和护理过程，以及教授健康保健的方法。

例如，护理2岁以下小儿时应注意给婴儿提供的玩具不要太小，以免吸吮时吞下或误吸；在小儿床边不要留下任何有伤害性的物品如针头等，静脉输液等、胃管等要固定好，以免婴儿因抓握动作对其造成伤害；还应为住院儿童提供游戏的机会，如玩“藏猫猫”，在枕头下藏玩具、找玩具，以及其他富于变化的游戏；对儿童反复扔东西等动作不应责骂。护理2岁至7岁的儿童时要注意避免使用抽象的词语，如在测体温时可告诉他“让我看看你有多热”，而不是“让我测一下你的体温”；在吃东西时，可用宽而浅的容器盛食物或饮料以鼓励多进食；喂药时可让其选择使用大药杯，还是小药杯；通过游戏、玩偶、图片或实物等方法进行沟通，如用塑料袋表示胃。对学龄期儿童，可用图片、影片、模型以及配上简短的文字说明等来解释事情，如利用娃娃示范如何进行体格检查和治疗；同时，应利用多种方法为此期儿童提供学习机会，以促进智力发展。护理青少年时，可对治疗和护理过程做更详尽的解释，并应接受他们的一些天真想法，尊重儿童的隐私。需要注意的是对各年龄的儿童都应诚实，例如，不要说“打针一点也不痛”，因为任何善意的谎言都是没有用的，只会使儿童丧失对成人的信任。

（五）科尔伯格的道德发展学说（Kohlberg 's moral developmental theory）

本学说是有关是非观念、信念和价值观的发展理论，探讨道德思维发展顺序。道德观念是社会性发展的重要方面。不同社会文化有不同的道德价值，不同文化环境中儿童道德发展内容也有所不同，但总的规则是一致的。儿童道德观念的发展与其认知及心理社会发展水平相关。科尔伯格（Kohlberg）在皮亚杰认知发展理论的基础上将儿童的道德发展分为3个水平6个阶段。

1. 一级水平——前习俗道德（preconventional，2岁~7岁）　此期的特点是儿童凭自己的直觉行事，小儿学习遵守规则以及是非观念的形成是基于外界对其的控制、限制和成人的权威作用。

第一阶段（2岁~3岁）儿童认为一个人必须毫不怀疑地服从权威，否则就要受到惩罚。他们对道德的判断是根据行为的后果，故儿童对是否符合道德（家庭、社会的规范）行为的认识取决于其后果是被赞许或被责罚。

第二阶段（4岁~7岁）儿童表现出个人主义或实用主义行为，他们根据自己的意愿而非社会习俗作出决定或行事，以满足其个人的需要。例如，玩一项比赛游戏时他们会订出计划，但又会随意更改它们，因为他们要赢得比赛。同时，他们为别人做事时要求回报。

2. 二级水平——习俗道德（conventional，7岁~12岁）　此期儿童希望得到家长、老师和同伴的认可，希望能够完成他们所期望的行为。儿童学习和遵从家庭或朋友的习俗、观念、信仰和价值观。

第三阶段（7岁~10岁）儿童愿意遵守社会习俗，因为他们希望在自己和他人眼中是个好孩子。

第四阶段（10岁~12岁）儿童已有法律观念，他们为维护社会秩序而遵守法律。

3. 三级水平——后习俗道德（postconventional，12岁以上）　此期青少年开始将社会道德标准转化为自己的是非标准和价值观念，以指导其行为。

第五阶段　青少年已有独立、抽象思考的能力，他们能将社会行为准则内在化，如在没有他人监督时，自觉遵守规章制度，因为他们认为那样做是正确的。

第六阶段　个人对某些抽象的、超越法律的普遍原则有了较明确的概念，如：维护全人类的正义，保持个人的尊严，为人类谋福利等原则。但是，并非每个人都能最终达到这个水平。

护士了解儿童道德观念的发展规律，有助于更有效地护理患儿和指导家长。例如，幼儿可能会不听从护士的指令，因为他们认为护士的权威不及父母，因此有必要让家长参与某些治疗或护理过程。学龄前儿童是实用主义者。护士在对他们提出要求时要给予适当的承诺。学龄期儿童喜欢帮助他人，因为他们想做“好孩子”，因此应多鼓励和赞赏他们的行为，但是在没有护士或家长时，他们往往不能诚实地按要求去做，如不自觉服药等，因此有必要向他们阐明规章，并经常监督他们的行为。青少年往往能够胜任自理的活动，因为他们不仅理解其重要性而且认为这是成人行为的准则，护士只需给予他们指导。

（丛笑梅）

第四节　应激与适应

应激是一种很普遍的感觉，所有人都曾经历过这种多方位的主观不适感和身体的不适。这种感觉和情绪在20世纪初期被一些科学家们试图用科学的词汇对这种模糊的概念加以阐明。Walter B. Cannon就是其中之一，他提出人体内有自我调节过程以维持内环境的恒定，是依赖许多恒定机制共同作用的结果；只要一个机制承受了刺激，就会引起一系列的反应为维持恒定而对环境进行适应。因为他提到应激可能是疾病的原因。

1950年"应激之父"塞尔耶（Hans Selye）的名著《应激》出版，他首先描述了应激原对动物的生理和化学的特殊作用，这对全世界有关应激的研究产生了影响。塞尔耶将应激与一些疾病，如消化道溃疡、高血压和内分泌疾患等联系起来，由此应激可以引起心身疾病的设想就比较明确了。随后有关应激的学说发展得很快，并逐渐应用于实践。

在护理领域中，护士必须学会运用应激理论观察和预测自己的和所照顾对象的生理和心理反应，并学习运用护理程序去减轻应激原的作用，和提高人的适应能力以避免产生不良的反应。

一、关于应激、应激原、应激反应和防卫

（一）应激（stress）

又称压力或紧张，是一个比较复杂并难以说明的概念。应激通常包括以下4个方面：

1. 应激的原因。

2. 应激的性质。

3. 对应激立即出现的物理、社会和心理反应。

4. 应激引起的长期的或永久的躯体和精神改变。

要弄清应激是一些事件的原因还是后果常常是困难的，并且在不同学科中，应激有不同的含义。如生理学家用生理现象（如血压上升）来描述应激；心理学家用焦虑来说明应激；在物理学中又用应力（strain）来说明固体间的关系，这种应力还是可以测量的。而在人的关系中，对应激只能加以描述。

塞尔耶认为应激是个体对任何需求作出的非特异反应的一个过程。它可使个体产生生理上或心理上的反应，这种过程持续贯穿于人的一生中，应激的完全解脱就意味着死亡。

应激是一个人的平衡状态受到破坏或威胁时进行调节的过程。在这个过程中，人们可因无法作出判断和采取决策而朝向负向发展；但也可使人产生积极的改变和自我成长而朝向正向发展。

（二）应激原（stressor）

又称压力原或紧张原，是指对生物或人类的适应能力进行挑战，促使个体产生应激反应的因素。根据个体的差异、当时的情境、应激原的强度和应激反应等情况的不同，应激原可以是有益的或有害的。

应激原可以是：

1. 一般性的

（1）生物性：各种细菌、病毒、寄生虫等。

（2）物理性：温度、光、声、电、放射线、暴力等。

（3）化学性：酸、碱、各种化学药品等。

2. 生理病理的

（1）正常的生理功能变化：如月经期、妊娠期、更年期的改变等。

（2）病理的：如各种疾病引起的改变（缺氧、脱水、电解质紊乱、内分泌变化等），以及外伤、手术等。

（3）各种诊疗性措施：如禁食以及能引起疼痛或伤害的各种检查和治疗。

3. 心理社会性的

(1) 灾难性社会事件：如地震、火灾、水灾、战争或社会动荡、经济危机等。

(2) 一般社会因素：如生离死别、事业失败、搬迁、旅行、角色改变（如毕业、结婚和生育）、人际关系纠葛、文化冲突、社会孤立等。

(3) 心理社会性：如应付考试、参加竞赛、理想自我与现实自我的对立冲突等。还有属于想象的威胁（应激原在现实中并不存在），如以为受骗、想像受伤等。

（三）应激反应（stress response） 是对应激的反应。

1. 应激反应的分类，一般可分两大类：

(1) 生理反应：如心率加快、血压升高、需氧量增加、免疫力降低、胃液分泌增加、肠蠕动减弱或亢进、括约肌失控等。

(2) 心理反应：如焦虑、抑郁、否认、怀疑、退缩或进攻，以致躯体化（即躯体出现各种症状和疾病）。

应激反应不是稳定的，也不是单独存在的。一般来说，生理和心理反应经常是同时出现的，因为身心是持续互动的。每个人对应激作出的反应是不同的，其反应型态决定于：①不同的个性；②对应激原的不同感知；③每个人不同的应对能力和条件。

2. 应激反应的一般规律　根据一些在不同场合中，对有关应激原和应激反应的研究，发现有以下规律：

(1) 多种不同应激原中的任何一个应激原就可以引起应激反应。

(2) 人们对同一应激原的反应可以是各种各样的。

(3) 大多数人都能设法避免一般性的应激原，如外伤、过冷、过热、疼痛等。

(4) 几乎所有的人对极端的应激原（如灾难性事件）的反应方式是相同的。

(5) 应激反应的强度和持续时间决定于下列因素：既往的经历，儿童时期所建立的社会交往型态和当时情境对该人的意义。如对陌生环境的适应过程，对挫折的不同反应等。

(6) 同一个人对这个危急情境可能会产生应激反应，但对另一个危急情境则不然。

(7) 来自应激原的挑战，在一定情况下是有益的。换言之，缺乏应激原可以是有害的，因为可以引起厌烦、无聊甚至于生长发育迟滞。

3. 应对（coping）　是人们对应激原的适应性反应，是对内部或外部的挑战进行调整或解决。人们在生活中学习新的应对反应，用应对的方法帮助我们对抗和控制应激原。一旦在用了一个应对反应控制应激原后，这个应对技巧就成为人们防卫系统的一部分，可以在今后同样的情境下再次使用它。因而应对反应可被视为“情绪的免疫”，同时在应对的过程中，人们也发生了变化。

4. 关于防卫（defenses）　不论我们的应激反应是否成功，这都意味着我们在对应激原进行防卫，并且还有很多对应激原进行防卫的手段：

(1) 生理防卫：包括未受破损的皮肤、完整的免疫系统、遗传素质、营养状态和一般健康状况。

(2) 心理防卫：能对应激进行适应性反应的能力决定于以往应对应激原的经验、所受的教育水平、社会支持系统、智力水平、生活方式和焦虑阈（出现焦虑的倾向）等。

(3) 防卫机转（defense mechanism）　主要是指心理方面的防卫机转，用来保护并促进人们自尊和自我概念的一些心理过程和行为。人们常在无意识状态下运用一些防卫机转来解除情绪冲突，避免焦虑并解决问题。人们在一生中不断建立防卫机转，尤其是用那些在解决问题和调整情绪中取得成功的防卫。因为在正确使用防卫机转后，既能减少焦虑，还能降低激素的分泌，这样就可保护个人对抗严重的应激反应。常用的心理防卫机转有：

①潜抑（repression）：将不能接受的想法、感情和冲突，不知不觉地抑制到潜意识中去，借以忘却不愉快的情境，以保护自己不引起焦虑。如有一次被人无缘无故责骂一通，以后很快就忘了这事。

②压抑（supression）：有意识地将不能接受的思想、冲动和事件置于脑外，但这些事随时还能记起来。如一个人被上级批评后，心情不愉快，他要求自己“我不去想它”，但有时还会感到委屈。

③退化（regression）：潜意识地回到从前的情绪调整水平。如一个已能照顾自己的人，在患病后，又回到从前的依赖他人的程度，超过他的病情所需。这种情况在儿童多见，如一个已会自理大小便的幼儿，在患病或住院后，又不能自理而需用尿布了。

④否认（denial）：将能引起精神痛苦的已知事实予以否定，以期减少心灵上的痛苦，但并非欺骗自己。如一个病人被告之患了不治之症，他觉得自己不会得这种病而否认这个诊断。

⑤隔离（isolation）：将不愿接受的事物，从意识境界中移开加以隔离，如不去观看恐怖的、悲惨的影片，远离不愿见到的人等，甚至即使看到了或听到了也能置若罔闻，并泰然处之。

⑥转移（displacement）：将情感或行为从一个对象转移到另一个较能接受的代替对象身上。如丈夫在单位受了气，回家撒在妻子或孩子身上；或在产生负性情绪时，为转移注意力去干一些其他的事。

⑦外射（projection）：将自己所不喜欢的，或不能接受的感觉或行为委过于别人，并加以夸大。如指责别人有许多不好的行为（其实不一定存在），倒是自己有这些行为，但自己不愿去认识。

⑧内射（introjection）：无意识地接受所佩服者的人格特征，是外射的反面。如老师为学生所崇拜的人，能对学生起潜移默化的作用。

⑨自居作用（identification）：不自觉地努力将自己和他人或集体联系起来，如小弟弟羡慕当兵的哥哥，就穿上军服玩打仗游戏。有的女孩喜欢当护士的母亲，就爱拿着注射器学打针。

⑩代偿（compensation）：有意识或无意识地企图用种种方法克服或弥补真正的或想像的缺陷，以减轻内心的不适感。如双上肢残疾者努力学习用下肢来进食和写字等。

⑪反向作用（reaction formation）：对一些不敢正视的动机或行为加以否认，从相反的方向去思考和表现。这种机转若使用得当，可有助于适应。如病人害怕手术，但他表现得漠不关心或很坦然以掩饰害怕，还微笑地说：“这没有什么，”结果是很好地接受了手术。

⑫合理化（rationalization）：在作出一些冲动行为，或有不愿正视的动机时，从许多理由中，选择一些合乎自己需要的理由特别加以强调，以维护自尊和避免内疚。如有个中年女病人经常发脾气，性情怪僻，她认为自己是更年期反应，大家应原谅她，为自己的行为找借口。

⑬升华（sublimation）：将不易接受的冲动和欲望导向比较崇高的方向，使社会易于接受，有时不但可以解脱自己，还能有益于社会。如有些人以努力学习或工作来忘却他的烦恼。

⑭选择性疏忽（selective inattention）：在一些事件中，对能引起焦虑的情境不予理会。如有些人对不愉快的事避而不谈，专谈些有趣而高兴的事。

要注意的是各种防卫机转之间是没有很清楚的界限的，当一个人对应激产生反应，在使用上述防卫机转时并不是都经过慎重考虑的，常常是在无意识的，或处于自欺的状态下运用各种防卫机转，并且还往往是同时采用多种防卫机转，其行为也就是多种机转的混合物。这些防卫机转可以使人们把自己真正的动机蒙蔽或伪装起来，使人们自己都不清楚；或者将可能引起焦虑感的冲动、行为或记忆予以否认，借以保护自己，避免焦虑反应。因此适当地应用防卫机转会达到成功的适应而有益于心理成长与发展，但如果使用不当或过度使用也会导致不良的后果。所以作为护理人员，掌握有关心理防卫的知识，对自己的和指导病人的精神健康都是很必要的。

二、有关应激的3个学说

（一）塞尔耶（Hans Selye）的应激学说

塞尔耶在其《面临应激时的生理学与病理学（The Physiology and Pathology of Exposure to Stress)》这本巨著中，描述了他的一般应激理论，并影响了全世界对应激的研究。

1. 塞尔耶对应激的说明　塞尔耶认为应激基本上是生理的现象。他说："应激，从生物学上看，是身体对任何作用于它的需求的非特异性反应。例如，不论个人是处于精神紧张，还是外伤、感染、过冷、过热、X线侵害等任何情况下，身体所发生的变化，我们都称之为应激"。

所谓非特异性反应是"一种无选择地影响了全部或部分系统的反应"，而身体对刺激的非特异性反应就是身体试图对作用于他的任何特殊因素所进行的调整。这种对身体施加需求并引起应激的因素，他称之为应激原。例如，对严寒和酷暑，人体通常是以发抖和出汗这两种不同的表现进行适应。但严寒和酷暑这两种应激原所引起的非特异性反应却是相似的，也就是都能迫使人体的神经系统、血管和皮肤作出适应，以促使人体恢复到以前的平衡状态。

在情感方面，身体对应激性事件的反应也是非特异性的。不论是欢乐的（如结婚）或悲痛的（如丧礼）应激性事件，对个人可以起到同样的应激原的作用，而身体作为一个整体，对这些不同事件的反应是非特异的。

塞尔耶还认为人的一生一直处于应激中，可以使人在生理上和心理上产生老化现象。他认为老化是应激的结果。因而塞尔耶强调："应激的完全解脱就是死亡"。

2. 塞尔耶的全身适应综合征学说　塞尔耶通过观察，发现大多数疾病虽然各有一些特征，但不论其诊断是什么，都有一些共同的症状和体征，包括体重下降、疲乏、疼痛、失眠、颤抖或出汗以及胃肠道症状等。因而他认为不论任何因素侵犯体内恒定调节系统时，都会引起一定的反应，也就是产生相同的应激反应群。塞尔耶称之为全身适应综合征（general adaptation syndrome，简称为GAS)。而后他又提出应激反应群是通过神经内分泌途径释放出一些适应性激素，这些激素使所有患病者引起了一系列症状。见图5-5。

在任何疾病过程中，不论其原因是什么，都是应激在起作用。他的理论还提出在所有疾病中，适应也是起作用的，而错误的适应本身就可以引起疾病；塞尔耶把这种适应综合征的"出轨现象"称之为适应性疾病。也就是说，疾病不一定只是由于一些特殊病原菌引起的，也可以是对任何应激原的错误适应造成的。通常适应意味着防卫与妥协的平衡，但有时过度的防卫，也是不恰当的，可引起过敏、关节炎和喘息等，而防卫不足可引起严重的感染或溃病。

除了身体对应激的系统反应以外，塞尔耶提出身体也对局部的应激原进行适应，称之为局部适应综合征（local adaptation syndrome，简称 LAS），LAS 经常发生在某一个器官或区域，例如局部炎症。

3.GAS 和 LAS 的 3 个阶段

塞尔耶认为 GAS 和 LAS 都是按以下 3 个阶段发展的。见图 5－6。

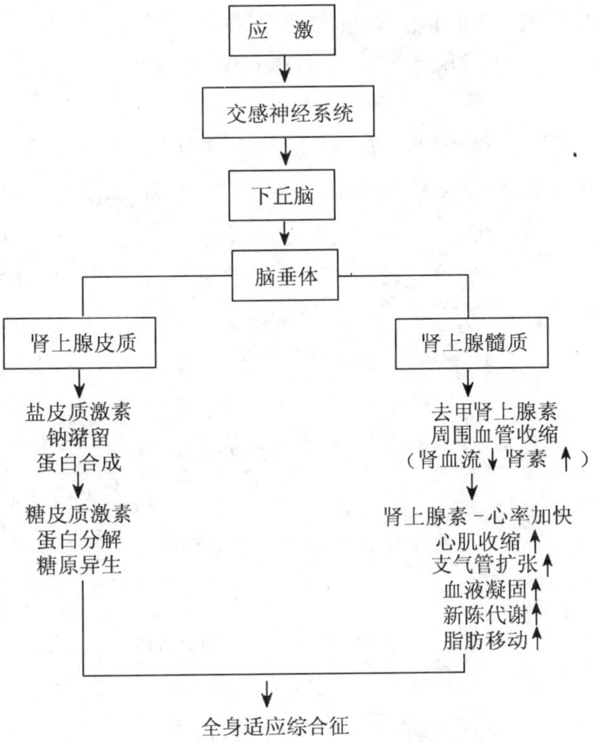

图 5－5　应激反应的神经内分泌途径示意图

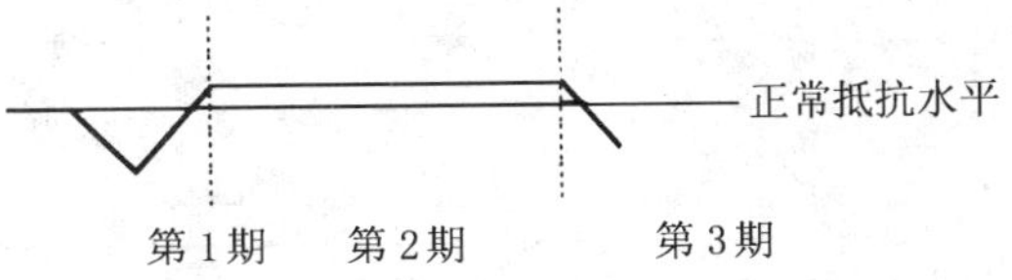

图 5－6　应激反应的分期示意图

第 1 期：警报反应期（stage of alarm reaction）

在应激原的刺激下，身体出现变化，开始抵抗力有些下降，如果此时应激原太强，有可能患病而至死亡，但绝大多数身体开始防御，此期可出现肾上腺皮质与淋巴系统的增生，以及激素的增加。

第 2 期：抵抗期（stage of resistance）

如应激原继续存在，但机体可以适应，抵抗力处于高于正常水平的状态，抵抗期也就持续着。此期警报期反应的特征已消失，肾上腺皮质回缩，淋巴结接近正常，激素维持正常水平，多数情况下应激被克服、适应成功；否则进入第3期。

第3期：衰竭期（stage of exhaustion）

发生在机体已对其进行调整的同一应激原长期存在时，体内所有适应性资源已经耗尽，警报期反应再次出现，但已是不可逆的，最后导致衰竭死亡。

（二）霍姆斯和拉赫的生活变化与疾病关系模式

霍姆斯（Thomas Holmes）和拉赫（Richard Rahe）在研究生活变化与疾病的关系中，发现生活中的变化是一种需要生理和心理两方面都进行适应的应激。个体在对生活变化适应时，需要消耗较多的能量以维持稳定状态。若个体在短期内经受较多剧烈变化，就会因过度消耗而容易感染疾病。

1. 资料和分析　他们用问卷法对相当数量的各种人群进行了调查，要求被调查者列出他们生活中的重大事件，并进一步按每个事件的重要性排出顺序。根据调查资料，他们总结出一套社会再调整评分表（social readjustment rating scale，SRRS）。将重大的生活事件，按生活改变单位（life change unit，LCU）进行排列，越是重要的、影响大的生活事件，LCU越高。如丧偶的LCU为100，是最高值，对个体的刺激最大；结婚的LCU为56，过节的LCU为12，影响较小（表5-1）。他们发现一个人的生活变化积分越高，则随后发生疾病的可能性越大。

表5-1　社会再调整评分表

生活事件	LCU	生活事件	LCU
丧偶	100	工作职务改变	29
离婚	73	儿女离家	29
亲人死亡	63	个人有卓越成就	28
个人受伤或患病	53	居住环境改变	25
结婚	50	与上级纠纷	23
退休	45	转学	20
怀孕	40	睡眠习惯改变	16
家庭增加新成员	39	饮食习惯改变	15
调动工作	36	度假	13
与配偶吵架	35	过节	12

注：本表所摘录事件是编者结合我国情况认为较常见的事件

2. 讨论

像SRRS这样一个评估工具只为人生活中的应激原提供了一个总的印象。事实上，通过研究证明一个人在短时期内（1~2年）经历的应激原越多，则躯体疾病、精神障碍或其他应激反应将紧随着出现。这个结论是基于大量的事实的，即多数患有躯体疾病或精神障碍的人，都在发病前刚经受了一个或多个重大应激原。但并非所有经历SRRS高分事件的人，随后都必然会出现严重问题，其中的影响因素之一是每个人对应激原的感知和应对是不同的，因而起的作用也不同。这将在下面拉扎勒斯模式中得到解释。

（三）拉扎勒斯的应激和应对模式（Lazarus's Model of stress and Coping）

拉扎勒斯与其同事们认为应激是指“来自环境的或内部的需求或两者同时消耗了或超过了个人、社会等的资源时所发生的情况”。他们强调在应激过程中，在辨认什么是具有应激性的事件和决定如何应对应激时，认知评估（cognitive appraisal）是很重要的。同时还指出情感常常不只是应激反应的结果，还是这些反应的原因，因而使应激更加复杂化了。

拉扎勒斯还提出应对的含义，认为应对和应激都是一种调整的过程，此两者之间还可因互相作用而起变化。因而在应对过程中，个体不但对应激和需求作出反应，还对自己进行了改造。应对也可以改变个体对应激性经历的评价，并对今后发生的事件产生影响（图 5－7）。

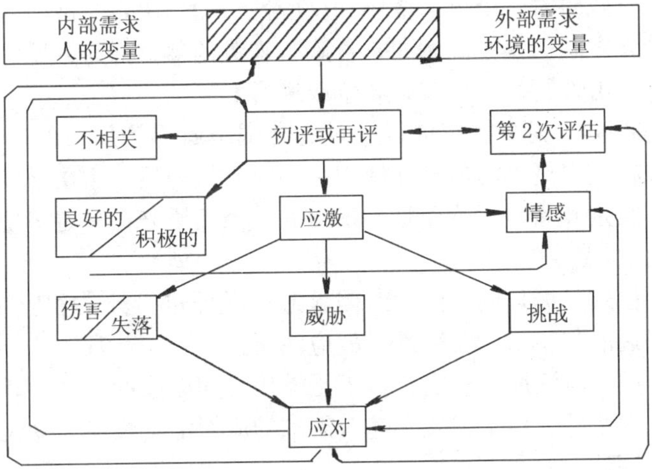

图 5－7　拉扎勒斯的应激和应对模式图解

在此图解中的主要内容有：

1. 需求　个人面对的需求有：

内部需求：如青春期、妊娠期、更年期等来自机体内部各种变化对个人的需求。

外部需求：主要来自环境中的各种变化，如过热、过冷等。

2. 初评（primary appraisal）　是个人对各种需求的一种认知的或理智的评估过程，主要是评估这些需求对生活的重要性。此时，我们常可自问：此需求是否与我有关？这需求是好的、积极的吗？有应激性吗？按拉扎勒斯的意见，我们对每件发生的事都在不断地进行评估。例如，当你静坐在家中时，一般门外的脚步声是不会引起注意的，但若你正在等候亲人归来时，脚步声就与你有关了，也许急促的脚步声会使你感到紧张。

3. 二次评估（secondary appraisal）　若已认为最初的需求是有应激性的，就会对与初评有关的应对选择和资源进行进一步评估。例如，你认为急促的脚步声对你是有威胁时，你就会进一步评估这声音。二次评估会引起情感反应，可表现为恐惧、愤怒或愉快等。也可能因在二次评估中得到更多的有关你的应对反应的信息而改变你的初评。例如，你和配偶有些不和，你就会考虑与你配偶的心情有关的各种应对选择。当他回家时脸色阴沉，你可能会少说话或躲开以回避他；假如他心情愉快地进门，那么你可能改变初评的印象，而选择善意接待的态度，你的心情也就愉快了。

4. 应激（stress）　拉扎勒斯认为当一个人的适应性反应，不足以满足环境的或（和）

内部的需求时，应激就发生了。

5. 应对（coping）　应对机转是为对付环境的与内部的需求，以及需求之间的冲突所进行的努力。应对机转也是对付需求及其所引出的情感的方法，这些方法是以初评和二次评估为基础的。个人可选择各种应对方法来应对一些具有伤害性、威胁性和挑战性的情况；而在应对这些需求的过程中，个人得到了成长和发展。

6. 情感（emotion）　是指在对二次评估和应对过程的反应中出现的情感，可以是积极的情感，也可以是消极的情感。情感是一种对客观事物的反应形式，是人对客观事物所采取的态度，一般与是否能满足人的需要有关。凡能满足或符合人的需要的就能引起积极态度，而产生积极的情感，如满意、欢乐、愉快和喜爱，反之就会引起消极的情感，如懊丧、愤怒、痛苦和悔恨。在有威胁时，个体的情感和反应性行为是决定于威胁被感受的程度，和他认为可采用的应对措施之间的差距。例如，若威胁来势凶猛，而某人感到困惑或无助，则可反映出恐惧、愤怒或攻击性行为，也就是斗争或逃避。

7. 再评（reappraisal）　是个体在进行应对的尝试中所得到反馈的基础上对需求进行的再次评估。当一个人在获得更多的信息和使用一些应对技巧后，再次进行评估时可能会发现原来的威胁减少了，或是开始时的感受是不正确的。因而原来在一定情境中所感到的恐惧和愤怒也就减轻或消失了。

要注意的是这个模式是循环的，因为对需求或应激原进行评估和应对是一个持续过程。实质上，拉扎勒斯强调的是生活的常变性。故应注意：

（1）对需求和（或）应激原的感受和认识是随信息而改变的。

（2）在应对活动开始后，由于情境常随对需求的应对活动反应而变化着，人们必须持续对情境不断地进行再评估。

（3）二次评估后产生的情感及其反应，常会影响再评和对以后其他事件的初评。

三、关于适应

（一）适应的概念

适应（adaptation）　是机体对环境变化的调整，是应对的最终目的，可看成是长期的应对。在个体遇到任何应激原时，都要选择一系列应对行为进行适应。若适应成功，身心平衡得以维持或恢复；若适应有误，就会导致患病并需要进一步适应疾病。其机转如下：

应激原→个体→适应过程——┌成功——→身心平衡
└失败——→患病

因而适应是生物体调整自己以适合环境的能力，是促使生物体更适于生存的一个过程。适应是区别有生命机体和无生命物质的一个特征，是机体维持内在平衡和抵抗应激原的基础。适应可以是各种程度的保护性调整。包括最简单的动作和个人或国家间的交往；从单细胞的反应一直到复杂的人类行为。人类的适应较其他生物更复杂，我们能在躯体、智能和情感等多方面对环境作出反应以进行适应。正如塞尔耶所说：适应是生命最卓越的特性。

（二）适应的层次

人类对环境的适应一般有 4 个层次：

1. 生理层次　是指发生在体内的代偿性生理变化，如 GAS 和 LAS，这些变化都是由于外界对身体的需求增加了或改变了所引起的反应。例如，一个从事脑力劳动的人在开始体育锻炼时，身体会因活动增加而感到肌肉酸痛，因而要用逐渐增加活动量的方法，使肌肉、心脏等得以调整和加强，以适应运动对身体所增加的需求。在细菌或病毒侵犯人体时，个体可有先天获得的免疫力，以及后天通过不断少量接触病原和接受疫苗接种而产生的免疫力来抵御一些疾病以取得成功的适应。

在生理层次中，有时适应可表现为感觉程度的减弱，这是由于固定刺激或连续刺激引起的。如你在持续的香味或臭味接触后，不久就会习惯，这是因为你已适应了这些气味，感觉强度有所减退所致。

2. 心理层次　心理适应是我们对经受心理应激时所采取的态度进行调整，以使我们能更好地应对这些应激。一般可使用心理防卫机转或学习一些新的行为来应对应激原。

心理适应都是有目的的，是想保护自己得以生存而采用当时认为最好的方法进行适应，但这些适应行为可能暂时起作用，能缓解焦虑和心理上的不适感，但最终不一定很有利，可以是健康的或不健康的。

3. 社会文化层次　社会适应是调整个人的行动，使之能和各种不同的群体，如家庭、社会团体、专业机构等的习俗、规范及价值观相协调。如来自不同家庭的成员有不同的生活、饮食和卫生习惯，在组成新家庭后必须互相适应才能协调。各专业机构，如各医院都有不同的规章制度、工作程序甚至习惯用语，每个医护人员在学习医护知识，掌握有关操作规程外，还要熟悉环境才能应付自如。

文化适应是指将我们的行为进行调整，与另一文化，如不同的种族、民族、宗教、地区等的概念、思想、传统、习俗甚至语言相适应。如护士在护理不同民族的病人时。就应注意与他们的文化习俗相适应。所谓入乡随俗就是社会文化适应。一般在社会文化适应中也需要一些心理和生理适应。例如去边疆服务还需要对气候和饮食的适应。

4. 技术层次　技术适应是人们在文化遗产的基础上创造的科学工艺和革新。技术作为文化的产物已经使我们改变了周围的环境，控制了自然环境中的许多应激原。但不幸的是，现代化技术同时又制造了不少需要我们应对的新的应激原，如水、空气和噪音污染。

又如医学和护理技术，近年来也有惊人的进步，在提高健康水平和预防疾病、减轻痛苦、降低死亡率方面有不少进展，但同时也带来不少复杂的问题需要进一步研究适应。如药物的副作用和病原的抗药性等。

（三）适应的特征

所有人类的适应机转都有一些共同的特征：

1. 所有的适应机转都是为了维持内环境在生物方面的相对稳定。这种对来自系统内或系统外的一些变化的持续互动和调整，即相同稳定状态（Homeostasis）。这种状态并非固定不动的，而是对环境因素反应中的不断活动、适应和变化。

2. 适应是一种动态的和主动的过程，是对各种应激原的主动应战。如饥饿时主动觅食。

3. 个体一般是按整体来对变化或应激进行适应的。换言之，适应不会单独停留在某一层次上，而是同时包括所有生理、心理、社会文化和技术层次。如一个学生在从事护理实习时，不但智力上要掌握专业知识，体力上能适应较强劳动，心理上要承受较强的责任感和应对各种问题，社会上要能沟通，搞好人际关系和适应各种规范，技术上也要熟练使用各种仪器和工具。

4. 适应是有一定限度的。虽然适应机转和一些行为能够发掘人的潜力，但也受人的遗传因素、身体条件、智能和情绪的稳定性所限制。特别是生理层次的适应范围较窄，如体温、血糖浓度的正常范围都较局限；而对情绪或社会上的问题解决的方法较多，但同样也是有限的。

5. 适应是有时间性的。时间充分时可以适应得较好，否则就难以适应。如急性失血的病人容易发生休克，甚至不可逆而死亡，而慢性失血就容易适应而不发生休克。心理方面也是如此，亲人的突然死亡较已长期卧床、已有思想准备的病人死亡难以接受。

6. 适应能力有个体差异。这与个人的遗传素质、性格和经历有关。比较灵活和有生活经验的人，能及时对应激原作出反应，也会应用多种代偿机转，因而比较容易适应环境而获得平衡。

7. 适应可以过度或不适当。适应性反应是为了对付应激和重建体内平衡的，但适应机转可以不足，也可以过度或不适当。如在病原体侵犯机体时，如应对不足可引起感染扩散，但若应对过分或不当，则可导致过敏现象。

8. 适应本身可有应激性。虽然适应通常是有益的，但有时其本身也有应激性。如炎症反应是有用的，但所产生的红、热、肿、痛对机体都有应激性。应用抗生素也有一定副作用。有的心理防卫机转如外射、转移也有应激性。

四、关于危机

（一）危机的定义

危机（crisis）或称危象，其与应激的不同点在于：应激是持续存在于我们生活中的，而危机是一种严重影响我们生存的一种特发现象。有人认为危机是一个决定性的时刻或转折点，是一种需要决策，决定结果是好、还是不好的一种情境。危机是一种挑战，也是学习和成长的机会。这是一种按老方法办事不再能保证成功或生存的主观经历。

卡普兰（Gerald Caplan）是危机理论的权威，他认为危机是“当人们面对一些重要生活目标的障碍物时，也就是，通过使用习惯的方法来解决问题已是不可能的时候，随之而来的是一个紊乱的时期，是一个惴惴不安的时期，在此时可能做出了许多不成熟的尝试”。而这些生活目标的障碍物所产生的紊乱和身心失调的时期是典型的危机。危机还可被解释为在通常解决问题的策略不再奏效时所出现的稳定状态的失衡。举例如下：自然灾害、家庭成员的突然死亡、得知患有重病、严重的车祸事故、家庭的严重不和等。在这种情况下，人们的常规生活受到干扰，于是产生失衡。由于危机不是经常发生，人们往往没有掌握应对的办法，在这种混乱的时刻，常常急于进行一些尝试，企图能解决问题。若人们没有满意地渡过难关，将会更难以对付今后的问题。若人们解决了问题或适应了危机，由于经受了考验，情绪也就得到了锻炼。总之，危机解决的好坏，取决于个人对生活的感知（与过去的经历有关），以及所具备的条件，如社会支持系统如家庭成员、友人的帮助等。

（二）危机的分类

危机可分为成熟性和情境性危机两种。

1. 成熟性危机（maturational crisis）　是在每个人的发展过程中，由于缺乏应对技能而出现的应激性事件，因而是可以预测的。每个发展期的严重应激会干扰发展任务的完成，在婴儿、儿童、青少年和成人期会引起危机的事件多是与家庭关系和同伴关系有关。因为每个人都是按阶段成长的，所以就有可能预测下个阶段将出现的问题，而提前帮助他们对付每个时期可能发生的危机。如学前教育、青春期性知识教育和交友须知等。

2. 情境性危机（situational crisis）　是突然发生，没有预期要出现的应激性事件。在生命任何时期都能发生，不能为个人所控制的，如突然死亡、战争、自然灾害、家庭破裂等都可引起情境性危机。因为是无法预测的，所以也难以提供预期的指导，但有些早期的干预，如进行有关地震的防护教育，可减少所引起的损失。有些组织也可能会帮助人们应对一些特殊的事件，以免引起情境性危机，如募捐救助等。

3. 危机的特征和分期

危机的特征是：

(1) 危机是一种普遍存在的经历，所有种族、文化和社会经济层次的人都可能发生危机。

(2) 危机常有一定的时间限制，比较典型的多在4~6星期内得到解决（成功的解决）。

(3) 处于危机时的人会表现出典型的生理和心理反应，问题严重时的立即反应有恐惧、焦虑、愤怒、恐慌、多动和张力增高等。

(4) 几乎所有的危机都是在可预测的状态下发展。

危机的分期：卡普兰将危机分成4个发展时期：

第1期　当一个严重的问题或威胁发生了，人们的紧张度就增加，并且先试用一般常用的解决问题的方法来解决。

第2期　人们在每次试用常用的应对方法失败后，就变得较烦躁而进入失衡状态。

第3期　若继续处于压力之下，人们就要启动所有的内部和外部资源以恢复平衡。在这时期，可能会对问题再评估而从另一角度着手；也可能问题被曲解，而被看成是不能解决的。

第4期　问题若还没解决，情绪压力继续增加，人们就会因为严重焦虑或抑郁而完全处于紊乱状态或失去动力。

(四) 危机的处理

由于危机和焦虑一样是一个连续体。危机从潜伏期开始，进入危机前期、危机近期、危机中期、危机进展期、危机高峰期。各期的表现见表5-2。

表5-2　危机连续体示意图

潜伏期	所有的人都处于潜伏期
危机前期	①遭遇应激事件的几率较高 ②各种支持均不足 ③缺乏应对能力 ④既往控制应激的经验不足
危机近期	①已经遭遇应激性事件 ②感到目前处境很有应激性
危机中期	①认为目前处境很有应激性 ②曾经试图解决问题 ③解决问题曾经失败
危机进展期	①还在继续消耗内在资源 ②试图解决问题继续失败
危机高峰期	①所有解决问题的尝试均告失败 ②所有资源都已使用过 ③应激没有解脱，仍然存在

一般来说，一个情境是否会发展成为危机，取决于以下3个因素：

(1) 个人对问题和事件的感知；

(2) 是否可得到支持和帮助；

(3) 所使用的应对机转是否恰当。

由于危机在出现反应后的数小时至数日内，该人就会出现混乱、抑郁和不能决策等症状，这些反应都无助于问题的解决，因此最好对一些能预防的个人问题，应做到防患于未然，不要累积进展成危机再处理。也就是说，在潜伏期就注意加强辅导，争取不发展。若危机已经存在，则首先对个人的和引起危机的情况进行评估，以后制订计划，再进行针对性的护理。评估内容主要是上述3个方面的情况，具体措施主要是加强他过去应用成功的应对机转以降低压力和焦虑，以及帮助他建立新的应对技能。

五、介绍一个根据应激学说设计的护理模式

由于护理人员要评估人们在生活中的应激原，并在此基础上作出护理计划帮助人们应对应激和与应激有关的疾病，所以对应激了解得越多，就越能预防对自己和对他人有害的应激反应或与应激有关的身心疾病的发生。有一些护理专家（Dudley and Welke）为此设计了一个如何对应激进行评估与干预的工作模式，见图5-8。

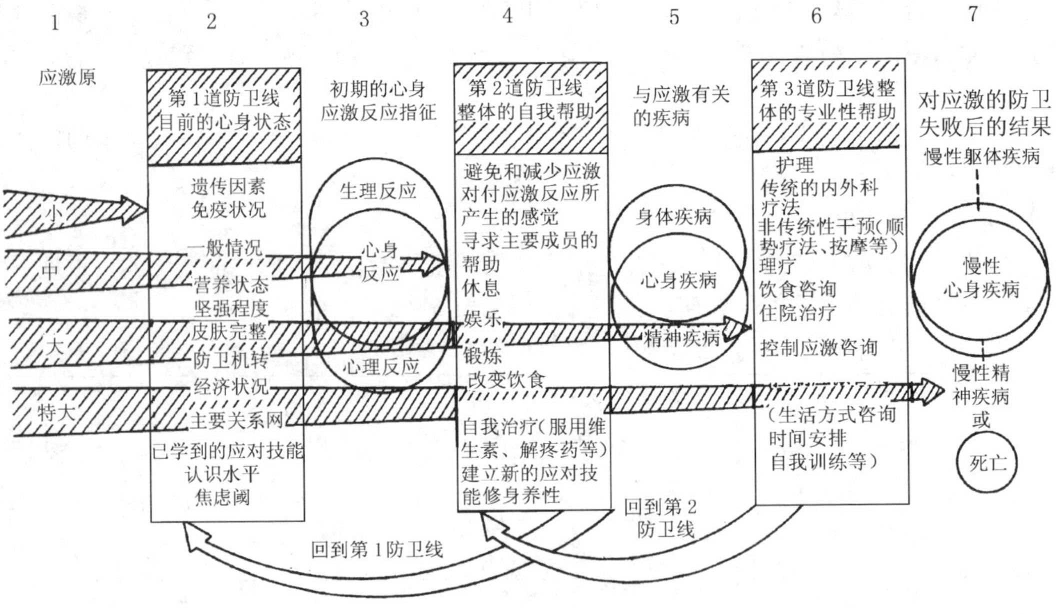

图5-8 对应激的工作模式图

这个工作模式可用于我们的专业工作或个人生活中。在本模式中一个应激原对个人影响的大小是取决于每个人对应激原的承受程度，即感受性和易损性。易损性是由个人的心身防卫和应对机转所决定的。一般自然防卫较强的人对多数应激原的感受程度，有时可能是适当的，一般不会出现中等的或强烈反应。而防卫机转不完善的人经受的应激往往相当严重，甚至导致患病。不过人们除了有一些自然防卫能力以外，还可通过学习建立一些新的应对技能，人们可以运用这些新的技能，在主动处理一些应激后就会出现的新情况。因此本模式不

是直线式运行的，而是有反馈地循环运行。

模式说明：

1. 应激原　是向个体适应能力进行挑战，并能引起应激反应的因素。应激原可以是环境的、内在的、想象的和预测的。应激原的幅度可以是小、中、大或特大的，这是根据个人的意识或潜意识对此事的感受程度，和个人对此事的认知评估而定。例如，乘坐飞机对有些人是日常生活的一部分，但对另外一些人却是很大的应激原。有些外科小手术对初次经历手术者是大应激原，但经历过手术的人对大手术也不在乎。不过要注意对大多数人来说，重大的问题或生活事件不一定都是特大应激原，有时日常生活中的琐碎小事反而使人经受不了。所以在评估应激原时要评估促使该病人来求助的主要原因，有时可能要倾听其诉说到最后才能发现问题所在。

2. 第1道防卫线　即目前的心身状态，是应对应激原的第1道防卫线。包括遗传素质、一般身体情况、营养状态、免疫功能、完整的皮肤和良好的心理防卫机转。在心理上对应激的适应能力还决定于所受的教育、主要关系网（社会支持系统）、过去的经验、经济状况、认知水平和焦虑阈（出现焦虑的倾向性）等。除此以外，人们通过生活还能学习新的应对方法，一旦我们的应对方法征服了应激原后，这些应对技能就又成为我们内在的防御，即第1道防卫线，我们可在以后相似的情况下再次利用它。

至于坚强程度，应作为一个人对抗应激原的人格特征。因为一个坚强而能吃苦耐劳的人能认识到生命是有意义的，人是能影响环境的，任何变化对他来说都是挑战也是机会，只有不屈不挠，克服困难才能有所建树。

在这个阶段，主要是加强自身素质（包括生理和心理素质），随时准备迎接挑战。为了有助于对付潜在的或已存在的应激，最好能做到：①对可能发生应激性事件的情境加以改变；②在应激出现之前就对情境加以控制以免发生应激反应；③在应激发生以后再加以控制。

拉扎勒斯认为具体可采用以下5种应对方式：

（1）应加强对自己的了解和寻求更多他人的信息，即知己知彼。

（2）可采取直接行动或直接面对应激原。如你可远离紧张的场合或与持有不同意见者直接对话。

（3）抑制行动以保护自己不受不良的反应影响。如发怒时不做拖鞋捶桌子或砸东西等无谓的行动。

（4）寻求社会支援，可以从家庭成员、至亲好友或其他合适的资源争取帮助。

（5）恰当地使用内在的心理防卫机转。

在第1道防卫线中，心理防卫机转是很有用的，若使用得当，可提供有力的防卫而有助于心理的成长与发展；若使用不当或过度，则可导致混乱的、不愉快的生活方式，因此应加强对心理防卫机转的学习和体验。

我们在一生中不断地建立防卫机转，并利用它们来解决问题和调整情绪。在护理工作中，如果我们能够确认病人的防卫机转和应对方式，就能更好地了解他们的忧虑和恐惧。

有关心理防卫机转的应用，在护理中值得注意的事项有：

（1）在临床上，最常被采用的防卫机转是否认、选择性疏忽和隔离。

（2）正确地运用防卫机转能减轻焦虑，也能减少应激激素的分泌，以保护病人不发生其他严重的应激反应。

（3）各种防卫机转之间没有明显的界限，在个人对应激原作出反应时，其行为往往是多种机转组合使用后的结果。

（4）我们可以说某一行为是一种防卫机转，但这只是从理论上说，因为在一种情境下被认为是防卫机转的行为，在另一种情境下可能就不是。

（5）我们在护理中要主动识别病人所使用的防卫机转及其行为，但不要去问他为什么要使用这些防卫机转的原因。我们应认识到这些行为都是为了保护个人免受焦虑的，即使他的行为看来不一定很合适，但对他可能是适合的，因为可能没有这些行为，焦虑就更不可收拾了。

（6）虽然防卫机转对本人有所帮助，但常可引起他人的报复感或退却感，而这些消极的反应会反过来加重其应激。因此作为一个护士就应格外注意当你的病人应用防卫机转时你的表现，若你表示不高兴，就会加重而不是减轻他们的焦虑。所以还需时刻评估自己的应对行为，和认识自己的防卫机转是否会影响你的病人，或给同事带来难题。

3. 初期的心身应激反应指征

（1）生理反应：也就是一般适应综合征所表现的症状和体征。

（2）心理反应：有焦虑、愤怒、恐惧、抑郁等。以焦虑为最常见（详细内容见焦虑部分）。

4. 第2道防卫线　即整体自我帮助。以上这些穿过了第1道防卫线的生理反应和心理反应，对当事人来说是相当痛苦的，所以首先需要采取一些自助性措施来对抗和控制这些应激反应，以防止连续发展成为急性或慢性疾病。为此应设法：①避免或减少能引起应激的因素；②设法对付应激反应所产生的感觉；③寻求社会帮助；④注意休息和娱乐；⑤适当地锻炼；⑥改变饮食；⑦自己服用一些维生素和止痛药等；⑧学习并建立新的应对技能；⑨修身养性，如坐禅、深呼吸等。

具体的可从以下3方面着手来解决我们自己生活中的应激或帮助其他经受应激反应的人们。

（1）正确对待问题：首先是弄清问题的原因，要有针对性的帮助才能减轻在受应激反应困扰时的无能为力感。此时可用一些自我评估的问题来探讨应激原。例如，可自问或问你的照顾对象下列问题：

- 你的应激是否与工作、家庭或亲戚朋友有关？
- 是否在家庭中，学校中或工作岗位上对你的要求过高？
- 是否得不到足够的休息和精神上的放松？
- 是否担心有可能患严重的疾病？
- 是否有可引起焦虑的情况即将发生？
- 近来是否发生了麻烦事而没得到解决？
- 是否在短时间内出现了许多生活上的变化？

若能在以上问题中找到一个或数个答案，下一步就是应付应激原。你可设法改变处境，若不能改变，至少可以改变你对处境的感受和反应。例如，最近一段时间内，你的生活太紧张，又要学习，又要工作，你觉得放弃学习或工作均不可能，那就设法改变你对学习和工作的看法，不要把它们视为负担，先要放松一些，然后制定一份合理的日程表，将最重要的事先处理，对一些次要的事低调处理。总之，应识别应激原并及早处理，不要否认或任其发展是至关重要的。

（2）正确对待情感：当人们感到自己处于应激状态时，可以表现为焦虑、沮丧和生气等。但对待这些情感的第 1 步也是评估，即了解所经受的是什么感觉？引起这些感觉的原因是什么？不过要求人们在一定时间内明确自己的情感，及为何产生这些情感，并非一件容易的事。应鼓励做自我评估，如自问：

●在产生这些情感的当时，发生了些什么情况？如朋友的不友好表现、考试失败、工作中犯错误、上级斥责等。

●有哪些伴随发生的生理反应？如胃痛、心悸等。

●在什么情况下，这些情感就能消失？如与朋友交谈、想到一些幽默可笑的事等。

一旦明确了情感，重要的是承认它，例如，有人不听你的好心劝告，你感觉很生气。这时，你就要承认你自己是生气了。但有时承认也是困难的，尤其作为护理人员，人们的印象应该是和蔼可亲、乐于助人的，绝不会激动和发怒的。但事实上，我们有时是会生气的，必须承认生气并用恰当的方法应对。如在病人对你无理挑剔惹你生气时，你应首先正确调整自己的情感，然后再去帮助病人解决他的问题。你可先深呼吸几下以进行放松，或用一些时间与护士长或其他护士交谈，当你说出你是如何感觉时，你的愤怒情绪就已减弱了，不久你就会感到可以回去护理病人了，并逐渐与病人互相了解和取得信任，也就有可能帮助病人恰当地表达他的情感。

（3）减少应激的生理诱因：维持身体健康是应对应激的重要自助性措施之一，因为良好的身体状况是保持不受应激原侵犯，和保护不受生活改变影响的基础，为此应：①经常锻炼身体，不仅能使体格健美，还能消除和减少应激；②改变饮食，控制吸烟，少饮咖啡及酒类饮料；③应用一些行为应对措施，如时间管理，适当安排工作与休息，学习和掌握一些松弛的技术，如深呼吸、坐禅、瑜咖、气功等。娱乐活动可根据个人爱好，如阅读、听音乐、散步等。此外还可使用生物反馈训练等降低或解除应激反应。

要注意的是运用这些自助性措施必须适度并循序渐进、否则反而对身体有害，如节食过度或锻炼前未做准备活动等。总之，应帮助处于应激情况下的人们在评估自己的生活方式和应对反应的基础上，协助他们通过自助、适当地改变原有的生活方式以控制应激和预防应激引起的疾病。

5. 与应激有关的心身疾病　当应激原超过防卫机转时，或个体对应激原未加注意而予以忽视或否认时，也有可能个体不愿或没有能力进行自助活动时，身体的或精神的疾病就发生了。一个人在面临较大应激原时，往往开始有短时间的否认和心理上的退缩。这些反应在早期可能有暂时的保护作用，但若长期得不到改变就会引起心身疾病。例如，有人在丧失配偶后，由于长期处于悲伤状态而罹患结核；父母在子女去世后，过度悲哀而精神失常。近年来，应激已被公认是心血管疾病、消化道溃疡和肿瘤的重要致病因素之一。

6. 第 3 道防卫线即整体的专业性帮助　个人一旦患有严重疾病，就需要求助于专业医护人员，提供针对各种疾病的急救、住院、药物治疗或心理治疗等。在病人住院或疗养期间，应对病人在患病时和疾病控制后的生活方式和生活技能方面提供咨询和教育。

7. 防卫失败的结果——即慢性疾病。若不能及时提供专业性帮助，或这些帮助不得力或不恰当时，就可能发展成慢性疾病（如心脑血管疾病、溃疡性结肠炎等）和精神性疾病（如抑郁、严重焦虑等）。这些疾病本身又可转变为应激原，给病人增加负担。若应激是毁灭性的，所有防卫都失效，死亡也就来临了。

可见，护理的干预最好是在患病之前，在住院期间教育病人学习自我照顾已经较晚了，所以护士的角色不应只限于在治疗机构中，还应注意预防。另外要强调的是，作为一个专业助人者的护士，本身应是应对应激的角色模范，起着示范的作用。若你的仪表适当，精神焕发，待人热情，则人们就会尊重你而模仿你，愿意接受你的意见而成为你的知心朋友。

（邹　恂）

六、应激与适应学说在医院护理工作中的具体应用

一个正常健康的人在应激时很可能引起疾病，而疾病与住院又使病人面对更多的应激原。虽然疾病的病理改变有其一定的客观发展规律，但近来的科学证明病人的情绪状态和社会支持对疾病的发展是有影响的。因此，为了更好地协助病人恢复和维持心身平衡，与病人关系密切的护理人员，应注意对病人在疾病不同阶段可能出现的心理社会反应、医院中有哪些应激原会造成不良影响等有所了解，才能避免有害应激原引起反应而使病情恶化。

（一）病人对疾病早期迹象的行为反应

1. 延迟求医或没有行动　对已出现的症状不注意，认为不要紧而不采取行动。或认为症状不严重，没有必要立即求医。

2. 采取行动寻求帮助　对自己的健康问题开始注意，有可能会找专业保健人员咨询或去医院看病，也可能通过与其他一般人员讨论后，先进行自我诊断和自我治疗。但所采取的行动可能是有用的，也可能是有害的。

3. 犹豫不决　对是否要找医生不能作出决定，可能是出于某些原因，如经济问题或害怕各种检查措施等。

4. 抵抗　想方设法说明自己没有病，如到处求医的目的是证明自己没有病，或以增加自己的活动量来否认自己有病。需要弄清楚的是由于心理上的否认，还是知识的缺乏，即不知道这些症状的严重性。

（二）病人在确认患病后的反应

1. 病人对疾病的心理反应　在患病期间最常见的心理反应有：

（1）焦虑和震惊：每个人在生病期间都可能出现不同程度的焦虑（详细内容参阅焦虑部分）。震惊常发生在突然得知自己或亲人患病时，特别是患有严重疾病时的感觉。在震惊期的人们往往无法镇静地思考和合理地行动，而可能做出一些无意义的行动，这样的人需要理解、支持和保护。

（2）否认和怀疑：否认期的病人认为自己没有患病，相信别人是错误的，这种情况可以暂时起到保护他们自己的作用以免受到太大的刺激。否认的表现有不同程度，遗忘是一种较轻的，如病人忘记吃药。在极度否认时，病人可能竭尽全力到处去咨询，企图听到有人告诉他所希望听到的话。大多数病人的否认过程会逐渐消失而适应，所以护士不必勉强他必须立即面对现实，放弃否认，而是在不影响护理措施的情况下帮助他们逐渐适应。

怀疑可表现为对周围事物的敏感，如怀疑疾病诊断是否准确，药物是否对症，怕别人有事对他隐瞒，或没有给他提供最好的治疗和护理等。产生怀疑的病人主要是缺乏信任感，因而最好的治疗性的护理措施是耐心，让病人对你产生信任感。

有否认和怀疑反应的病人，可能会到处寻求咨询，提出许多问题，以求能确认自己的想法或自己的疑虑寻找理由。特别想知道为什么自己会得病，以及疾病的含意。所以回答各种问题将成为护士的重要工作内容。

（3）羞辱和罪恶感：有的人可能认为患病是对他的一种惩罚，特别是患了一些社会不易

接受的疾病，如性传播性疾病、精神性疾病等，容易产生羞辱和罪恶感而降低自我概念。如艾滋病（AIDS）或一些毁容等破坏形象的疾病，或在疾病过程中可因产生异味而使人不敢接近等情况。所以他人对病人的态度很重要，有时稍不注意就会使病人感到不被社会接受。这种羞辱和罪恶感会影响他对疾病的态度，甚至对自己有暴力行为（自杀）的危险。

（4）抑郁和情绪波动：在患病期间有些退缩和抑郁是很正常的，若持续时间较长或表现极端，就需要加以注意并请精神卫生专科会诊。抑郁病人的典型表现为凡事无精打采、表情淡漠、不爱说话、紧皱眉头、注意力不集中。他可以忽视个人卫生；生理体征可有肠功能紊乱，月经失调和性功能变化，体重异常增加或减轻，难以入睡或早醒、常做噩梦等睡眠型态紊乱。抑郁患者有时也可以表现为激动、动作过多、来回踱步和坐立不安，情绪变化迅速，常可哭笑无常。对于这些病人应多与他们进行治疗性沟通，仔细地评估其各种表现和所承受应激的关系。严重时应求助于精神科医务人员的帮助。

（5）孤独和无能为力：由于患病后需要安静休息或隔离，即使别人没有表现出嫌弃，病人也可能会认为被别人排斥而感到孤独。特别是在患有慢性疾病后，身体功能的下降，参与社会活动减少就容易有此感觉。如有大小便失禁，不能进行基本的自理活动；住院后与亲人分离，对依赖他人不习惯，孤独感就更明显。

疾病常会使人感到对自己的身体失控，必须要人照顾，特别是处在监护病房中，有各种仪器在监护或维持生命体征，更使病人对命运产生失控感，也就是无能为力。这种病人常表现为衰弱、萎靡不振或烦躁。

有抑郁、孤独和无能为力感的病人，经常不能和医护人员很好地配合而处于不合作的状态。表现为不能按医嘱服药或不愿进行各种诊疗性措施；懒于寻求和接受有关恢复健康的知识；不肯纠正一些不良习惯，如吸烟、酗酒等。

（6）愤怒：病人可因疾病所致的活动能力或感觉能力受损而感到愤怒，有时可直接或间接地向亲人或护理人员发泄。这是病人利用外射这种机转来应对他难以接受的应激。作为护理人员应理解这种外射性愤怒，不要误认为是对个人的攻击而委屈。护士的职责是确定愤怒的原因并加以纠正。

（7）恐惧：恐惧是对一种真实的伤害或不愉快事件的情感反应，如对疼痛、因病致残或死亡的恐惧；对陌生的事物，如医院的环境、诊疗措施的恐惧；在与他人关系方面，如怕与亲人分离，怕被人忽视或给他人带来负担等。这些恐惧是与过去的经历或亲属的经历有关的。如第一次经历手术的病人会对手术室的环境、麻醉和手术过程等感到恐惧；临产的初产妇害怕阵痛；脑血管疾患的病人害怕瘫痪后不能活动和给家人带来负担等。有恐惧感的病人，有的能自诉对什么害怕，但有的不敢表达而经常表现为怀有敌意和容易发怒。

2. 病人对疾病的社会反应——病人的角色（见第五节角色理论）。

3. 在疾病不同阶段的心理社会适应　每个人都经历其独特、有差异的疾病过程，但也有一些共性。一般人对疾病的心理社会适应过程可分 3 个阶段：

①疾病开始期：或称过渡期，即从健康过渡到患病的时期，此期可能症状不太明显，病人多试图去否认，认为自己很好。当症状继续发展，可能会求医咨询，但仍不承认自己生病。若出现急症（如脑血管意外、心脏病发作等），则病人和其家属都可能经历震惊、怀疑、否认等阶段。在此时护士应表示同情，在了解病人和其家属的感觉和内心冲突后帮助他们接受事实。

②接受期：病人不再否认患病，但常表现为较多注意自己的疾病，以自我为中心，对他

人的依赖增加，甚至出现退化行为、角色强化，容易要求过高，并且提问也较多。这种以自我为中心，可被认为是正性反应，因为这样可以集中精力于治疗和康复上。在此时，护士应鼓励他表达，不与他争辩，但在适当时候鼓励他自我照顾和自己作决定。

③康复期：这是一个从患病到健康的转变过程，一般是在身体方面的功能先恢复，然后达到心理社会功能的完整。护士在这时应帮助病人恢复体力和功能，促使其恢复原来的生活方式、工作兴趣和角色任务。

（三）影响以上反应的有关因素

1. 疾病的性质　包括疾病的严重程度、症状和体征的明显与否、妨碍正常活动的程度、疾病的预后情况以及症状发作的频率、强度、持续时间等。一般严重的、预后差的、影响正常活动的、症状明显可见的以及经常发作、难以忍受的疾病比较容易引起各种反应。

2. 病人的因素

（1）一般因素：如年龄、性别、个人性格、受教育程度、文化影响、所处地位等。

（2）对疾病的认识：包括个人能否感知所患疾病的严重程度和评估疾病的认知能力。

（3）个人的经历：特别是既往患病的经历、经受各种检查或手术的经历。所谓“久病成医”指的就是经历的作用。另外还有既往求医的经历，如在个人或亲人就医的过程中的不愉快经历会使病人对医院望而止步。

3. 社会因素

（1）医疗保健设施的条件：如附近有医院，就医方便就可能有病较早就医。设备齐全、服务态度良好的医院可使病人有安全感。

（2）经济条件：如有劳保或医疗保险的则就医较早，顾虑较少；经济困难的往往隐瞒症状或把症状说得轻微些，甚至不采取行动。心理上也容易产生抑郁和无能为力感。

（3）其他人对病人的态度：家庭成员和组织的关心照顾会使病人重视自己的疾病而较早就医、安心养病；医护人员的服务态度也会影响病人的情绪和行为。

护士可根据以上因素分析病人可能出现的心理社会反应。

（四）医院护士的职责

为了使病人在面对疾病和住院的应激过程中能够维持心身平衡，护士应对医院中可能会引起负性反应的应激原有所了解，才能设法加以避免、减少或控制，以加速病人在各方面的适应。

1. 医院中常见的、对病人具有威胁的应激原

（1）对周围环境不熟悉：如对病房的环境不熟悉、对医院的作息制度不适应、对医院的饮食不习惯和对主管自己的医师或护士不了解等。也有人可因同房间有陌生人、睡陌生的床、房间温度不合适或被褥改变而难以入睡等。

（2）感受到疾病的威胁和对治疗的顾虑：如对诊断不了解，猜测或得知可能患了难治的或不治之症。对如何进行治疗也不清楚或有顾虑。医师和护士说的一些医学术语也听不懂，或自己的提问也得不到答复。对手术治疗有恐惧，害怕疼痛、致残或影响身体形象等，对药物的疗效有怀疑，或害怕药物的副作用，尤其是既往住院的消极经历，或与传统文化习俗有所抵触的治疗，会引起较大的情感冲突。

（3）与家庭分离或被隔离：如与配偶、父母、子女分离而思念，家又离得较远不能经常联系，过节假日不能与家人团聚，与病友无共同语言，医护人员过忙难以交谈和感到自己不受重视。尤其是因有传染性或因怕受感染而被保护隔离者更感孤独。

（4）丧失独立自尊感：因疾病而失去自我照顾能力时，进食、入厕、洗澡、穿衣等都得别人协助；或必须卧床休息而不能按自己意志行事时会感到难以忍受。特别是在需要帮助而没有反应时，如按呼叫器后没人理等。

（5）经济问题：住院后不能工作，不但经济收入会减少，支出还要增加而有所负担。老年人可因怕增加儿女的压力而放弃治疗。

（6）缺少信息和娱乐：在住院期间可因看不到报纸、电视等，也没有电话和电子邮件等通讯设备，会感到与世隔绝。再加缺少娱乐活动，就更感生活枯燥。

2. 与护理工作有关的应激原

（1）护士对病人的各种基本需要不了解，包括生理的、安全的、心理的和社会的需要。

（2）医院环境的安排不完善：如不够安静、光线过暗或过强、室内温度不适宜、厕所不够卫生、洗澡条件差等。

（3）护士缺乏观察能力和熟练技巧：如对病情变化未能及时发现和处理，有些护士不善于沟通。进行各种治疗性操作时因不熟练而成功率不高，使病人痛苦增加等。

（4）护士本身素质修养不够：如态度生硬，言行不一致，不能以身作则遵守医院制度，以致影响了信任感的建立。

（5）忽略与家属的合作：家属是重要的社会支持力量，应与家属共同来协助病人恢复健康。

以上这些情境都会使病人在住院期间应激增加，对医院产生不安全感和疑虑等负性反应而不利于病情的恢复。

3. 护理人员的职责

（1）评估病人所受应激（包括疾病）的程度、持续时间、过去承受应激的经验等，如既往疾病史、住院及手术史；以及可能得到支持的条件，如家庭成员、经济条件等。然后根据具体情况进行分析，并找出应激原。

（2）安排合适的治疗环境，尽量减少对病人有害的应激原，如做好入院介绍、带领病人熟悉病房环境、介绍病友等。病房制度应为病人的舒适和方便着想，如把治疗和检查生命体征等工作适当安排，不要影响病人休息，如不要唤醒病人试体温等；要协助病人安排生活，如根据病情安排消遣活动，以克服生活变化（住院）所产生的影响。

（3）了解病人的精神状态，协助病人适应实际的健康状况，妥善应对一些可能出现的心理问题，例如，对难以忍受的疼痛的恐惧，对一些诊疗措施的恐惧和对疾病预后的焦虑等。要启发病人说出问题，因为这不仅能起到发泄的作用，还能使护士获得信息；要鼓励病人利用心理防卫机转以缓解负性情绪反应，必要时指导学习松弛疗法。

（4）与家属搞好合作，鼓励病人与工作人员和病友交往，协助病人搞好人际关系，维持良好的自尊和减轻孤独感。

以上工作均可通过整体护理来执行，由主管护士通过执行护理程序具体完成。

（邹　恂）

七、焦　　虑

焦虑（anxiety）是由人生中的挫折和冲突所引起，因而是一种最常见的心理反应，也是病人最需要帮助的心理问题。现在此专门加以叙述。

（一）焦虑的性质

焦虑是一种与不明确的危险因素有关的忧虑和不良预感，它使人们感到不安和不适。这种感觉通常是身体的和精神状态的混合物，就是在感到紧张和不安以外，还伴有一些生理的反应，如厌食和腹泻等。由于我们常常不能分辨这些不适感的原因，所以更感忧虑。人们可以在某种情境和一定时间内出现焦虑，但在另一时间就没有了，因为该情境对该人的意义已经变化，或者已经过重新评估。

焦虑不容易直接被观察到，可观察到的是焦虑引起的生理的和行为的表现，如心率加快、血压升高、出汗、面色潮红或苍白、失眠、坐立不安、厌食、尿频、注意力不能集中和定向力变化等。

焦虑的表现可随个人的感知情况而变化，这与个人的心理社会素质、所受教育、成熟程度和生活经验有关。焦虑一般应按发展规律进行观察。如出生→9个月的婴儿，焦虑多表现为生理功能紊乱，会出现睡眠失调、腹绞痛等；9个月→4岁时，可能用发怒来表示焦虑，如不停地运动，或有退行性行为，如吮指、猛撞头等；而成年人的焦虑多表现在情感、认知和思维方面的变化。

焦虑是能传播的，人们以语言性和非语言性沟通形式传播他们的焦虑，如声音颤抖、语调变化、语速变化、体位改变、神经质动作、出汗、眼神等。焦虑可以像流感一样，从一个人传至另一个人。因而一个不安的护士可将焦虑传给她的服务对象和同事。

（二）焦虑与恐惧的差别

焦虑和恐惧的不同点在于：

1. 恐惧的原因是已知的、明确的，而焦虑的原因则是一种预感的、不明确的危险。因而恐惧是具体的，而焦虑是模糊的。
2. 焦虑顾虑的是与将来有关的，而恐惧的顾虑是当前存在的。
3. 焦虑是心理矛盾的结果，恐惧是由一种对生物体的特殊威胁所引起的。
4. 焦虑不是都有意义和说得清楚的，而恐惧是合乎情理的行为。

焦虑与恐惧是由来自大脑的同一部位，并且都能引起“斗争或逃避”的反应。

（三）焦虑的原因

一般能威胁个人身体和精神安全的威胁、挫折、冲突甚至变化等，均可因应激而出现焦虑，因而疾病也能产生焦虑。生理威胁比较容易识别，例如感染或受伤有明显的体征和症状。识别心理性威胁就比较困难，因此应注意要像对待躯体疾病一样的敏感来对病人所经受的焦虑。

在不同的发展时期引起焦虑的原因亦有所不同：

1. 婴儿或儿童期　可由于与亲人分离，与小朋友相处不好、学习成绩差、肢体残缺等引起。
2. 青春期　多由性发育问题、交异性朋友、选择事业和出路等所致。
3. 成年期　可因事业的进展、子女的成长、家庭的负担和更年期的变化等引起。
4. 老年期　多为感觉减退、精力不足、不甘心退休、经济收入减少、生活单调所致。

（四）焦虑的分级

焦虑是一个连续体，为便于观察和处理，可根据焦虑的强度、适宜程度、持续时间和出现的体征，将这连续过程分为6级来进行评估：

1. 心神安定（ataraxia）　没有焦虑或很少焦虑以致对人没有影响。

2. 安康状态（well - being）　在一些成功的经历后，个人感到轻松、舒适和快乐的典型状态。或有少量焦虑，但个人未加以注意。

3. 轻度焦虑（mild anxiety）　这种轻度焦虑是有意义的，常是健康的和有成就的人们的经历，它对生活中的成功适应有一定价值。轻度焦虑能使人们提高注意力和警惕性，因而能使人越来越聪明，能应对各种情境和总结经验，并经常处于一种积极学习和善于解决问题的状态。

4. 中度焦虑（moderate anxiety）　此级焦虑程度是适中的、温和的，并兼有轻度和重度焦虑的特点。在低水平时，可提高人的能力和成就；在高水平时，能使人对周围活动的警觉程度降低，有时可能对一些事情会采用选择性疏忽，只对那些别人指出的活动加以注意。

5. 重度焦虑（severe anxiety）　表现为注意力分散，不能集中，接受能力大大减弱，对周围发生的事觉察不到，即使有人指出也不注意，因而学习受到影响。这种焦虑已达到痛苦的程度，能消耗人的精力，并抑制使生理恢复的力量，需要进行干预。

6. 恐慌（panic）　接受能力失常，注意力集中在夸大的细节上，经常曲解当时的情境，不能进行学习，并失去维持有目的活动的能力。这种剧烈的、崩溃性的焦虑能使个体失去控制，有时对微小的刺激也可产生不可预测的反应，是一种严重的精神失调，虽然不常发生，但一旦发生就很危重。

（五）焦虑的干预

现按护理程序的5个步骤加以叙述

1. 评估方面　因为患有焦虑的人很容易误解所说的内容，所以与他们进行沟通时说话必须简单明了。必要的重复陈述是有利的，还要注意保持安静，并切忌武断。评估的内容有：

（1）评估焦虑的等级：适度的焦虑是可以促进学习而有利于适应的。过度的焦虑会导致失败和失去控制，但冷漠或没有焦虑也不可能产生有目的的行为，因此必须在评估其等级的基础上加以处理。

（2）评估焦虑的持续时间：多数病人对强烈的焦虑只能忍受较短时间。我们的身体在长期承受严重焦虑后可能导致慢性心身疾病，所以要了解病人感到焦虑已有多长时间，以及评估是否与所患疾病有关。

（3）评估焦虑所致的躯体症状：每个有焦虑的人所出现的症状可以不同，有人主要表现为胃肠道症状，而另一些人可能是心血管系统的症状。若应对成功则无损害，持久的慢性焦虑最终会引起躯体的不正常。

虽然焦虑可能产生躯体的症状，但不要以为焦虑是这些症状或躯体其他反应的惟一原因。例如，焦虑时可有头痛，但焦虑可以是，也可以不是头痛的原因。由于焦虑引起的头痛常和脑部其他疾患（如脑瘤）所致的头痛程度相同，所以只有通过全面检查才能确定一个症状的原因。假如焦虑已证实为重要因素，也应注意这些症状不是个人能有意识加以控制的。

（4）评估焦虑的原因：可从以下4方面着手：

①可利用社会再调整评分表（SRRS）（请参阅应激与适应的学说部分）作为工具，对是否有一些生活变化导致的焦虑作出评估。

②按成长与发展阶段来评估是否由于发展性危机引起。

③是否有情境性危机存在。

④评估既往和现在与应激有关的心身疾病的情况。

2. 护理诊断　对与应激有关的不安感，最常用的诊断是焦虑和恐惧（其区别已由前面叙述过）。由于病人有焦虑情况是很常见的，但并非都需要采取专门护理措施。所以并不是对每个有些焦虑体征或症状的病人都需要列出“焦虑”这个诊断，只是在需要进行干预时才列出，并且要注明焦虑的级别和相关因素以便采取相应措施。如：

重度焦虑：与对疾病预后误解有关。

此外，因为焦虑可以改变一个人的生活，使他在各方面发生困难而出现其他问题，所以焦虑就成为另一护理诊断的相关因素。例如，有人因焦虑不安而爱吃零食并体重有增加趋势，需要给以指导纠正。护理诊断可为：

营养失调：潜在的高于机体需要量：与因焦虑而进食过多有关。

针对这个护理诊断，干预就需要从减轻焦虑和减少进食量两方面着手。

3. 计划

护理目的：通过各种护理措施，病人应能达到以下目的：

（1）正确认识自己的焦虑。

（2）会运用适当而有效的应对机转控制焦虑。

（3）在控制焦虑后，学习和解决问题的能力有所提高。

（4）在心理上和生理上的舒适感有所增加。

护理措施：（可按第2道防卫线——自我帮助中所述的原则来进行计划）。为了要达到以上护理目的，应采取以下护理措施：

（1）帮助病人认识自己的焦虑：首先应帮助病人减轻当时的焦虑程度，为此护士应在对病人的焦虑程度进行评估的基础上：①提供安全和舒适，如经常和病人在一起，对病人说话要态度和蔼、平心静气；不要与病人的合理行为对抗和辩论，应支持当时病人的应对方法；②减少对病人的感官刺激，如说话要简短明了，让病人处于比较安静的环境中，限制与其他有焦虑的病人或家属接触；交谈时主要集中在当时情境而不牵涉过多，必要时根据医嘱给以适当的药物治疗。然后在焦虑程度有所减轻时，开始帮助病人承认有焦虑，鼓励病人回忆发生在焦虑前的情境以评估其未满足的需要和期望，并进一步分析这些期望是否现实，有无可能得到满足。

（2）运用适当而有效的应对机转：由于疾病本身就是应激原，因而必须会运用一些适当的应对机转，加强心理调适，避免病情恶化。比较有效的防卫机转有：①转移：在产生焦虑时，可利用读书、听音乐或进行一些体育活动的方法，随着时间的推移，焦虑可以减轻或消失；②反向：在因事不如意而发愁时，可换个思路、换个角度想一想，看看事物的另一面，也许就能解脱，所谓祸福所倚，得失相生；③潜抑和压抑：自己向自己发出暗示语，反复地说：“我不紧张”，“我感到轻松了”，“我别再瞎操心了”等等；④选择性疏忽：要能比上不足、比下有余，想到虽然我有些不如意，但有人比我更不幸，我应该感到满足；⑤否认有时可能暂时起到一定保护作用，应在焦虑程度减轻的基础上，将事实告诉病人，并告诉他如何积极应对。

应注意减少或避免使用不正确的应对机转：①凡抑郁或退缩都是不适当的，应予以纠正；②对诉说有非器质性改变的躯体症状的病人，不要简单地给以否定，应鼓励他把感觉说出来，而当病人无症状时给以正反馈。对病人的要求（如要止疼药）要有一定限制。可指导病人采用松弛术，逐渐让病人认识自己的行为；③愤怒：是一种对挫折和焦虑的反应，并不是所有愤怒都是有问题的，它也能用来解决问题，但应让他识别愤怒，帮助他分析愤怒的原因和行为的后果。对无理要求或过激行为应加以限制，而对他能有所控制给予理解和鼓励。也可建议他们采取一些能接受的方式来表达愤怒，如敲打枕头、围绕屋子跑步等。

(3) 在控制焦虑后，进行健康教育和有关指导以提高解决问题的能力：①用非专业术语和易懂的语言向病人解释其疾病和治疗。由于焦虑会影响学习，必须重复解释；②对于虽有较重焦虑和应对机转紊乱的病人，应进行心理治疗或介绍去有关治疗机构；③指导病人如何保持健康，如合理营养、加强锻炼、定时排便等；④指导病人运用松弛术；⑤提供在紧急情况下所应采取的措施和有关知识。

4. 执行　在执行计划时，应尽可能让病人参与做决定，这样可增加病人对自己健康的责任感。社会的支持是很重要的，特别是至亲好友的帮助，因为病人信任他们，比较容易接受他们的意见，也可以介绍一个有相似经历的人和病人交流经验。此外，指导病人寻求专门机构的帮助，以获得一些针对性问题的信息也是有益的。这些工作最好不要等到病人已经患病（如心脑血管疾病）住院后再进行，而是在住院前，也就是说护士的角色应扩展至保健领域中。

5. 评价　如果护理干预有效，病人的焦虑可降低至中度或更低，生理方面的症状，如脉搏和血压的改变可以接近正常或已经正常。更重要的是病人不但能自己采取措施减少应激的来源，还能掌握独立处理将来可能出现的应激的应对技能。

若护理干预无效，而继续处于焦虑的高水平状态，则该病人就可能会出现严重疾病。

（邹　恂）

第五节　角 色 理 论

一、角色理论概述

角色理论是把现实社会比作戏剧舞台，运用戏剧舞台中的概念来研究和解释人类的社会结构、社会关系及社会行为，是综合了心理学、社会学及人类学等有关内容的多学科共同参与和发展而形成的具有独特语言系统和概念系统的理论体系。

(一) 角色

“角色”一词原本是戏剧中的专门术语，是指演员在戏剧舞台上所扮演的某一特定人物，后被引入社会心理学领域。在社会心理学中，角色是指个体在社会结构中所处的一定位置，即社会地位的体现。

每一社会地位都赋予了占据它的个体以一定的权利和义务，用以规范个体的行为及其与占据着社会系统中其他地位的人们的互动关系。当个体在社会中根据其所处的社会地位履行相应的权利及义务时，也就扮演着相应的角色。一方面，角色与地位是不可分割的。另一方面，角色的实现是通过互动才能得以完成。也就是说，每种角色都是在同与之相关的角色伙伴发生互动关系过程中表现出来的。如一个扮演护士角色的个体只有在她与角色伙伴（医生、病人、病人家属等）发生互动关系的过程中，才能体现出社会赋予护士角色的权利、义务和行为规范，即与其他医务人员共同合作为病人及其家属提供照顾等。而当该个体与家人发生互动关系时，则要扮演的可能是女儿角色、母亲角色等等，不会是护士角色。

(二) 角色期望

角色期望是社会对处于一定社会地位的角色的权利和义务所作的规范，是角色行为赖以产生的依据。当个体在进行互动的过程中，通过角色期望可以预测角色伙伴的反应，也就是说角色期望除了具有规范功能外，还具有预测功能。根据其来源的不同，角色期望又被划分为以下 3 个层次：

1. 剧本期望　是指社会系统中的每个位置都有相应的规范，具体说明个体应该怎样行动。正如剧本本身对演员演技的要求一样。人们只有了解和认识社会对角色的这种要求和期望，才能扮演好一定的社会角色，成为一名合格的社会成员。

2. 演员伙伴期望　是指在某种互动情景下由参与互动的其他成员（即角色伙伴）提出的期望和要求。角色是通过互动得以实现的。正如舞台上需要不同角色的合作才能演好一台戏一样，社会中的人们总是在一定的群体中与一定的角色伙伴进行互动。如医院中的护患互动，家庭中的夫妻互动等。要建立良好的互动关系，就必须了解和协调不同角色伙伴的期望与要求。

3. 观察期望　是指不直接参与互动的观众的有意或无意地暗示的期望，这种期望构成了一种参考框架，制约着处于各种地位的角色扮演者的行为。

在通常的情况下，上述 3 个层次的期望是一致的，但有时也会出现冲突。

（三）角色行为

角色行为是角色扮演者依据自身对角色期望的认识与理解，在角色扮演过程中所表现的具体行为方式。虽然角色期望是角色行为赖以产生的依据，是角色扮演者的行动指南，但角色期望并不等于角色行为。

角色期望是角色所具有的客观属性。由于个体不同心理社会特征以及对所扮演的角色的认识和理解差异，他们在处于相同的社会地位、扮演类似的社会角色时，往往表现出不同的角色行为。也就是说，作为角色扮演者的个体，在扮演角色的过程中有其主观能动的一面。而且即使对角色有相同的理解，由于每个个体自身条件及所处环境的不同，表现在具体的行为上也可能各有不同。

概括而言，角色行为与角色期望的符合程度取决于角色扮演者对角色期望的内化状况。角色期望的内化是指角色扮演者通过对角色期望的“同化”和“顺应”而将其纳入自己的认知结构的过程。如果个体在角色期望的内化过程中出现偏差，不仅会使角色行为偏离角色期望，而且会使角色伙伴对同一角色缺乏共视而影响互动。

（四）角色扮演与角色学习

角色通过角色扮演才能得以实现，而角色扮演能否取得成功则取决于扮演者的角色扮演技能及其对角色期望的把握是否正确，也就是说取决于扮演者的角色扮演能力。那么角色扮演能力是如何形成与发展的呢？这就是所谓的角色学习过程。

角色学习包括以下两个方面：①形成角色观念。所谓角色观念是指个体在特定的社会关系中对自己所扮演的角色的认识、态度、情感的总和。具体而言，角色观念包括个体对自己所处的社会地位、应履行的权利和义务、角色的行为规范以及应具有的思想品格等的认识。②学习角色技能。个体在形成角色观念的基础上，还要学习顺利完成角色扮演任务、履行角色义务和权利、塑造良好的角色形象所必备的知识、智慧、能力和经验等。角色学习是角色扮演的基础和前提，没有正确的角色观念和相应的角色技巧，要想扮演好角色是很困难的。

值得注意的是，角色学习不是一般意义上的学习，它有着更为广泛的、更为丰富的内涵。

1. 角色学习是一种综合性的学习。每种角色都是根据它所处的社会地位而由各种行为方式组合而成的一个整体。任何零碎的、片面的角色学习都可能导致角色错位、角色冲突等问题的发生。

2. 角色学习是在互动中进行的，是与角色扮演交互进行的过程。在角色扮演过程中个体逐步地形成、培养角色观念和角色技能。

3. 角色学习不是简单的模仿式学习，而是一个具有创造性的过程。一方面，社会对大多数角色都有较明确的角色期望，但表现在角色行为上，不同的个体之间往往存在着一定的差异。另一方面，社会对某些角色的期望是模糊不清的、或者是变化不定的，没有一定的角色行为模式可以遵循。因此，角色扮演者很难从他人那里学到现成的角色行为，只能根据自己的理解、经验去设计和创造这种角色的行为模式。

4. 由于每个个体在社会结构中所处的地位不断变化，意味着他所扮演的角色也经常发生着变化。因而，角色学习在人的一生中是不断进行的。

实际上，角色学习的过程也就是个体学会扮演一定社会角色的过程。有学者将这个过程称之为角色的社会化，并将其分为角色认知、角色移情与角色行为 3 个相互关联的阶段。

1. 角色认知阶段　是指角色扮演者对某一角色的权利及义务的认识和了解，是角色社会化的开始阶段。在该阶段中，个体通过自己的观察、家庭及学校的教育等逐渐了解到某一角色应履行的权利和义务、应采取的行为模式。

2. 角色移情阶段　是指角色扮演者不仅在认知水平上而且在情感水平上进入了角色，即不仅知道某种角色的行为规范和表现方式，而且在情感上对其有了体验。

3. 角色行为阶段　是指角色扮演者以具体的角色行为而出现在“观众”面前，即在行为上进入角色，实现角色扮演的阶段。角色行为是角色认知和移情的结果和表现。一个人的语言能力、模仿能力、想像能力和记忆能力等都会影响其能否成功扮演某一角色。

（五）角色冲突与角色冲突的协调

1. 角色冲突　角色冲突是指占有一定地位的个体与不相符合的角色期望发生冲突的情境，或者说，是角色扮演者在角色扮演情境中所经历的心理上和（或）行为上的不适应、不协调状态。角色冲突又分为角色间冲突和角色内冲突。

（1）角色间冲突：是指个体必须同时扮演过多的不同角色，由于缺乏充分的时间和精力，无法满足这些角色所提出的期望，特别是当这些角色期望彼此矛盾时，个体会产生更大的角色间冲突。

每个人一生中往往同时扮演着许多角色，每个角色体现的只是他的一个方面。如对于一个人来说，在单位是领导，回到家是父亲、丈夫、儿子等。在角色理论中，把同一个人所扮演的各种角色的整体称为角色丛。

社会对不同的角色有着不同的角色期望系统。当一个人扮演的角色越多，不同角色间的角色期望的差距越大，使个体无法协调和完全满足不同角色所提出的期望，就越容易产生角色冲突。如作为一位职业妇女，她同时要扮演工作者、女儿、儿媳、妻子、母亲等多种角色。单位的领导、同事希望她能以工作为重，把大部分时间精力放在工作上；父母则希望得到她更多的陪伴和照顾；丈夫和孩子希望她以家庭为重，能多操持家务、照顾孩子。这些不同的角色期望往往使这位妇女感到精力不足、顾此失彼，因而产生角色冲突。

这里有些角色之间存在着共同的角色期望，如女儿、儿媳、妻子和母亲角色都是希望她以家庭为重。在扮演这些角色时，虽然也可能发生角色冲突，但其冲突的程度要小得多。而有些角色之间的角色期望的差距较大、彼此相互矛盾，如上述角色与工作者角色之间则存在着许多相矛盾的角色期望，由此而产生的角色冲突程度也就大得多。

(2) 角色内冲突：是指由于角色互动对象对同一角色持有相矛盾的角色期望，从而引起冲突的情形。角色内冲突既可来自不同角色互动对象矛盾的角色期望，也可以来自同一角色互动对象矛盾的角色期望。例如：就教师角色而言，接受问题快的学生希望讲得快些、深入些，以便有更多的收获；而接受问题相对慢的学生则希望讲得慢些、详细些，以便能充分地消化理解。再如，有的丈夫既希望妻子能成为贤妻良母，又能事业有成。不论是不同的、还是同一个互动对象，在对同一角色存在相矛盾的角色期望时，都会使角色扮演者感到不知所措、无所适从，从而产生角色冲突。

2. 角色冲突的协调

角色冲突的产生意味着角色扮演者在心理和（或）行为上存在着不适应、不协调的状态。如果长期得不到缓解，必然对其日常生活和身心健康产生不良影响。在现实生活中，要彻底消除角色冲突是不可能的，但可以通过角色协调而使角色冲突尽可能地降至最低限度。

从角色冲突的内涵中，不难看出角色冲突的产生及其强度与角色期望的性质及个体的角色扮演能力密切相关。①角色扮演者所承担的角色越多，各种角色期望之间的差别越大、越无法通融，则角色冲突产生的可能性越大，程度越严重；②个体的角色扮演能力越强，处理和协调各种不和谐角色期望的技巧越娴熟，则产生角色冲突的可能性就越小，程度越低。

因此，缓解角色冲突的方法主要有：①通过角色学习，加强角色扮演技能的培养和训练，提高角色扮演者协调处理各种不同角色期望的能力；②努力协调统一角色互动对象们对角色的各种期望，使他们对某一角色采取合作的态度和行为；③划分角色，授权他人；④调整角色关系，通过消除、限制或扩展角色关系的方式，减少所承担的角色或扩展协调角色期望的能力。

W.G. 古德提出了以角色选择的方法来缓解角色冲突。他认为，个体应从许多角色中挣脱出来，把时间和精力用到那些对其更有价值的角色上。角色的取舍应从以下 3 个方面考虑：①角色对个体的意义；②不扮演某些角色可能产生的积极和消极的后果；③周围人对拒绝某些角色的反应。

二、角色理论在护理中的应用

角色理论作为研究和解释人类行为、社会结构及社会关系的重要理论之一已被广泛应用于人类学、社会学、心理学以及教育学等各个领域。学习和掌握角色理论的研究方法及研究成果对护理学的研究与发展具有重要的指导意义。护士与病人（或者更为准确地说是寻求医疗保健帮助的人）、医生及其他医务人员等共同组成了医疗卫生保健服务系统。在该系统中，他们以相应的角色行为，通过彼此间的互动而实现着恢复和（或）增进病人健康的最终目的。不论是护士、病人还是医生等，社会对他们都有一定的角色期望，也就是说，对他们的权利和义务、行为模式等都有着较为明确的规范，处于一定位置的个体必须按相应的规范行事。

角色理论有助于：①了解和认识护士及其角色伙伴的权利、义务和行为规范；②预测和发现在角色适应过程中可能出现的角色冲突等问题；③寻求缓解角色冲突、顺利完成角色适应的途径和对策；④扩展和明确护士的角色范畴，提高护士的角色地位等。下面分别从病人角色及护士角色两个方面来讨论有关的角色及角色适应问题。

（一）病人的角色和角色适应

1. 病人角色　病人或称患者（patient）是指患有疾病，经受病痛的人。随着健康概念的转变，护理服务对象不仅指病人，还包括健康的人和人群，即所有寻求健康照顾的人们。但就目前来讲，我国的护理服务对象还主要是病人。

病人角色就是社会对一个人患病时的权利、义务和行为所做的规范。Talcott Parson 将病人角色概括为如下 4 点：

（1）可以酌情免去一些原来承担的社会责任，其免除的程度可因疾病的严重程度而异。医生的诊断可证明病人角色的成立。

（2）一般不需为自己患病承担责任，不能靠主观愿望和自己努力而康复，有获得良好照顾的权利。

（3）应该有希望自己好起来的愿望，有恢复健康的义务。

（4）应寻求帮助，如找医生诊治，并与此医生合作等。

随着医学观念的转变，病人角色也在发生着变化。人们已经认识到，病人不仅具有接受医疗和护理照顾、恢复健康的义务，以及免除社会责任等权利，而且还具有监督和参与医疗和护理的权利。特别是对于病人参与和监督医疗护理的权利越来越受到人们的重视。

2. 角色适应　对一个人来说，病人角色可能是暂时的，也可能是长期或永久的，但往往是迫不得已而承担的。而对于病人角色的认识主要是从自己的患病经历或他人的患病经验中获得的。个体不同的社会、经济、文化背景及个性心理特征等都会影响其对病人角色的认识与适应。个体在扮演病人角色的过程中，由于各种原因，不能正确理解和履行社会赋予角色的权利、义务和行为规范，就会出现各种角色适应不良的问题，进而影响疾病的康复过程，甚至加重病情。因而，认识和理解病人在角色适应过程中可能出现的各种问题及其产生的原因是非常必要的。只有这样才可能制定出有针对性的护理对策，帮助个体顺利适应病人角色，促进病情的早日康复。

病人在角色适应过程中，常见的适应不良有：

（1）角色缺如：表现为不能正视自己的疾病，不承认自己是病人，不能很好地配合治疗与护理。如年轻人容易忽视自己的疾病，而不及时寻求帮助、无视治疗和护理的要求等。

（2）角色强化：表现为对自己的能力表示怀疑、失望，依赖性增强，对承担的其他角色感到不安，或借生病而逃避某些责任、获得某些权利等。

（3）角色消退：是指一个人已适应病人角色，但由于某些原因，需要承担其他角色。如一位尚需继续治疗和护理的患病的母亲，由于孩子需要照顾，而不得不提前出院。

（4）角色冲突：是指在扮演病人角色过程中，与其所扮演的其他角色在角色期望上发生矛盾，或不同的角色伙伴存在矛盾的期望和要求时，经历的心理和行为上的不协调状态。前者属于角色间冲突，如一位患病住院的教授，因不能完成工作而表现出焦虑不安、烦躁易怒，甚至会偷偷跑回单位等。后者属于角色内冲突，如对于一位骨折的病人，有的护士认为应尽早下床活动，而有的护士则告知需要继续卧床，就会使病人感到无所适从，不知所措。有时还会因此而使病人失去对医护人员的信任，产生焦虑不安、不合作等情绪或行为反应。一般来讲，对于病人更容易发生的是角色间冲突。

3. 护理对策　为帮助病人尽快适应病人角色，避免和缓解可能出现的角色适应不良，护理人员可采取以下措施：

（1）根据病人的年龄、文化程度、职业以及个性特点等，预测其可能会出现的角色适应问题。

（2）通过交谈和观察病人的角色行为，了解病人对所承担的角色的认识、明确在角色适应过程中存在的问题及其产生的原因。

（3）引导病人树立正确的角色意识，履行应有的角色权利和义务。

（4）帮助其充分认识扮演好病人角色的重要性。只有扮演好病人角色，才能更好地恢复健康。而健康则是成功扮演其他社会角色的基础和前提。

（5）缓解角色冲突。可寻求家人、朋友或同事等的支持与帮助，分担和化解其所承担的其他角色的职责。医护人员之间应注意沟通配合，保持与病人的角色互动过程中的协调一致。

（二）护士的角色和角色适应

1. 护士角色　社会对每一种角色的角色期望是随着社会的发展及文化背景等的不同而不断变化的。随着社会的进步、医学的发展，护士角色和病人角色也经历了一个不断变化和扩展的过程。护士角色已由过去的单纯的照顾者不断扩展为现在的集照顾者、决策者、管理者、教育者等多种角色于一身，并由过去从属于医生的地位中不断独立出来。（详见第一章护理专业角色部分）

2. 角色冲突与协调　一方面，同他人一样，作为一个护士同时还扮演着许多其他角色，如父母的女儿、丈夫的妻子、孩子的母亲等。当这些不同角色所提出的期望和要求过多或彼此矛盾时，往往使其感到无法完全满足，力不从心，精疲力竭。这就是所谓的角色间冲突。另一方面，护士角色是在与护理对象、医生等角色伙伴的互动中实现的。不同的角色伙伴或“观众”对她们作为护士的角色期望也不尽相同。当这些不同的角色期望无法协调时，就会使护士感到无所适从，不知所措，从而产生角色内冲突。如病人希望护士能准许家属探视，而护理部则要求护士必须遵守医院制度，不准探视。

由于各种角色冲突而引起的心理和（或）行为上的不协调状态，不仅会损害护士的身心健康，同时还影响角色互动关系及护士角色的成功扮演。为此，协调不同角色的关系、减低角色冲突是十分必要的。具体措施可包括：

（1）通过角色学习，提高角色扮演能力，使自己对各种不同的角色期望应付自如。

（2）协调护士角色与其他角色的关系，取得家人、朋友等角色伙伴的理解、支持和帮助。

（3）协调不同角色伙伴的角色期望，使他们对护士角色采取合作的态度。

（4）划分角色、授权他人。许多护士长曾抱怨，自己整天忙于日常琐事，而无暇真正顾及病房的管理。在这种情况下，就可以采取角色划分的方法，将部分职责分配给其他人，而将自己的主要精力用于病房管理上。

（5）消除或限制角色关系。可通过对所承担的不同角色进行分析，舍弃或限制某些不必承担或影响不大的角色，以便有更多的时间和精力投入到必须承担的、主要的角色中。如有的护士不分职责内、职责外的工作都很热心，从不说“不”，结果却是力不从心，哪方面的工作都没做好。

（6）扩展角色关系。通过扩大交往范围，可有助于各种角色行为的完成。

从角色扮演者自身来讲，可采取如上缓解角色冲突的措施，提高角色适应能力。而作为管理者也需要认识和了解护士在角色扮演过程中，可能出现的各种角色冲突及其产生的原因，进而采取相应的措施，以预防角色冲突的产生和（或）降低角色冲突的程度。

3. 护士角色的社会化　社会对护士角色的职责、权利和义务及行为模式都有着较为明确的规范。那么，如何帮助个体学会并扮演好这一社会角色，成为一名合格的护士呢？这就是所谓的护士角色的社会化问题。

护理教育是帮助个体完成护士角色社会化的重要手段，包括学校教育和继续教育。角色理论对护理教育具有重要的指导意义。护理教育应注意：

（1）加强角色意识的培养和训练。学员不仅要学习扮演相应角色所必需的知识、智慧和技能等，而且必须对所要扮演的角色应履行的权利和义务、行为模式以及应具有的思想品格等有充分的认识和了解，并内化为自身认识结构中的一部分。

（2）帮助学员不仅在认识水平上，而且在情感水平上尽早进入角色。为此，许多学校正在进行护理教育的课程改革，以保证学员入校后很快接触到护理专业知识的学习，以及接触护理实践的机会等。同时，还应注重社会宣传的作用，使学员在入校前就能对护理专业角色有所认识和了解。

（3）充分重视护理实践在护理教育中的重要作用。角色学习是在互动中进行的，是与角色扮演交互进行的过程。只能通过护理实践过程，才能使在课堂中学到的角色扮演技能、角色观念得到进一步的强化。

（4）加强继续教育，为在职护士提供一个不断更新观念、更新知识结构的再教育机会，提高临床护士的认识及理论水平，使护理教育与护理实践形成良性循环，促进护理事业的不断发展。

（孙玉梅）

第六章　护理学的理论和模式

任何一门专业性的学科都应建立一个指导实践的知识实体作为基础。护理作为一门新兴的学科，除了引用一些来自其他学科，如社会学、心理学和医学科学的理论外，正在不断地确定其本身独特的知识基础，也就是护理的概念、模式和理论。

第一节　总　　论

20世纪60年代以后，由于护理学科发展的需要，护理学逐渐建立了自己的理论。尽管从第一个护理理论问世到现在已经有30多年的历史，但是护理理论对于许多护士来说仍然是一件新生事物，因此，本节将介绍构建理论的基本要素、护理理论的发展沿革，以及如何来学习、分析、评价和应用护理理论。

一、护理理论的基本要素

（一）概念及其定义

概念（concept）是描述物体、属性或事件的一些词组。概念的形成过程是对感性材料进行加工的过程，通过比较、分析、综合、抽象和概括等方法完成。人们在社会实践中，对那些感兴趣的现象或事物的属性进行分析，从对象的许多属性中，抽出其特有属性进行分类和概括，然后用适当的词或词组命名和表达，形成概念。Chinn和Jacobs将概念定义为“通过个体对一个物体、属性或事件的感知和体验所形成的复杂的心智表达形式”。由于受原有概念的影响，每个个体所感知的形象和观念是不同的，因而形成的概念也有差别。

根据概念所代表的物体、属性或事件在现实世界中能够观察的程度，可以分为① 经验性概念是指那些在现实世界中容易被观察到的事物、属性或事件，如一张桌子、一把椅子、某人在某一天特定时间的体温等；② 推理性概念是指那些能够间接观察到的属性或事件，如疼痛和体温升高；③ 抽象概念是指一种抽象的观点，在现实世界中是不能被观察到的，如适应、动态平衡等都是抽象概念。但有时很难区别一个概念是经验性概念、推理性概念还是抽象性概念，例如人这个概念，当用于代表人类时，因为我们不能直接观察到所有的人类，因此就是一个抽象性概念，但当人作为一个具体的人时就是经验性概念。概念的抽象程度决定了一个概念的含义能否清楚地阐述和易于理解，抽象程度越高，其意义就越难于清楚地阐述，因而也难于理解。

概念的含义包括内涵和外延两个方面，内涵反映对象的特有本质属性，如“人”这一概念的内涵是“有语言、有思维、会制造生产工具等”。外延是概念中具有某些特有本质属性的对象，即概念所指的一切事物，通常称为概念的适用范围。如“人”这个概念的外延是古今中外所有的人。由于概念的外延所适用的范围不同，因此，概念又有广度的区别，几组范围较小的概念可以形成范围更广的概念，如“临床护士”这个概念表示承担临床护理工作的护理人员，其工作场所常常局限在医院；“社区护士”是指从事社区护理工作的护理人员，其工作场所深入到社会、家庭、学校、工厂、机关。而“护士”这个概念同时包括了“临床护士”和“社区护士”及其他所有类型的护士。

概念是人类思维的基本单位，是人们进行命题和推理的基本要素，人类的科学认识成果需要通过形成各种概念加以总结和概括，才能构成理论。因此，概念又是构建理论的基本要素，并且反映一个理论的主题，如心理学理论常包含“人格、智力、认知”等概念，生物学理论的概念可能包括“原生质、细胞和核素”等；而护理学理论应该包括“病人、健康、疾病、环境和护理”等概念。

概念及其定义是理解理论的基础，由于一个理论中的概念是理论家本人所感知的现实世界及其属性，不同的个体对概念有不同的解释，因此理论家必须对她理论中出现的概念进行定义，使读者知道她所用的这些概念代表什么意思，读者在理解和应用理论时，也应该明白理论家应用这些概念的含义，才能对理论有正确的理解。

理论中概念的定义（definitions）有两种，① 概念性定义（conceptual definitions），又称理论性定义（theoretical definitions），是关于概念的一般含意的陈述。如“疼痛”是一个概念，它的概念性定义是一种主观感受到的不愉快的体验。② 操作性定义（operational definitions），是指测量某一结构或一个变量所必需的具体的“操作活动”。如“疼痛”的操作性定义是用0～10的等级尺度来测量疼痛。

（二）前提和假设

前提（assumption），有时又称假定，是一种没有证据证实的但认为是正确的陈述（命题），是进行逻辑推理的依据。如Selye的人类应激理论是在动物研究的基础上提出的，其理论的主要观点是“人类处理应激的能力受应激能量的调节”，提出这个理论的前提是：①动物研究的结果完全可以推广到人类；②在哺乳动物身上测得的应激与人类经历的应激相同；③ 每个人的应激能量是有限的，当能量耗竭时，人就会死亡。因此，要应用Selye的应激理论正确解释人类的总体应激，必须首先接受上述3个前提。前提是不需要验证的，且在大多数情况下无法验证，如一个人一生中的能量有多少是无法测量的。如果你认为这3个前提本身就不能成立，那么在这3个前提条件下提出的理论也就不能成立。

假设（hypothesis）是以已有的事实材料和科学理论为依据而对未知的事实或规律提出的一种推测性说明。与前提不同，假设必须从事实材料出发，根据已证实的科学理论，进行逻辑的论证；同时假设提出后必须得到实践的证实，才能成为科学原理。因此，假设是一种需要进行验证的关系陈述。

（三）概念框架、模式和理论

概念框架（conceptual frameworks）在护理中通常指构建理论的雏形，确定护理学现象中的中心概念，描述这些概念之间的相互关系，但是几乎没有任何经验支持，很少能够验证。

模式（models）从构建理论的角度，model应该翻译成“模型”，就像实体模型是用在形状上与原型具有一定相似性的直观实体去再现原型一样，理论模型是用文字符号去再现复杂的现实世界（原型），是对现实世界某些方面的一种示意性的表达方法，因此，理论模型与其所代表现实世界（原型）的某些方面具有一定的相似性，是具有原型相似特征的替代物。在护理学中，这种理论性模型一直被称为模式，因此，本书乃以模式称之。模式是一组关于概念之间的关系的语言陈述，说明各个概念是如何互相关联的，并初步提出如何应用这些内容进行解释、预测和评价各种行动结果，因而模式是理论发展的早期形式。

理论（theory）由一组概念、定义和命题（propositions）组成，通过设计概念间的具体关系反映对研究现象的一种系统的观点，达到描述、解释、预测和控制事物发展的目的。从护理的角度，Stevens认为“理论是现实经验世界现象的模型，它确定现象的组成元素及元素间的相互关系，理论由假设性命题组成，这种假设命题不一定要以经验材料为基础。理论具有一定程度的不确定性，对现实世界的预测只是一种猜测，并不是一组已知的、不可否认的事实。”

Theobald提出只有通过理论才有可能进行解释和预测。Hoover认为理论对建立学科科学基础的贡献在于：①以理论为基础，对观察到的现象和有关材料进行解释；② 以理论为指导把研究结果联系起来，使科学知识得以积累；③为研究概念和变量提供理论框架，使这些概念和变量在研究的现象中获得特殊的意义；④为解释研究结果以外的研究发现提供理论框架，从而扩充学科的知识基础。

总之，理论、模式和概念框架都是由一组表示关系的命题组成，试图对现象和系统进行描述和解释。理论、模式和概念框架三者的差别主要在于概念的抽象程度和广度以及概念间的相互关系被证实的程度不同。概念框架中的概念常常具有高度的抽象性，因此，构建出的概念间的关系也相当抽象，不能够从现实世界中直接观察到，而且具有有限的经验依据。大多情况下，概念框架还含有一些没有相互联系的概念，只是告诉我们在该概念框架所研究的领域中存在什么（即概念所指代的物体、属性或事件），但并没有告诉我们怎样存在和为什么存在。不过，通过确定有关现象，概念框架能告诉科学工作者应该观察什么？思索什么？推测什么？探讨什么？因此，概念框架是构建理论的开端。模式是一组关于概念间关系的陈述，具有一定的经验和实验依据，只是，现有的依据仍不足于充分证明这种关系的正确性，在本学科中被接纳的程度比理论差，还需要在实践和实验中进行不断地验证和修正，发展成为较完善的理论，因此，模式是理论发展的早期形式。理论中的概念比较具体，包含完整的概念定义（包括操作性定义）和连接概念的命题，同时理论比概念框架和模式所展示的现象更为具体，更详细地解释所推测的关系，因而理论具有更强和更为可靠的预测性。

从广度上看，概念框架和模式是对本学科研究领域中整个客观现象提出的一种解释方案；而概念框架和模式进一步发展所形成的理论只解释其中的部分现象，如一个护理模式可能提出一个人的健康状态是人和环境互动的结果；而一个心理护理的理论则假定在一个特定的家庭中，家庭中的某种相互作用型态促使某一家庭成员产生心理障碍，并解释这种结果的原因。

（四）理论的种类和层次

理论根据其对所研究现象的认识程度不同可以分为描述性理论（descriptive theory）和解释性理论（explanatory theory）。描述性理论通过对现象的观察确定其主要元素或事件，但是并不说明为什么这个现象有这些元素或事件，它们如何互相联系，或者这些元素或事件的改变如何互相影响。解释性理论是理论发展的高一层次，它告诉我们现象的组成成分如何互相联系和为什么会发生这种互相联系，具有解释、预测和控制作用。目前，护理学中的大多数理论属于描述性理论。

二、护理理论体系的历史沿革

自从南丁格尔开创了现代护理学，护理界的先驱们为了使护理从一个职业发展成为一门独立的专业性学科进行了不懈的努力。作为一个专业，护理承担着在不同场所、不同的健康－疾病阶段和不同的成长－发展阶段为服务对象提供健康保健的社会重任，因此，除了应用一些来自其他学科，如社会学、心理学和医学科学的理论外，护理专业必须发展自己独特、可靠的知识基础，建立科学的护理理论体系来指导护理的实践、教育和管理活动，并从中形成研究假设。

由于本书涉及的护理理论或模式大多由美国的护理学家创建，因此，有必要对护理理论在美国的发展经历作一简要的介绍。纵观20世纪美国护理学科的发展历程，护理专业曾面对各种挑战并进行了不断地探索和追求，不断地更新意识，不断地调整专业发展的方向和重点。经过几代人的奋斗，护理专业和学科的发展取得了很大的成就。根据不同时期护理努力的侧重点不同可以分为学科创始期、护理教育时代、科研时代、研究生教育时代和理论时代。

（一）学科创始期

20世纪初，在南丁格尔的思想和建立护理专业的目标促使下，“护士需要知识来指导和促进护理实践”的观点在护理界逐渐形成，但是，当时护理并没有自己的知识体系，而医学界从19世纪下叶起已经开始对医学的科学基础进行了系统的研究，医生们已经开始认识到组织改变（微结构改变和大体改变）与疾病过程、临床症状和治疗效果的关系，于是，护士就将这些研究发现用来制定护理操作和护理措施，如无菌技术、褥疮的护理、心脏病病人的护理常规和新生儿喂养等。这样，护士在临床日常工作中执行的任务就构成了护理的知识内容，护理的重点就是执行医嘱和实施各种护理操作，而护理教学的重点就是教学生如何做护理操作。这种早期的努力虽然是护理学科发展的一大进步，但是，这种护理定位以及认为“护理知识主要来自于医学领域”的观点阻碍了护理学科发展其独特的知识体系。

（二）护理教育时代

20世纪20~30年代期间，随着美国工业的繁荣发展，医院办护校如雨后春笋，使美国的护理进入了迅速发展护理教育的时期。这一时期的重点是改革教学内容，建立标准化课程设置。经过各种全国性的探讨和调研活动，美国护理联盟确定了护理的课程体系不仅要包括医学知识，还应包括社会科学和护理操作，而护理操作常常被称为“基础护理”，意指护理学的“基本要素”，反映这一时期对护理行动特有的护理内容的重视。当时这些护理操作的教学和练习是在模拟病房里完成的，这种模拟病房被称为“护理艺术”实验室（“nursing art” laboratory）。后来，护理教育转向了本科教育，并从医院办学转向大学办学，增加了对科学和科研的重视，课程设置中也把重点转向了科学和研究，因此，这些“护理艺术”实验室也被改名为“护理技能”实验室（“skill laboratory”）。

护理教育纳入大学教育在护理的专业化发展进程中起着不可低估的作用，然而，发展高等护理教育，护理师资是关键。因此，哥伦比亚大学师范学院成为美国第一所培养护理硕士的高等学府，培养出一大批优秀护理教师，如Henderson，Rogers等，哥伦比亚大学师范学院也因此成为当时护理界最有影响的学校。

由于护理学成为大学的一个学科领域，这就对护理学的学术性和科学性提出了更高的要求。因此，护理界又一次意识到建立护理学特有的理论性知识结构的重要性和迫切性，从而导致了护理研究时代的到来。

（三）科研时代

在20世纪40~50年代期间，美国护理界开始意识到只有通过护理研究，才能建立护理学的知识体系，建设护理学科。因此，科研成为当时护理界的一种主要推动力量，护理学者们逐渐把精力转向通过护理研究建立护理独特的知识体系。为了使护理人员学会科学研究，课程设置中开始增加了统计学和护理科研等课程。为了满足传播护理研究成果的需要，美国第一本护理研究性杂志《护理研究》于1952年创刊。此外，美国联邦政府也开始认识到开展护理科研和进行护理学科建设的重要性，于1955年设立了美国公共卫生服务博士前奖学金和护理科学人员培训项目，培养护理研究人员和护理科研师资。最后，护理教育工作者意识到需要通过研究生教育来培养护士的科研能力，使护理发展的重点转向了研究生教育。

（四）护理研究生教育时代

20世纪60年代和70年代期间，美国的护理进入了研究生教育的发展时期，但在开展研究生教育的初期，各州的硕士研究生课程设置是互相独立的，没有统一的标准化课程体系。随着高等护理教育的全面开展，对组建正规课程体系的需求愈加强烈。为此，美国护士会召开了全国性会议，专门讨论护理硕士研究生教育的课程设置，并建立了标准化的课程体系。

在确定护理研究生教育的标准化课程体系过程中，护理界认识到建立标准化的课程体系有赖于对护理学科的知识结构和内容的理解，也有赖于护理学科的发展水平。而护理要成为一门学科，必须清楚地向社会表明护理对人类健康所作的贡献，明确护理的目的和本质，必须有护理学科独特的、能够刺激护理研究和促进护理知识积累的理论性知识结构。Yura and Walsh在20世纪60年代在“解决问题的科学方法”的基础上建立了护理的判断程序，后又进一步完善为我们现在普遍使用的护理程序。但是，护理程序只是为护理实践提供了一种科学的工作程序，一种工作方法，护士只有在理论知识的指导下才能通过护理程序实施高质量的护理实践。

1965年，美国护士会确定了建立护理理论的发展方向，但当时美国只有3个护理博士点，大多数具有博士学位的护士是由其他学科培养的。在美国护士会关于发展护理理论的精神鼓舞下，美国的护理博士教育得到了空前快速的发展，到70年代末已经从原来的3个护理博士点增加到21个，培养出大批的护理博士。同时，护理界也已经清楚地认识到从其他学科借鉴而来的理论并非是护理所特有的，护理学独特的知识结构和理论体系只能由经过护理学科培养的护理博士来创立。

（五）理论时代

理论时代开始于20世纪50年代，与科研时代和研究生教育时代相对重叠，三者都是高度重视学科发展的结晶。理论时代可以分为理论借鉴期、理论创建期和理论应用期。

1. 理论借鉴期

护理从20世纪50年代开始借鉴其他学科的理论，与科研时代几乎完全重叠。此时，由于护士的持续短缺引起了美国联邦政府的重视，并决心大力发展护理教育事业。于是，在政府的支持下，许多其他专业的博士项目开始向护士敞开大门，为护理专业培养了大批具有科研能力和博士学位的护理师资。这些由其他学科培养的护理教师试图把护理与生命科学和社会科学联系起来，竭力提倡把社会科学和生命科学的内容包含到护士的基础教育中。为了把这些学科的相关观点有机地结合到护理课程中，要求护士必须能够清楚而正确地回答下列这三个问题：①什么是护理？②从其他学科中借鉴的哪些原理/原则与所定义的护理有关？③哪些原理/原则通过检验证实与护理相关？

经过广泛的搜寻和反复的论证，获得了相当一部分与护理相关、能够应用于护理实践的概念框架或理论如“人类需要层次论”、“成长与发展理论”、“应激与适应理论”和“一般系统理论”等。其中马斯洛的人类需要层次论是在护理实践和护理教育中运用最为广泛的理论，如在应用护理程序时，人类基本需要的概念可以作为评估和诊断的依据及护理的最终目标。许多学校将马斯洛的人类需要层次理论作为护理课程设置和组织护理课程内容的依据。

2. 护理理论创建期

护理理论家在20世纪60年代和70年代所做的工作是护理学科发展的奠基石。1965年，美国护士会确定了护理需要建立护理理论的发展方向，明确了从其他学科借来的概念和理论并非护理所特有，因此不能构成指导护理实践的独特的知识体系。护理作为一门独立的学科，应该发展自己的理论体系。20世纪70年代，护理理论家陆续发表了护理概念框架，如Levine（1967）的护理实践守恒模式、Rogers（1970）的生命过程模式、Roy（1970）的适应模式、Orem（1971）的自理模式、King（1971）的互动结构和达标理论、Neuman（1972）的健康照顾系统模式和Johnson（1980）的行为系统模式。

随着护理概念框架的问世，护理理论的发展得到了美国卫生、教育和福利部门（现称为卫生人类服务部）护理处的支持。20世纪70年代后期，美国护理出现了从科研向理论的转折，这一转变可以从美国在1977年和1978年召开的两次护理教育工作会议中充分地体现出来。1977年在芝加哥召开的第一次护理教育工作会议并没有设理论专题，但是Roy在会上介绍了如何用她的概念框架指导护理实践，受到了广泛的关注，因此在1978年的第二次护理教育工作会议上专门设立了护理理论的专题会场，护理理论家聚集在一起进行了深入仔细的讨论，明确了“护理实践所需知识的本质”是理论性知识（theoretical knowledge）。

20世纪80年代，这些早期的护理理论家对她们的概念框架进行不断的修改和扩充，使之更趋完善。护理理论家Rogers、Levine、Roy、Orem、King和Johnson从不同的侧面描述了护理的独特性，但对护理又具有一种共同的见解，提出了“护理学科是一门关于人的科学”的概念，以示与自然学科的区别。同时，她们分别以不同的方式命名了护理对象和护理的重点，如Orem把护理对象定义为在完成自我护理方面具有现存的或潜在的局限性的人；Roy把护理对象看作是一个适应系统；Rogers提出了“整体人的科学（Science of Unitary Human Being)”，即人及其相应的环境都是不可分割的整体；Levine用四个守恒原理来表达护理对象；Johnson认为人是一个行为系统；King确定了人是动态的相互作用系统中的基本元素。这6位护理理论家的工作促使了护理学科的发展。

1980～1990年期间是美国护理理论蓬勃发展的时期，由于护理理论和科研的发展，促使了护理学科的迅猛发展，新的护理杂志不断创刊，护理论文大量发表，各种护理学术会议相继召开，新的护理博士教育项目不断开设，这些都标志着美国护理学科的发展已进入了一个前所未有的昌盛时代。

3. 理论应用期

护理是一门实践性学科，从护理知识发展的各个不同时期来看，虽然不同的发展时期有其不同的侧重点。但是，各个时期的中心问题是一致的，即都是为了回答“指导护理实践的知识本质”这一共同的问题。因此，护理教育和课程体系、护理研究、护理理论都不是护理知识发展的终点。理论和科研促使了护理学科的发展，但最终是要为护理实践服务的，发展学科、积累知识的目的在于应用于实践，指导实践，使实践更为有效。由于这一观念的转变，要求护理教育从低层次的记忆性学习转变为高层次的推理性和应用性学习。美国全国护理联盟（National League for Nursing，NLN）本科及高等教育委员会（The Council of Baccalaureate and Higher Degree Programs，CBHDP）和美国护理学院协会（American Association of Colleges of Nursing，AACN）都以此作为评价护理教育是否合格的标准。因此，从20世纪90年代开始，护理的侧重点转向了将护理理论应用于护理实践，在实践中检验护理理论的价值。通过对文献的回顾发现，护理理论在实践中的应用主要有3个方面：① 从疾病的角度论述护理理论在实践中的应用；② 从护理的专科领域、护理的种类和健康的种类方面阐述如何应用护理理论；③ 从护理措施和护理角色方面说明护理理论在实践中的应用。

三、护理理论的评价标准

自从20世纪60~70年代护理理论开始发表后，分析、评价和发展理论的工作一直在继续，也出现了一批护理理论的评论家，如Stevens、Chinn and Jacobs、Fawcett、Meleis等，她们在模式、理论、理论的发展和理论的分析与评价等方面发表了自己的观点，建立了评判现有护理理论和模式的评价标准，本书主要介绍Stevens和Julia George的评价标准。

（一）Stevens的护理理论评价标准

Barbara Stevens Barnum是美国著名的护理理论评论家之一，她在评判护理理论方面的研究很有建树，经过20多年的工作和研究，她已经建立了比较完善和客观的护理理论评判标准，本书将介绍她在《护理理论：分析、应用和评价》第五版中修订的评价标准。Stevens认为对一个理论的评价需从该理论的内在结构（内在性评判）及其与外部现实世界的联系（外在性评判）两个方面进行。

1．内在性评判

内在性评判（internal criticism）是评价一个理论中各组成部分之间的搭配是否恰当的一种方法，用于判断一个理论内部结构的好坏。内在性评判的标准包括以下5个方面：

（1）清晰性（clarity）：是指理论是否以最能够被读者理解的方式表达出来。在评价一个理论的清晰性时注意不要与理论的简单和复杂相混淆，一个复杂的理论并不等于不清晰，相反，我们也不能因为一个理论比较简单而判断为具有良好的清晰性。同时，清晰性也不能与作者表达主题的顺序相混淆，清晰性关心的是理论陈述的含义是否清楚。另外，在判断理论的清晰性时还应注意不可过于要求完美，因为很少有理论家能做到这一点，每个理论家在陈述理论时都会或多或少地出现一些模糊的句子。所以要从总体上看有多少句子表达不清楚？这些模糊的句子是否影响对理论的理解？理论的基本术语本身的陈述是否清晰？术语的内涵和外延的表达是否清楚？理论的前后部分有无脱节？

（2）一致性（consistency）：理论的一致性可以从多方面进行评价，我们可以评价理论在术语、解释、原理和方法方面的一致性，但是最简单的情况就是评价术语定义的一致性。理论的不一致性通常表现在术语的应用和定义的不一致。理论家在陈述理论时必须对术语进行清楚的定义，而理论的一致性标准要求在理论中永远以定义的意义来应用这个术语。如护理在定义中是指对个体和群体的照顾，但在文内讨论时显示只是应用于对个体的照顾，这就出现了术语的应用和定义的不一致。在很多情况下，这种不一致性常常是隐藏的，如作者在理论中会用到某些词，如“健康”一词，但没有进行定义，这样，假如从头到尾都应用同一个术语“健康”的话，就会掩盖在应用“健康”时在含义上的偏移。

（3）适用性（adequacy）：是指理论覆盖了作者提出的其理论可以适用的范围或处理的问题。一个护理理论，不管其应用的范畴大小，只要其实际适用范围与作者声称的使用范围相一致，那么这个理论就达到了适用性的标准。

（4）逻辑发展（logical development）：评价标准要求理论中的每个结论都是由其前面的前提推理而来，在评价理论的逻辑性时要注意：① 结论本身的正确不等于推理过程符合逻辑性，逻辑发展是评价结论能否从所给的前提中推出，而不是评价所给的前提或结论本身是否正确；②演绎推理时，有效的推断应该从所给的前提中推出的结论，这种结论一定是必然的；③归纳推理得到结论的可靠性是建立在可能性（probability）的基础上，即归纳推理的结论不是百分之百可靠的，因此不是必然的，其可靠程度的大小在逻辑学上称为“确证度”；④逻辑性不能与作者的写作顺序相混淆；⑤在评价理论的逻辑性时，评价者不能加入理论中尚未出现的论据（前提）来获得作者的结论。

（5）理论发展的层次（level of theory development）：可以分为描述性理论和解释性理论，任何理论的最终目标是为了能够预测病人的结果，有目的地采取护理措施，达到预期目标。但是一个理论发展层次的高低不能说明这个理论的好坏，每个理论都是从低层次向高层次发展的，即理论的发展总是从描述和命名其元素开始。因此很可能会出现这样的情况，一个理论虽然处于描述性阶段，但是比一个解释性理论更有前途。所以，在评价理论的发展层次时应注意，一个处于低（早期）层次的理论并不一定是理论的缺陷，这与缺乏清晰性、一致性和逻辑性不同。

2. 外在性评判

外在性评判（external criticism）是评价一个护理理论与人类、护理和健康的现实世界之间的联系，而这个现实世界是读者所感知到的世界，不同的个体，由于其经历和所具备的知识不同，对同一客观世界的解释就会不同。因此，应用外在性评价标准对一个理论进行评价时，很大程度上取决于评价者个人的主观爱好。外在性评价标准主要包括以下6个方面：

（1）现实趋同性（reality convergence）：在评价理论的现实趋同性时，很容易与内在性评价标准中的一致性相混淆，趋同性是评价理论的原理和解释与现实世界是否一致，其中原理的趋同性是指理论所依据的原始前提与现实世界的一致性，即评价者是接受还是反对理论的原始前提；解释的趋同性是评价理论家对护理世界的认识与评价者对护理世界的认识是否一致。

（2）实用性（utility）：是评价护理理论在临床护士、护理教育工作者、护理研究人员和护理管理人员的日常工作中所起的作用。对于临床护士来说，护理理论应该能够帮助她组织工作，为她提供护理决策的参照框架。对于护理教育工作者来说，一个理论应该为课程设置、课程内容的组织和选择适当的教学方法提供基础。另外，如果一个理论能够为研究者提供研究题材和适当的研究方法，那么这个理论对护理研究者就具有实用价值。从护理管理的角度出发，一个实用的护理理论应该在护理管理者组织病房工作和实施护理服务中起指导作用。理论的实用性将取决于概念的可接受性和可操作性，因此，如果一个理论过于深奥，就难于在日常工作和决策中应用，那么也就不能达到实用性的标准。

（3）重要性（significance）：是评价理论在护理学中的重要性，是否强调了护理的本质问题，是否可以产生假设，促使进一步的研究，从而带来护理知识的发展和积累。

（4）可辨别性（discrimination）：护理理论的另一个重要的评价标准是其区分能力，即理论是否能把护理与其他卫生专业和其他照顾行为区分开来。

（5）理论的范畴（scope of theory）：是指一个理论覆盖面的大小，对评价一个理论的范畴这一标准，大家的意见很不一致，因为一个护理理论的覆盖面大小并不能确定其优劣。

（6）复杂性（complexity）：简明扼要和复杂可以看作是一个连续体相对应的两个极端，护理理论要求在这一连续体上选择某一点，使护理理论既能解释较多的变量，又能够以简明扼要的方式表达出来。

（二）Julia George 的护理理论评价标准

Julia George 提出了7条理论的基本特征：

1. 理论应能将各种概念以某种方式相互联系起来，为观察和认识特定的现象提供一种方法。如在明确“需要”和“护理”这两个概念的基础上，将护理行动看成是满足需要，以达到最佳健康的目标，而不是简单地做我们认为应该做的事。应是更加注意人们各种不同的需要，使护理行动直接面向满足需要。

2. 理论必须有逻辑性，是指有顺序的推理，前后的一致。理论的设想必须和理论的目标和关系一致。

3. 理论应相对简单且能推广，即简单易懂，这样才能在护理实践中广泛应用。

4. 理论可作为假设的基础而经受检验。理论中的一些概念应能用一些方法进行观察和测量，特别是对一些比较抽象的概念。如果该理论对互相联系的一些抽象概念提供了进行衡量或观察的方法，就能设计出相应的研究方案，以检验此理论在预测各种关系方面的准确性，从而增强了此理论的意义和重要性。

5. 理论可以通过验证性研究而增加学科的知识体系。由于所有科研都有一些需要调查的问题，这些研究可导致其他科学理论的发展，从而引出新的学说。所以，较完善的理论可有助于发展新的假说，以致建立新的理论。

6. 理论能被实践者用以指导和改进实践，这是理论最重要的一个特征。如果理论的一些联系是切合实际的，实践者按理论的提示为个体提供了照顾，就可达到预定的目标，并能为今后不断改进护理实践提供方向。

7. 理论必须与其他已证实的理论、定律和原理相一致，但留有进一步探讨的空间。护理中的理论必须与以前的知识一致。理论的暂时性决定了理论总会遇到一些过去未曾面对的新问题的挑战。如过去已证明适应是导致健康改善的一个反应，但还存在的问题是：情况是否总是一样的？在什么情况下才能最好的适应？护理理论应建立在有关适应的知识基础上，进一步探讨有关适应的新知识。

（三）其他评价标准

其他的护理理论评论家也详细地阐述了各自不同的评价标准和方法，如 Chinn and Kramer（1983）提出了一组简明的评价标准，即清晰性（clarity）、简单性（simplicity）、普遍性（generality）、可达到性（可及性）（accessibility）和重要性（importance）。在这里，清晰性与 Stevens 的标准相一致，简单性是指理论中组成成分和关系的数量，普遍性是指理论所含盖的范畴，可达到性（可及性）是指经验性指标能够被确定的程度以及预期的结果可以达到的程度，重要性是指理论在临床应用中的意义。

Fawcett（1993）提出的评价标准包括重要性（significance）、内在一致性（internal consistency）、简明扼要（parsimony）、可验证性（testability）、经验适用性（empirical adequacy）和实际适用性（pragmatic adequacy）。总之，评价护理理论的标准很多，不管按照哪个标准去评价一个理论，重要的是在应用每一个护理理论前，首先应该对该理论进行认真的研究，不应该不加思考地盲目地接受。

四、护理理论与实践和科研的关系

理论、科研、知识和实践以一种非常复杂的方式互相联系在一起，知识应该是关于护理实践的，护理工作者在实践中获得的经验经过分析、提炼、概括和总结，形成科学假设，护理研究者又通过护理研究论证假设，获得知识的发展和积累，并塑造了我们的理论。与此相对应，理论应该指导我们的实践，并在实践中得到验证。同时，理论又能产生新的假设，刺激科研。因此，理论、科研、知识和实践的关系是循环往复的，它们互相依存，互相促进，在这种相互作用过程中四者都得到了发展。

(一) 理论与实践的关系

理论与实践的关系是相互的，包括三个方面：即实践是理论根源，理论指导实践，而实践验证理论。正如 Cross 所说的“系统地积累知识是任何一门学科发展的关键，但理论和实践必须进行不断地相互作用，没有实践的理论是空洞的理论，而没有理论的实践是盲目的实践。”

1. 实践是理论的根源

护士每天的护理实践是具体的、零散的，这种具体零散的工作本身对实践不会产生指导作用，实践只有上升到理论，才能对实践产生指导作用。护士在从事这种具体零散的工作中不断地积累经验，并通过对临床经验的分析、归纳和总结产生概念和科学的假设，这种在一定的经验事实基础上依据一定的科学知识所产生的假设，是理论思维的重要形式，它为经验研究提供指导，为理论的建立提供方案。一旦假设的真理在理论和实践的辩证统一的认识过程中被确认，假设就上升为科学理论。

2. 理论指导实践

理论可以规范人们的思想和行为，一般来说，护理理论能够为护理人员提供评估、诊断和干预的目标。如在 Orem 的自理理论指导下，护理的目标是维持健康和促进自我照顾，则护士的评估内容应包括护理对象目前的健康水平、自我照顾的需要和能力，诊断也就与这些内容有关，并在此范围内计划干预措施。

理论是使实践更加有效的一种工具，在实践中运用理论可加强护理专业的自主性和护理人员的责任心，并以科学的原则进行护理，这样护士也能够正确地预测照顾的结果和病人的反应。当行动的目标和预测的结果相吻合时，不但可以加强我们的责任感，还能加强对实践的控制，增加护理的自主性。

3. 实践验证理论

实践是检验真理的唯一标准，一个理论是真理还是谬论，只有在实践中才能得到验证。这里所要说的是实践本身对理论的验证，并不是在实践中所做的临床研究来验证理论。

(二) 理论与科研的关系

理论与科研的关系是相辅相成的，理论是对现有知识体系的超越，而新理论的产生可以为新的实验研究指明方向。理论的目的是在现有知识的基础上归纳出一些综合性结论，以说明一定领域的问题中，各种变量间可观察到的相互关系。理论可在寻求这些问题答案的过程中，对应提出哪些问题和用什么方法这两方面提出假设，然后进行研究，其结果可用来证实、修改或否定一个理论的假设，因此，护理理论可提供一些在本领域中能探讨的问题以引导科研，不过目前护理理论为护理科研所提供的动力还较为有限，护理科研还较多地依靠于教育学、社会学和心理学的理论。

科研可以获得新的知识，导致知识的增加，而理论又促进了对获得的新知识的理解。另外，新知识的获得为我们提供了新的事实和规则来解释客观现实，因此又鼓励我们进一步发展现有的理论或创造出新的理论。因此，理论与科研之间的关系是循环的，理论和科研两个方面的共同发展导致了学科的发展。

理论与科研的另一层关系是以理论为基础，通过科研来评价护理实践的效果。但这种研究确切地说应该是“评价”或“应用研究”，而不属于真正的“科学研究”范畴。

五、护理理论的应用

（一）如何学习和分析护理理论

理论的最终目的是指导护理实践，但是，对于一个护理理论，我们不能盲目地应用，在学习一个护理理论并将其应用于护理实践和科研时，我们首先要分析和评价这个理论是否适合我们目前的实践情景，因此，我们应该反复阅读这个理论并弄清楚下列问题：

1. 找出理论的主要元素　该理论的主要概念和定义是什么？这些概念的特征是什么？该理论重点强调的是什么概念？

在护理中，影响和决定实践最主要的概念有：①人或个体；②社会/环境；③健康/疾病；④护理。这些概念是互相联系的，而护理实践的核心是人或个体（图 6-1）。因而凡是护理的理论或模式都应对以上 4 个基本概念有明确的阐述。并在此基础上形成了该理论特有的概念。

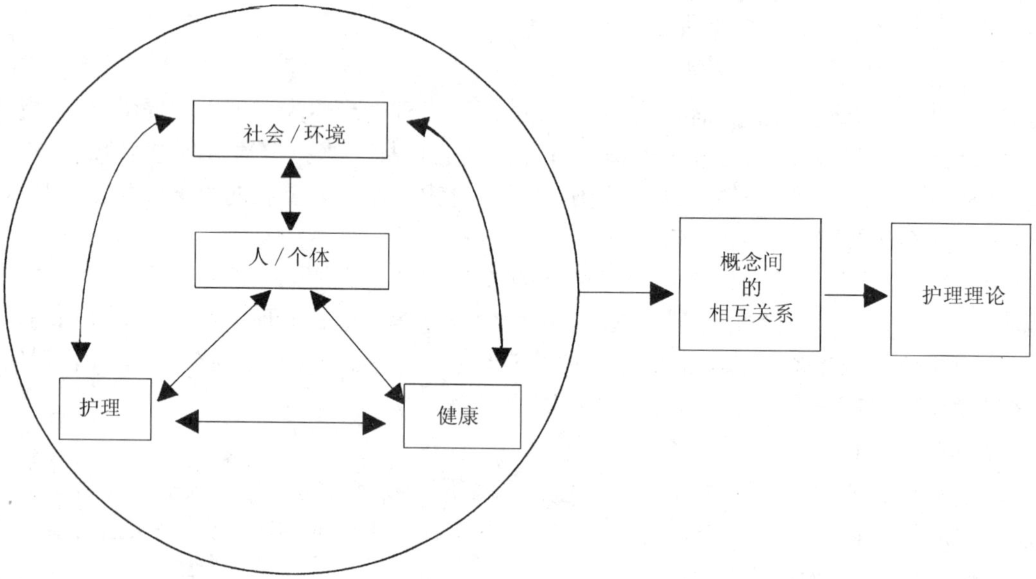

图 6-1　护理实践主要概念关系示意图

由于以上这些概念都是抽象的概念，每个人对这些概念的认识和理解可以因过去不同经历的影响，而有很多不同的解释和说法。如对人或个体，可被认为是自理的人，或是生理-心理-社会的人，或是具有一些行为次系统的系统等。所以对作为理论框架的一些概念应有明确的陈述或定义，才能对理论有正确的理解。

2. 确定理论是描述性还是解释性：这个理论只是简单地告诉我们存在什么（即概念所指代的物体、属性或事件）？还是告诉我们如何存在或为什么存在？

3. 了解该理论中的护理照顾（care）与其他领域的照顾有什么不同：即护理理论中所涉及的专业护理照顾（nursing care）是否与医学及其他健康相关专业的照顾活动相区分，是否能够与非专业性的照顾活动（如母亲照顾孩子，老师照顾学生）区分开来（即对理论的可辨别性做出评价）？

4. 该护理理论是否适合你目前的护理情景，如何将此理论应用于护理实践，或指导护理科研？

还要注意的是，不要认为目前所存在的概念就是护理的全部模式和框架，或只依循单一模式或理论，而将其他概念一概摒弃，这样会限制我们从不同的角度观察问题的视野，从而影响护理事业的进一步发展。

（二）各种理论在护理实践中的具体应用

举例说明：

今有一女教师，36 岁，因怀孕 8 个月来做产前检查，第一胎，体检无并发症和异常情况，丈夫为工程师，关系和睦，两人小家庭。

根据以上实例，在进行护理时，除需要医学知识外，有关的人文科学理论有：

1. 需要层次理论：根据需要层次理论，护士应评估该孕妇此时期在生理和心理社会方面的需要都有哪些？是否都已得到满足？我们应该如何进行帮助？

2. 应激理论：分娩过程的疼痛以及对分娩的恐惧对于孕妇来说，尤其初产孕妇肯定是一种应激，因此应评估该孕妇过去对付应激的能力，用应激和适应理论所提供的应对方法帮助孕妇做好迎接分娩的心理准备，并做出合适的护理诊断。

3. 发展理论：有关发展的理论可以给护士提供必要的知识，以评估每个家庭成员（包括妻子和丈夫）的发展水平和任务，并向他们讲解一个妊娠期家庭的正常发展情况及新生儿和婴儿的躯体、智力和情感发展的正常范围。

4. 家庭理论：有关家庭理论中的家庭结构以及家庭内部功能情况都是护士应注意的问题，本家庭为两人小家庭，双方均无经验，家中无人协助。护士应介绍有关产妇和新生儿的护理知识和将来婴儿对家庭可能产生的影响，并做出护理诊断。

5. 角色理论：对该孕妇来说，如何从一个妻子和教师的角色中，再增加一个母亲角色，将有一个需要学习和适应的过程，护士应理解这是一个艰难的过程并给以协助和教育。

6. 互动理论：护士在运用互动理论时，需对孕妇的互动能力（包括知识层次、有关抚养小儿的知识水平及沟通能力）进行综合的评估，以便能够成功地对孕妇进行健康教育。

另外，在护理该孕妇时，除了应用上述理论外，护士应考虑还可以用哪些护理理论进行解释并预测可能出现的结果。如应用自理理论时，因为本家庭缺乏育儿的知识和经验，就要用教育理论，将知识传授给孕妇及其丈夫，使他们具备抚养小儿的能力，为当好合格的父母做好准备。

由此可见，作为一个专业护士必须具备雄厚的知识基础，才能提供高质量的护理服务。

（吴瑛）

第二节　Nightingale 的环境理论

南丁格尔（Florence Nightingale）作为护理的创始人，在她的著作中并没有提出什么模式和理论，但通过对她护理实践的总结，提出了一些专业护理的理论性观点。虽然这已是 100 多年前的成果，但至今非但没有过时，而仍然被反复强调应用于现代护理实践中。

一、Nightingale 理论与四个基本概念

1. 人或个体　是对环境有反应的、能应对疾病的、充满活力和修复能力的。

2. 社会或环境　包括能影响个体生命和发展的所有外界情况。重点是通风、温度、气味、噪音和光线等物理性因素。

3. 健康或疾病　主要指在趋向好转的修复过程。

4. 护理　是把病人置于最佳环境中，主要通过改变环境使机体的本能发挥作用。也可以说是将病人安置在有利于机体起作用的最佳状态的一种非治疗性活动。

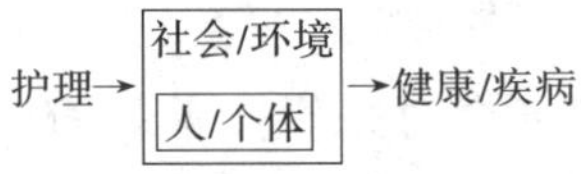

图 6－2　Nightingale 的 4 个概念关系示意图

本图说明了南丁格尔的 4 个主要概念是如何联系起来并互相影响的。护理通过影响人/个体的环境而作用于健康；个体受到环境的以及影响其健康的护理的作用；社会/环境影响着护理以及个体的健康；健康是一个受护理和环境以及人的情况影响的过程。

Nightingale 理论的核心概念是环境，主要强调的是物理环境。这是因为在 19 世纪 50 年代，她在护理克里米亚战争中的伤病员时，由于注意了改善环境，因而死亡率从 42% 下降至 22‰，这是她提出自己独特的护理方法的强有力的资料基础。

环境应该是指所有外在的情况和影响，是十分广泛的。Nightingale 之所以将重点放在病人的物理环境上，是因为在她那个时代挽救生命是最重要的。但在今天，护理作为一个专业，除了物理环境以外，还应将注意力放在病人的情感（心理）需要和社会需要上。这三方面共同影响着病人的生理本能发挥作用。见图 6－3。

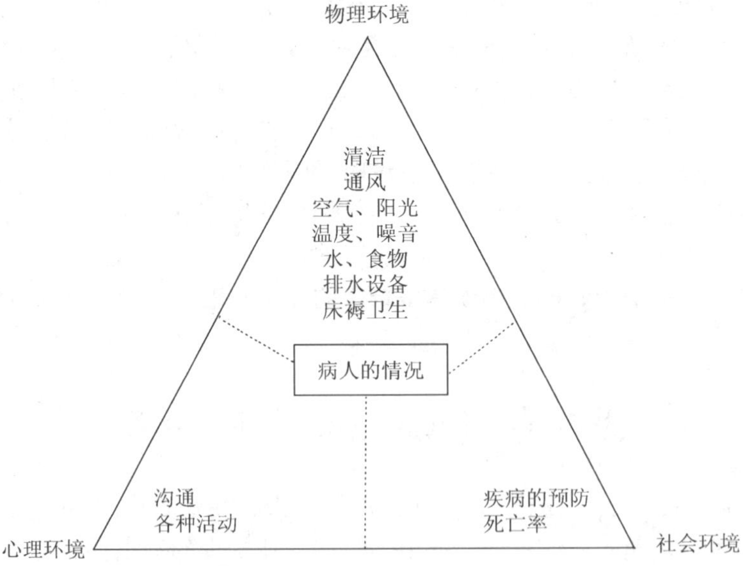

图 6－3　Nightingale 护理理论示意图

物理环境：包括住房的整洁、通风、空气新鲜、温度适宜、无噪音和异味；饮水和食物卫生以及下水道通畅；床铺的高度和宽度适当等。护理人员应为病人提供舒适、安全，易于被他人照顾或自我照顾的环境。

心理环境：Nightingale 注意到单调的环境可影响病人的情绪状态，应提供给病人丰富的活动以保证他们的感官受到适当的刺激。无聊是一种痛苦，医护人员应注意沟通的内容和方式，真诚地教育病人正确对待疾病。

社会环境：家庭组成人员的情况，以及社区－社会的整体环境，如该地区的空气和水的污染情况、人口密度、发病率和死亡率方面的资料，对疾病的预防和恢复都有一定影响。

二、Nightingale 理论与护理程序

尽管 Nightingale 对 4 个概念的定义比较模糊，但由于其比较简单可行，因而对指导实践和研究能起很大作用。现举例说明如何运用南丁格尔理论于护理程序中。

简单病历：女，70 岁，右半侧部分瘫痪，能行走，下楼困难，能自己进食。居住在三楼的阴面房间。老伴已去世，子女均有家。工作较忙。没有电视机等可供消遣。

护理评估

生理方面：女，70 岁，右侧部分瘫痪，行走有些困难，基本能自理。

心理社会方面：缺乏与人交往沟通机会，家庭支援不够。

环境方面：居室缺乏阳光、活动范围小，对感官具有刺激性的因素过少。

所缺资料：环境的清洁、温度和噪音情况、饮食的种类等，需进一步收集。

护理诊断

→缺乏娱乐活动　与环境缺少刺激，过于单调有关。

——→有废用综合征的危险　与活动范围过小、缺乏锻炼有关。

护理措施

1. 帮助病人增加活动量　最好能每天下楼到户外活动一定时间，以接受阳光和新鲜空气。或教病人做气功或打太极拳等。

2. 设法提供给病人能增加刺激的条件，如书籍、听广播的耳机或为病人开辟娱乐室，提供电视机及棋类等。

3. 要求子女轮流来探视，使病人不感到孤独。

护理评价

观察改变环境后对病人健康状况的影响。

在运用 Nightingale 理论于护理实践中时，可提出以下问题：

1. 在此环境中，哪些层次的需要得到了满足？还有哪些没得到满足？

2. 为了做到最佳护理，应在这样的环境中作哪些调整？

3. 对环境的调整是否能使病人达到较好的健康状态？

在医院的环境中，除了常规的治疗工作外，专业护士可以做许多事，如减少应激、改善适应条件、作较小的调整就能满足病人的需要。尽管现在的医院，各种物质条件较前有很大改善，但像病床的位置能否接受到阳光、光线是否适合病人阅读、保持病房安宁轻松的气氛、提供适当的刺激、避免不良的应激（如突然叫醒病人）等这些很普通的问题，常常会因想当然而被遗忘。可见 Nightingale 理论作为一种护理实践方法，对今天有着和 100 年前同样的价值。

三、Nightingale 理论的特征

Nightingale 理论的 4 个主要概念，虽然都没有阐述得很清楚，但能将各概念相互联系起来，也能对一个具体问题提供一个独特的护理方法，并且还可以预测护理的结局。也就是说，创造一个良好的环境会使人们健康起来。理论也是合乎逻辑的，环境可以影响人们健康这样一个假设与 Nightingale 的目的以及对健康含义的理解是一致的。

这个理论比较简单易懂，也容易运用于实际工作，可用于多种场合，并且效果也容易测量。因而这个 19 世纪产生的护理理论，对于我们现代仍然适用，应该把此视为护理理论的基础。

Nightingale 理论也容易与其他理论区别，其重点是环境是能够影响病人的。但环境是如何影响病人的？健康照顾和护理环境之间的关系如何？医院环境在治疗康复过程中的作用是什么？以及频繁地改变环境能影响病人恢复健康吗？……等问题，都有待临床护理实践结合科研加以检验。随着科学的进步、社会的发展，环境的含义也有所变化，如空气污染、应激增加等是如何影响健康的？这些问题的深一步探讨，将进一步支持与提高 Nightingale 理论。

（邹　恂）

第三节　Peplau 的人际间关系模式

Hildegard E. Peplau（1909.9.1～1999.3.17）出生在 Pennsylvania（宾州）的 Reading 镇一个移民家庭。1931 年毕业于宾州的护理证书班，随即在宾州和纽约承担护理工作；1943 年在 Bonnington 学院获得人际心理学学士学位；1947 年在纽约哥伦比亚大学教育学院获得精神护理硕士学位，并于 1953 年在该校获得课程设置教育博士学位。

Peplau 从事过包括医院护士、随军护理、护理研究和精神护理等。1954～1974 年间在 Rutgers 大学护理学院任教，从事精神病护理研究生课程的教学工作。自 1974 年退休后，仍继续活跃在护理界，她一直是 Rutgers 大学的名誉教授。中欧的第一所学士后提高项目也是由 Peplau 在比利时促成的。Peplau 曾为许多组织服务，包括世界卫生组织、国家精神健康研究所、美国护士协会（ANA）、国际护士协会（ICN）等。她是 FAAN（美国护理学会）的成员，并曾在 ANA 担任执行理事和该协会主席。1997 年，在 ICN 的四年一次的大会上 Peplau 获得了国际护士最高奖项——Christian Reiman Prize。她被尊称为“精神病护理之母”。

Peplau 于 1952 年出版了代表著作《护理中的人际间关系》（Interpersonal Relations in Nursing）。从此，人际间过程开始被引用到美国和国际护理教育及护理实践中。她还在杂志上发表了大量文章，内容有人际间概念、当前的护理问题等。此外，她还根据自己的研究成果撰写了《病人咨询的基本原则》手册。她的《护理中的人际间关系》被翻译成了 9 种语言，并在 1988 年再版。

一、模式介绍

在《护理中的人际间关系》一书中，Peplau 讨论了人际间过程的各个阶段及其在护理中的作用，以及用人际间过程来研究护理的方法等。根据 Peplau 的模式，护理可被看成是一种治疗性的人际间过程，是帮助患病者和需要保健者痊愈的艺术，是有关具有共同目标的两个或更多个体间的互动关系。

在护理中，护士与患者（和家属）之间为了达到共同的目标而开始了一种治疗性的人际间过程。在此过程中，护患双方从两个具有不同目的和兴趣的陌生人相遇开始，随着关系的进展，护患双方为了患者的健康（共同目标）互相理解，并共同努力解决一些健康问题。在整个过程中，护患关系是按照一定的模式、通过一系列的步骤逐渐进展的。随着护患关系在这种治疗模式中的发展，护士在实践中可从多方面发挥作用，即应用以科学知识为基础的技巧、运用技术性能力和担任各种角色，帮助被照顾对象做出判断。

在治疗性过程中，当护士和患者开始明确问题而采取一些行动时，由于他们的不同背景和独特的个性，每一个个体都应被看成是一个独特的生物－心理－精神－社会的结构，因而不会和其他人做出同样的反应。每个个体从不同的环境、传统习俗、经验与所处的文化信仰中所学的也不同。每个人所具有的这种已经形成的、能影响其感知力的观念，在人际间过程中起着重要的作用。此外，具有一定教育背景的护士，由于他们能理解成长发展的理论、应激与适应的概念，对在人际间过程中的专业角色就有较深刻的体会。随着护患关系的不断发展，对于各自角色以及周围因素的理解就有所变化，直至双方以合作的态度、为解决问题共同承担任务。

护士和患者共同工作的结果是双方在此过程中，知识更加丰富，互相尊重，相互作用，最后两者都因此而得到学习或成长。所以 Peplau 把护理看成是“一种使人成熟的力量和教育工具”。她相信护理对涉及人际间活动的护患双方都是一种学习经验。护士与病人的每一次治疗性的接触都对他们的个人和专业发展产生影响，在护士指导患者解决每天所遇到问题的专业实践中，所使用的方法和原则也逐渐变得更有效。他们在互动过程中扮演着不同的角色，这些角色在广义上主要包括：

教师（teacher）：根据需要或兴趣给予知识的人。她将教师角色分成两类，一类是指导性角色，包括提供大量的信息和解释教育计划；另一类是经验性角色，即应用学习者的经验进一步发展学习材料。

资源（resource）提供者：提供有助于理解问题或情况所需信息的人，特别是健康信息。护士给病人介绍治疗和护理计划，决定能促进学习的正确反应型态。

顾问（counselor）：能通过应用某种技能或态度，在一些人的幸福而有意义的生活受到他人干扰时，帮助他们认识、面对、接受并解决这些问题的人。

领导者（1eader）：即通过互动对一个团体的目标进行启动和维护的人。

技术专家（technical expert）：应用临床技术提供身体照顾，并在照顾中具备使用设备能力的人。

代理人（surrogate）：能代替他人的人。

二、Peplau 的护理分期

Peplau 将人际间关系分为四个连续的阶段：认识期、确认期、进展期和解决期。

（一）认识期（orientation phase）

在这个互相认识的开始阶段，护士和患者初次见面时是两个陌生人。患者和/或其家属有一种“被关心的需要”（felt need）而寻求专业性的帮助，但这种需要可能不容易被有关人员认识或理解。例如，一个中年女病人只是因为她总是感到“乳房有触痛，害怕是乳腺癌”而到门诊求治，此时护士需要帮助患者及家属认识所发生的问题。

护士与患者及其家属在分析情境时的共同合作是极其重要的，这样他们才能一起认识、澄清并明确存在的问题。就以上例来说，护士了解到患者的母亲近期死于乳腺癌，而她自己看一些书籍时发现乳腺癌有遗传倾向。当护士仔细倾听时，就注意到病人感到害怕的原因。通过讨论，护士帮助病人知晓了原因，就这样护患之间就明确了问题。患者及家属也都同意和护士讨论有关的事情。这样，由于在此认识期对问题的共同澄清与明确，患者就能集中力量从害怕转向较积极地对待存在的问题。融洽的关系得到建立后，可在明确问题时继续得到巩固。这将缓解与“被关心的需要”相关的紧张和焦虑以及由于无知而导致的恐惧。这种缓解可预防今后可能因害怕而引起的问题。所以由患者认识并开始克服这些导致疾病有关的情绪是必要的。

在患者及家属与护士交谈时，需共同决定应寻求何种专业性帮助。护士作为资源提供者，可以直接与患者和家属合作，也可以介绍家属去寻求其他帮助，如心理医生、精神病专家或其他医学专家等。在认识期，护士、患者及家属应对所需要的服务方式做出计划。需注意的是，患者与护士双方对互相给予或接受帮助的态度对此阶段有直接影响。因此，护士在此开始阶段需要注意他本身对患者的反应。这种反应受到护士的文化背景、宗教信仰、种族、以往的经验以及预先形成的观念和期望等方面的影响；当然这些影响因素在患者对护士的反应中也同样发挥作用。见图 6－4。例如，对一位安静地进入急诊室的 40 岁患腹痛的男士与一位饮酒后喧哗来到急诊室的 40 岁酗酒者，护士可能做出不同反应。而病人也会对护士产生不同的反应。

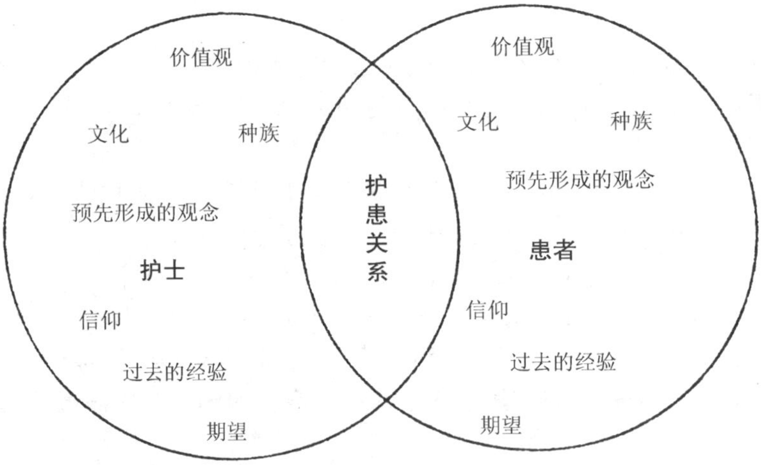

图 6－4　影响护患关系调和的因素

（From Peplau，H. E.（1991）. Interpersonal relations in nursing. New York：Springer Publishing Company.）

在认识期开始，护士和患者是陌生的，而在此阶段结束时，他们齐心协力地去辨明问题，并相处得比较自然。患者处于帮助性环境中，双方都在准备进入下一阶段。在此阶段，护士主要承担的角色是代理人、顾问和资源提供者。

（二）确认期（identification phase）

在此阶段患者选择性地对能满足其需要的人做出反应。每个患者在此阶段的反应是不同的。患者可能主动找护士或继续等待护士来找他。患者及家属对护士的反应大致有三个层次：①被动地完全依赖护士；②与护士分担和相互依赖；③自作主张，不依赖护士。例如：一位65岁的老年男性糖尿病病人需要计划一个新的1600kcal/d的糖尿病饮食。若在一个被动地完全依赖护士的关系中，护士亲自为患者制定这个膳食计划，然后病人被动服从。如果是相互依赖的护患关系，这位护士与患者共同制定膳食计划。若为独立性关系，病人自作主张自己制订这项计划，护士给予很少帮助。每种相互关系的利弊与被照顾对象的不同情况直接相关。

在认识期已提到，护士与患者最初的态度对建立一个为确认问题和决定相应帮助措施的工作至关重要。而在此阶段中，护士与患者之间的理解和期望比前阶段更为复杂。患者此时会对帮助者选择性地做出反应，这就要求一个更有力的治疗性人际间关系。例如：一个做过乳腺手术的患者，可能向护士提出她对上臂锻炼是手术后的一种重要恢复方法不能理解。同时护士观察到患者患侧上肢是肿胀的，当护士了解肿胀原因时，患者承认她没做上臂锻炼，理由是一个朋友告诉她手术后做这种动作会延缓伤口愈合。为了促使患者理解和重新开始锻炼，护士可找一些专业人员，如理疗师、其他护士和医生来澄清患者的误解。但患者可能说她不想和护士或理疗师讨论，因为她认为只有医生才知道她需要的信息，这就说明以前形成的，对护士或理疗师的认识会影响患者现在对专业人员的选择。在这种情况下，护士应尽力支持和理解患者的决定。

通过确认期的工作，患者开始有一种归属感，而且觉得有处理问题的能力了，这就减少了他们的无助和失望感，并随即产生一种能产生内在力量的乐观态度。在确认期，护士的角色主要是代理人、顾问、领导者和资源提供者。

（三）进展期（exploitation phase）

此期的患者可得到所有可能的服务，这些服务的程度是根据患者的利益和需要而定的。在此时他们已能感到所提供的服务能使情况得到控制。以那位患侧上臂肿胀的妇女为例，在此阶段，患者开始注意关于上臂锻炼的信息，开始阅读有关宣教材料，并与护士讨论，询问如何接受理疗和有关进一步锻炼的事情。

有些患者可能主动对自我照顾发生兴趣并开始参与其中。这些患者会变得比较自我满足，并主动建立达到目标的适当行为。通过自我决定逐渐建立了自我责任感，并向着自信和独立进行调整。这些患者实际上已开始建立他们自己促进健康的目标，他们努力去达到他们设想的生活型态和健康。因而，在他们不断形成独特的个性时，其内在的能力也得以发挥，并可依靠这种能力面对新问题和迎接挑战。

多数患者在健康欠佳时，或在健康水平良好而独立行使功能时，对于是否依赖他人可能是犹豫不决的。如上例，这位患者可能按计划操练了一天，但可能在第二天说太累了，护士在这时就需要采取措施提醒患者按计划锻炼。

这种间歇性行为（intermittent behavior）是由于患者在独立和依赖之间无所适从所致，他们会变得困惑和焦虑，甚至在害怕独立时，反而拒绝依赖。为照顾这些在独立与依赖之间犹豫的患者，护士应提供一种不带威胁的氛围，鼓励患者认清自己的弱点，使用自己的力量而不是依附于别人和接受他们的帮助。此时护士必须充分注意沟通的各种技巧，包括澄清、倾听、接受与理解。正确运用所有这些因素来帮助患者迎接挑战，为朝向最佳健康状态进行调整铺平道路。从而进入最后的解决阶段。在进展期，护士的专业角色主要是代理人、顾问、领导者、资源提供者、教师和技术专家。

（四）解决期（resolution phase）

此时患者的需要已经在护士和患者的共同努力下得到满足，患者与护士之间的治疗性关系可以结束了。但这种关系的结束对护患双方都有困难，因为治疗性关系中的依赖性需要通常在生理需要满足后，在心理上还有些不舍（依赖）。患者可能觉得结束这种关系“还未到时候”。如一位初为人母者希望学习为她的宝宝洗澡，于是社区保健护士在第一次家访时与这位母亲一起制定了学会正确洗澡的目标，并进行了指导和示教。在第二次家访时此母亲已能正确为婴儿洗澡，他们的目标达到了，这位母亲的问题解决了，这种关系照理也就结束了。然而，在一周后，这位母亲又多次给社区护士打电话，咨询有关护理婴儿的其他问题或有关自身恶露的问题，这时这位母亲就还没有与社区护士结束依赖性联系。对护士来说，最后的“解决”也是困难的。如上例，那位母亲可能希望结束这种联系，但社区护士却继续家访以观察婴儿的生长发育而不能脱离这种联系。在解决期，如同其他阶段一样，如果没能圆满完成，双方的紧张和焦虑都会增加。

成功的解决期是其他阶段成功结束的必然发展。在此阶段患者脱离与护士的联系，并显示出一种更为健康的生理和心理状态。护士因与患者解除了联系而恢复了自身独立性。此阶段，护士的角色主要是资源提供者、顾问和技术专家。

经过以上几个阶段护患双方都成为更为成熟的独立个体。当然上述4个时期并不是截然分开的，而是各期之间有重叠，图6－5表明了一个病人从入院到出院护患关系的重叠。在护患关系的各个阶段，均有相应的焦点问题，如在认识期，焦点问题是了解病人存在的问题；在确认期，焦点问题是选择适当的专业性帮助；在进展期；要使用所选出的专业性帮助以解决问题；解决期是专业性关系的结束。

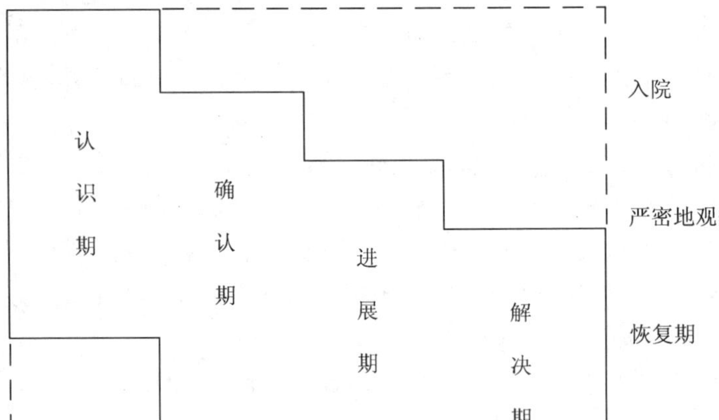

图6－5　四个时期护患关系的重叠

（From Peplau，H.E.（1991）.Interpersonal relations in nursing.New York：Springer Publishing Company.）

三、Peplau模式与四个基本概念

1.人　是生活在不稳定平衡中的一个有机体，即其生理、心理、社会都处于变动状态。生命是努力达到稳定平衡的过程，但一个固定的型态是永远达不到的，除非死亡。所以人又

是以自己的方式努力减少因各种需要而产生的压力的有机体。

2. 健康　是人格和人类发展过程中向有创造性的、建设性的、有价值的人生前进时的各种其他活动，因而健康要求各种生理和人格的需要得到满足，这样人才能充分发挥其潜力。

3. 环境/社会　是指与人起相互作用的重要组成部分，如文化背景、家庭、工作环境等。这个狭隘的理解是 Peplau 模式的主要局限。

4. 护理　被定义为“在病人或需要健康服务的个体，与能认识这些需要并能作出反应的、受过特殊教育的护士之间的人际关系。”护理是一种重要的、有治疗意义的人际间过程。护士在这种人际间过程中帮助病人，这个过程中的一些主要概念有护士、病人、治疗性关系、目标、人类需要、焦虑、紧张和挫折等。

根据 Peplau 的模式，护理是具有治疗性质的一种帮助患病者或需要保健者的艺术，护士与病人之间的关系是治疗性过程的关键。从两个有不同目的和兴趣的陌生人相遇开始，随着关系的进展，护士和病人为了病人的健康（共同目标）互相理解，并共同努力解决一些健康问题。在这个过程中，Peplau 指出护士的人格类型及教育背景对治疗性人际间关系有直接影响。作为专业护士，由于他们能够理解各种概念和理论，这些知识使他们对在人际间关系过程中的角色有较深的体会，因而能更好地察觉对方作出的各种反应，双方也就容易以合作的态度，为解决问题共同承担任务。Peplau 更认为护理对涉及人际间活动的双方都是一种学习的经历，双方的互相尊重和互相作用使双方最后都得到成长。

四、Peplau 模式与护理程序

由于 Peplau 模式的四个时期是连续的、按顺序进行的，其目的是为病人解决问题，满足病人的需要，因而与护理程序有许多共同之处。见表 6-1。

表 6-1　护理程序与 Peplau 分期的比较

护理程序	Peplau 分期
评估：收集资料并加以分析，护士是主动的 护理诊断：经过分析，作出总结性的陈述	认识期：护士与病人初次见面，互相认识，共同明确存在的问题，制定出初步的计划
计划：共同制定目标及措施	确认期：确定共同的目标，病人有归属感，选择性地对能满足其需要的人作出反应
执行：向共同制定的目标执行措施，可由病人自己、家属或保健人员来完成	病人是主动的 进展期：病人可以得到符合其需要和利益的所有可能的服务，并主动寻求和吸收有关专业知识
评价：在共同建立的最终期望行为基础上进行评价，可以就此结束或更新计划	解决期：在其他各期成功地完成后结束

从与护理程序的对比中可以看出，在护理程序过程中护士主动收集资料，然后作出护理诊断，再与病人一起制定预期目标和护理措施，护士执行护理计划，最后结合目标进行评价。Peplau 模式的 4 个时期可以与之相对应，但没有护理诊断，即对问题没有统一的总结性描述，最后也没有强调评价的过程。在按照 Peplau 模式护理患者时，整个过程强调的是建立

一个强有力的治疗性护患关系，调动病人的主观能动性以满足病人的需要。

五、模式的应用与评价

Peplau的人际间关系模式自20世纪50年代面世以来，在护理实践、教育和科研等领域均得到了较好的运用，尤其是60年代以来，发展迅速。

护理实践中：虽然在早期，Peplau的观点不能被接受（如护士可以从病人和学生中进行经验性学习的概念），其原因主要是基于对病人问题理解的广泛性和社会观念还没有发展完善。但是后来Peplau应用Sullivan人际间关系模式和Ludwig von Bertalanffy的一般系统理论进行了进一步的解释，同时引用Freud人际间和个人内部的理论作为她理论模式的基础，进一步发展了她的模式的概念。尤其1968年，Peplau开办了第一个家庭治疗工作间，真正应用其模式照顾病人。如今，Peplau的模式已被临床人员广泛使用。Grace Sills将Peplau的模式描述成“为病人治疗性的护理实践提供了一个新的前景、方法和理论基础”，她说，“Peplau的观点可以为精神病护理提供一些指导性的模式。”

护理教育中：Peplau的著作《护理中的人际间关系》本身就是针对护理研究生和护士学生而作的，早期文献对其模式的评价较少。到1963年在一些精神病护理的期刊上才开始发现一些文章引用其模式，精神病护理专家也根据她的模式写了许多教材。Smoyak和Rouslin描述说，没有一个精神病护理的教材会忽略Peplau的工作。

护理科研中：Peplau的模式在实践中的应用有待进一步的科研，澄清模式中的一些概念和构建一些护理知识基础。Peplau本人也在退休后继续写文章对其模式进行解释，并且指出了进一步验证其人际间关系的必要性。目前根据Peplau的模式已经形成一些科研工具，用来测量人际间关系。如人际关系表格、社会互动量表、治疗性行为量表等。还有一些科学研究对其模式进行证实和应用，如Morrison等在1996年对62对精神科护士和病人一对一护理的互动过程进行了录音，分析角色行为的一致性，并与Peplau定义的一些角色概念对比，发现成人病房的基本工作角色包括顾问、资源提供者和代理人，而在青少年病房基本角色包括顾问、代理人、资源提供者和朋友。另外，Forchuck和Brown应用Peplau对护患关系的概念结构描述发展了一些测定人际间关系中各个发展阶段的工具。而且，Forchuck等人还应用Peplau的模式制作了个案管理的模型，此模型十分重视人际间关系的互动。

按照理论的特征分析，Peplau的模式对各个概念的定义还是很清楚的，并且能将各概念用一种方式相互联系起来，对护患间的互动和健康交流提出了一个不同的观点。Peplau模式的4个分期也提供了一个符合逻辑的、系统地观察护理情景的方法，这种方法相对简单并且易于推广，可以被用来指导和改进实践，具有很好的实用性，特别对护理有心理问题的人将更有效。Peplau模式也采用了一些其他理论和概念，如Sullivan的人际间模式、Maslow的需要层次论、Selye的应激理论等，并且与这些理论是一致的。该模式的基本前提是护患互动，这是能够被使用者接受的，并且该模式能够将护理专业和服务与其他卫生专业和照顾行为进行很好的区分。

六、小　　结

Peplau的人际间关系模式的核心是特定的护患关系，这是当今护理中不可缺少的部分，也是我国护理中的薄弱环节。这个过程包括认识期、确认期、进展期和解决期四个连续阶段。这些阶段相互重叠、相互联系，所持续时间可以不同。护士和患者首先明确患者的问题；在建立共同的期望和目标后，决定合适的促进健康的计划。这个过程是受护士和患者双方的独特的理解力和预先形成的观念所影响的。人际间关系模式的前提是互动，它为临床实践、理论与研究各领域的护理作出了贡献，增加了现代护理的知识基础。但是，运用 Peplau 模式的一个局限性就是对无意识或自弃病人的护理。例如，认识期是在患者感到有需要，护士与患者之间开始互动时起始的。护患互动在与无意识的患者工作时是绝对受限，并在应对不能有效沟通的自弃者时严重受阻。另外，她只是对心理方面进行广泛的研究，对护理涉及的生理方面问题较少提及。

（宫玉花）

第四节　Orem 的自理缺陷护理理论

Dorothea E. Orem 是美国著名的护理理论家，1914 年出生于美国马利兰州巴尔的摩市。1934 年她在华盛顿特区的 Providence 医院护校的护理证书班毕业，先后从事过儿科、内外科、急诊室等护理工作。1939 年在天主教大学获得护理学学士学位，到 Providence 医院底特律护校任教。1945 年在天主教大学获得护理学硕士学位之后，任 Providence 医院底特律护校的校长。1949 年到印第安纳州卫生局医院分部工作，负责提高医院护理质量。1957 年回到华盛顿特区卫生教育福利部教育司任职，主管临床护士的培训工作。1959 年到天主教大学任教，并担任护理系主任。1970 年离开天主教大学，开办自己的咨询公司，直到 1984 年退休。目前，她居住在美国东部乔治亚洲的塞芬拿。

Orem 的丰富的护理实践经验，激发其对“什么是护理?”的深刻思考。此时，由于慢性疾病患病人群的增加和急性传染性疾病人群的减少，医疗诊断、治疗以及预防、康复的知识和技术的发展，公众对健康的态度发生变化，以及对从事护理人数的需求成倍增加等，所有这些使她开始思考：什么是合适的护理工作？何时提供护理更恰当？护士与接受护理者之间的关系如何？护士与其他保健人员之间的关系如何？以及什么人需要护理？等问题。经过长期的思考，Orem 认识到“当人们无法照顾自己时就需要护理”，从而开始发展自理缺陷护理理论（Self - Care Deficit Nursing Theory，SCDNT），并逐渐形成自己理论的概念和框架，但其较为成熟的理论思想的首次公开阐述是在 1971 年出版的《护理：实践的概念》（Nursing: Concepts of Practice）第一版中，之后此书不断再版，直到 2001 年出版了第六版。每一次再版 Orem 都结合护理专业的发展对自己的理论进行完善和发展，以使之对护理实践更具有指导作用。例如，第一版主要阐述对个人的护理，而 1980 年和 1985 年的第二版、第三版就扩展到家庭、社区的护理。目前，此书已被翻译成日语、意大利语、法语、西班牙语、荷兰语、德语等数种语言，其理论思想被十余个国家所应用。

由于 Orem 在护理理论发展方面的杰出的贡献，她得到数项荣誉，包括：1976 年 Georgetown 大学、1980 年 Incarnate Word 大学、1988 年 Illinois Wesleyan 大学、1998 年 Missouri 大学等大学的荣誉博士学位；1980 年美国天主教大学的校友成就奖；1991 年国家护理联盟（National League for Nursing）的 Linda Richards 奖；1992 年美国护理研究院（American Academy of Nursing）荣誉院士；1997 年国际荣誉护理会（International Honor Society of Nursing）的 Edith Moore Copeland 杰出创新奖等。

一、Orem的理论内容

Orem在其理论中着重阐述了什么是自理？何时需要护理？如何提供护理？三方面的问题。Orem认为当个体缺乏持续保持自理的能力时，就需要护理。所谓自理是个体为了使自身保持生命、维护健康，能够从疾病或损伤中恢复，以及适应疾病与损伤等造成的影响所采取的行动。而对于儿童、老人等依赖他人照顾的个体，则是当其父母、监护人或照顾者缺乏上述能力时，才需要护理。

（一）理论前提　自理缺陷护理理论的五个前提（premises）是：

1. 人类必须对自己及其环境进行持续的、有意识的输入，来维持生命和与自身天赋相一致的功能。

2. 人的力量——即谨慎地行动的能力，是以确定需求和提供所需输入来对自己和他人进行照顾的方式实现的。

3. 成熟的人的一些缺陷，表现为照顾自己或他人的行动受限，包括提供维持生命和调节功能的一些输入。

4. 人的力量是以发现、发展和传播一些途径和方法来为自己和他人确定需求和提供输入。

5. 具有一定结构关联的人群将对任务进行分类并分配职责，对那些缺乏为自己和他人必需的输入的成员提供照顾。

（二）Orem理论的基本组成及主要概念

Orem的理论由三部分相互关联的理论构成，即自理理论、自理缺陷理论、护理系统理论。

1. 自理理论（self-care theory）　自理理论主要包括自理、自理力量、基本条件因素、治疗性自理需求四个概念以及依赖性照顾、依赖性照顾力量、自理需求等衍生概念。

（1）自理（self-care）：这一概念是整个自理缺陷护理理论的基础。自理即自我照顾，是个体为维持生命、健康和功能完好而自己采取的连续的、按一定形式进行的行动。这一行动是可学习的、有目的的，贯穿于人们日常生活之中，当这种行动执行有效时，则可保持人体结构的完整性和人体的正常机能及个体的发展。对于儿童、老人等依赖他人照顾的个体，依赖性照顾（dependent-care）是由其父母、监护人或照顾者来完成。

（2）自理力量（self-care agency）：是人所具有的参与自我照顾、完成自理行动的能力。这种能力根据年龄、发展水平、生活经历、社会文化背景、健康状况以及可得到的条件而有所不同。不同的人、甚至同一人在不同的阶段或处于不同的状况下其自理力量也是不同的。人的自理力量可以在生活中得到不断发展，一方面个体通过自我尝试、思考以及经验的积累得到提高，另一方面可以通过向他人学习得以提高。在正常情况下，成人能主动照顾自己，婴儿、儿童、老年人、病人、残疾人的自理需要部分或全部护理或帮助。依赖性照顾力量（dependent-care agency）是指被依赖者所具有的提供照顾、帮助依赖者的能力。

（3）基本条件因素（basic conditioning factors）：是反映人们生活状况特征的一些因素，包括年龄、性别、健康状况、发展水平、社会文化背景、健康照顾系统、家庭系统、生活方式、环境因素、资源的可提供性及充分性等。人不仅具有生物属性，还有社会属性，基本条件因素影响其自理及自理力量。

（4）治疗性自理需求（therapeutic self-care demand）：自理活动不是盲目的，而是有意识、有目的的满足人的需要而采取的行动。治疗性自理需求是指在一定时间内执行的、通过有效的方法或一系列相关行动来满足已知的自理需求的自理行动的总和，简单地说是在某一阶段个体自理需要（self - care requisites or requirements）的总和。所谓自理需要是指直接面向自理的行动。Orem 将人的自理需要分为三类：一般性自理需要、发展的自理需要和健康不佳时的自理需要，因此某一时间内的治疗性自理需求是指在该时间的一般性自理需要、发展的自理需要和健康不佳时的自理需要的总和。

1）一般的自理需要（universal self - care requisites）：是与生命过程、维持人体结构和功能的整体性相关联的，对所有人在成长发展的各阶段都需要的直接提供自我照顾的活动。这些需要是所有人在生命周期的所有阶段所共有的，是相互关联、相互影响的，与之相近的一个词是日常生活活动。Orem 认为一般的自理需要包括：①摄取足够的空气、水、食物等；②提供与排泄有关的控制和调节；③维持活动与休息的平衡；④维持独处及社会交往的平衡；⑤预防或避免对生命、健康和安康的有害因素；⑥促进人的功能和发展达到符合其潜能、局限性和期望的正常水平，“正常”是应与每个人的遗传和健康素质和才能相一致的。

2）发展的自理需要（developmental self - care requisites）：是指一般成长发展过程中的特殊需要，或在成长发展过程中遇到不利情况时出现的需要。如失去工作、异地求学时的特殊需要。

3）健康不佳时的自理需要（health deviation self - care requisites）：是指个体在疾病或受伤时出现的需要。这些需要来自两个方面，一方面是由于生病、受伤、残疾等导致的自理需要；另一方面是诊断或治疗措施引起改变后的需要。此方面的需要可包括：①寻求并确保适当的医护帮助；②注意和照顾疾病所产生的并发症；③有效地执行诊断、治疗和康复方法等方面的医嘱；④注意、照顾或调整由于医疗护理措施所引起的不良反应；⑤改变自我概念或自我形象，接受并适应自身健康状况的改变和需要医护照顾的事实；⑥学习在患病或诊断、治疗情况下的生活方式，以促进自我继续发展。如乳癌病人在乳癌根治术后要适应因一侧乳房缺失带来的身体外形的变化，此外还可能需要应对手术后化疗带来的一系列副反应。

Orem 在自理理论中，说明了什么是自理以及哪些因素影响自理的提供。

2. 自理缺陷理论（theory of self - care deficit）

自理缺陷理论是 Orem 护理理论的核心，在这一理论中说明了什么时候需要护士为病人提供照顾。本理论主要涉及三个概念：自理力量、治疗性自理需求、自理缺陷。

自理缺陷（self - care deficit）：当自理力量或依赖性照顾力量不足以满足已知的自理需求，如父母不知如何满足小儿的各种自理需求时，或目前尚能满足自理需求，但预计该力量将下降和（或）自理需求将增加时，如需要特殊的技术和知识才能满足自理需求时，即存在或将出现自理缺陷，此时需要护理。简单地说，当一个人的治疗性自理需求大于其自理力量时，就出现了自理缺陷，也就需要护理了。

Orem 认为有五种帮助方法以弥补自理缺陷：①代替做；②指导和监督；③提供心理和生理支持；④提供并保持支持个人发展的环境；⑤教育。护士在护理病人的过程中可能用其中一种或多种方法。

Orem 认为护理活动体现在五个方面：①与个人、家庭或团体建立并维护护患关系直到病人能够脱离护理为止；②明确病人是否需要护理帮助，并制定护理方案；③对病人的要求和需求作出反应；④通过护嘱（prescribing）、直接提供（providing）和调节（regulating）等为病人及其他重要成员提供护理；⑤协调护理活动与病人的日常生活以及其他保健和社会教育性服务机构的关系。

3. 护理系统理论（theory of nursing system）

护理系统是护士根据病人的自理需要和病人执行自理活动的能力而设定的。自理缺陷理论说明了何时需要护理，本理论说明了如何通过护理系统帮助个体满足其治疗性自理需求，主要涉及两个概念：护理力量、护理系统。

（1）护理力量（nursing agency）：是受过专业教育或培训的护士所特有的能力，该能力使护士能够知道如何行动或帮助其他人通过使用他们的自理力量来满足自身的治疗性自理需要。护理力量与自理力量的不同之处在于护理力量是专业护理人员行使的，是使他人受益或安康，而自理力量是自我行使的，是对自身有益的。

（2）护理系统（nursing system）：是护士在诊断性操作、处置性操作以及调节性操作的护理实践过程中产生的动态的行动系统。Orem 将护理系统分为三类，并在不同的护理系统中界定了：①护士在健康照顾中的职责范围；②护士和病人的角色；③护士与病人之间的关系；④在调节病人的自理力量、满足病人的治疗性自理需求过程中，护士与病人应采取的行动的类型和表现型态（图 6－6）。

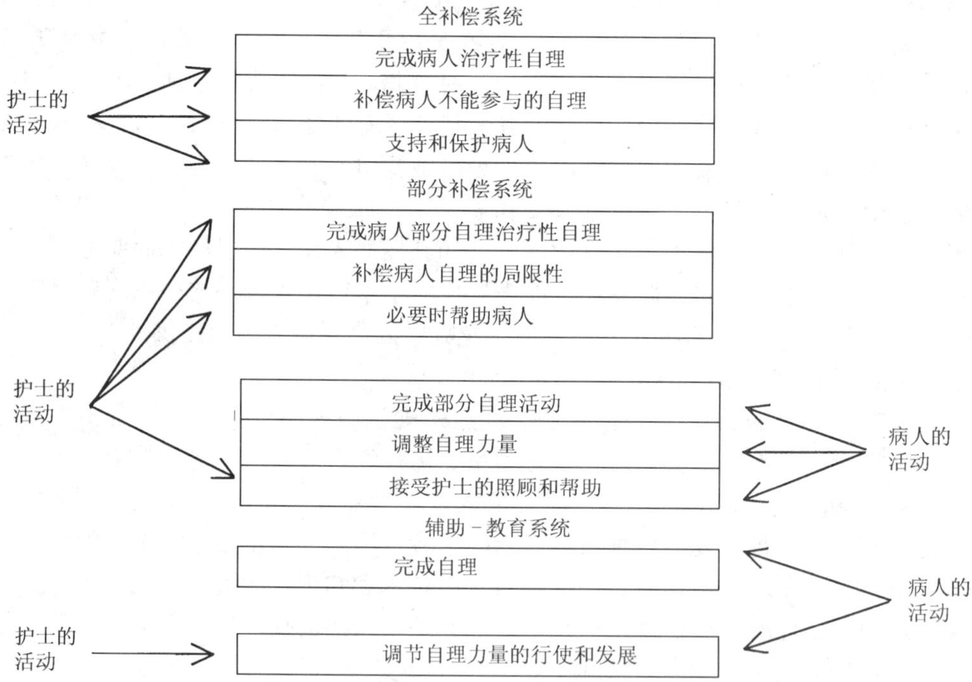

图 6－6　基本护理系统示意图（Orem，2001，P351）

1）全补偿护理系统（wholly compensatory nursing system）：即病人处于不能参与需要自理的活动，不能自主操作或医嘱不允许活动的情况下，需要护理给予全面的帮助。

全补偿系统常在以下情况下使用：①病人在精神上和体力上均没有能力进行自理，不能参与任何形式的主动行动。如全麻未苏醒的病人；②病人神志清楚，知道自己的自理需求，但体力上不能完成。如高位截瘫病人；③虽然具备完成自理需求的体力，但因存在精神障碍无法对自己的自理需求作出判断和决定，在持续的帮助和监护下可以进行一些自理活动。如老年痴呆病人。

2）部分补偿护理系统（partly compensatory nursing system）：在满足病人治疗性自理需求中，既需要护士提供护理照顾，也需要病人自己采取自理活动，在这一过程中护士和病人均起主要作用。如刚刚经历过大手术不久的病人，在进食、卫生、入厕等方面均需较多帮助。

3）辅助–教育系统（supportive – educative system）：病人能够完成自理活动，但在完成这些自理活动的同时还需要学习，没有他人帮助就不能完成，此系统又称为辅助–发展系统（supportive – developmental system）。在此过程中，病人能完成所有的自理活动，但需要在协助下做出决策、控制行为和学习相关知识和技能。护士的角色是促进、提高病人的自理力量，促使病人成为自理者。如即将出院的术后病人。

对于上述三种护理系统，可以根据病人的具体情况采用不同的系统；对于同一病人，可能在不同的阶段使用不同的系统进行护理，如对于外科择期手术病人，术前可以采用辅助–教育系统，术前准备期间可能转为部分补偿系统，术中及术后早期为全补偿系统，然后随术后恢复情况转为部分补偿系统，出院前及出院时则又为辅助–教育系统。

二、Orem 理论与四个基本概念

（一）人（human being）

Orem 认为人是整体的，其功能包括生理的、心理的、人际间的和社会的，因此，自理活动也会涉及这几个方面。人与其他生物之间明显的不同之处在于人具有以下能力：①能够反映自己及其环境；②能够总结并解释经验；③能够创造性地为自己和他人谋幸福。

Orem 认为个体有学习和发展的潜力，人不是通过本能而是通过学习来达到自理的，若个体无法通过学习达到自理时，则由他人学习后再提供给他。护理就是其中的一种形式。影响学习的因素有：年龄、智能、文化、社会和情感状态。

（二）健康（health）

Orem 支持 WHO 的关于健康的定义，即健康不只是没有疾病和衰弱，而是身体、心理和社会方面的完好状态；并指出健康是多方面的，包括身体、心理、人际关系和社会方面的健康，这几方面不可分割。健康可以有不同的状态，健康可以从一种状态过渡到另一种状态；保持内外环境的稳定与健康密切相关。Orem 还指出健康应以预防保健为基础。对于一个健康的个体，有效地满足其一般的自理需要及发展的自理需要，就能达到初级预防（促进和维持健康）；满足健康不佳时的自理需要则有助于二级预防（早期发现疾病及治疗）及三级预防（预防并发症或残障）。患病时有效地满足其一般的自理需要及发展的自理需要，对于保持人体结构和功能，促进发展也是必需的，并有助于疾病的康复。

（三）社会（society）和环境（environment）

Orem 认为环境是人以外的所有因素，也是人体外在的必然存在的影响因素。人类环境可分为理化环境和社会文化环境两大类。

Orem 还认为在现代社会具有两种价值观：①人生活在社会中是希望能够自我管理，并对自己的健康及其依赖者（如未成年的子女或自理能力严重受损的家人）的健康负责任。②大多数社会对于那些不能满足自理需要的人是会接受的，并在其困难时根据其具有的能力提供帮助。可见，自我帮助和帮助他人都被认为是有价值的、有意义的。护理是基于上述两种价值观的一种特殊的服务形式。社会提倡自我护理，而护理也是合乎社会需要的，并且是十分必需的活动。

（四）护理（nursing）

护理是克服和预防自理缺陷发展的活动，或为不能满足自理需求的个体提供帮助。护理活动是以自理活动这一概念为基础的，随着个体健康状况的恢复或当个体已学会如何进行自理时，个体对护理的需要也就逐渐减少或消失。

Orem还对与护理概念相关的几个因素进行说明，如：护理的艺术和谨慎、护理是一种服务、与护理相关的角色理论、护理的技术等。

1. 护理的艺术（the art of nursing）是指护士的个人品质，要求她能够创造性地研究和综合护理情境中的各个变量和条件因素，以达到目标或产生有效的针对服务对象的护理系统，要做出这些决定需要护理学科、自然学科、人文学科和艺术等理论基础。护理的谨慎（nursing prudence）是指护士应有的素质，具备这种素质就能做到：遇到新问题或困难能够虚心求教；能做出正确的判断；能决定采用独特的方式行动；认真做出行动。每个护士的艺术和谨慎受其生活经验和护理经验的影响。

2. 护理是一种服务　是指护理是一种助人的方式而不是有形的商品，护理的形成是在护士的慎重选择和执行对个人或集体进行帮助的行动中产生的，它与其他人类服务的区别在于它关注的是为能力缺乏的人提供持续的健康照顾。

3. 与护理有关的角色理论　在一定的护理情况下，护士和病人各有其自身的角色行为，且其角色行为受文化、环境、年龄、性别、健康状况、经济状况的影响。两者的角色是互补的，病人的某些行为会引起护士的一些行为反应，两者行为的目的都是使病人达到自理。在护患关系中，由于双方在同时扮演各自的角色，护士或病人可能出现角色冲突，而角色冲突可能影响自理方面的表现。

4. 关于护理的技术　Orem认为护理人员作为健康保健的专业人员，需要特殊的技能。尤其应具备社会和人际间交往技术及调整技术。

（1）社会和人际间交往的技术

1）会根据护理对象的年龄和发展情况、健康情况和不同的社会文化来进行沟通。

2）善于促进并维护人际间、集体内或集体间的关系的协调以共同努力。

3）按照健康和疾病时不同的心理社会状态，与护理对象建立和维持治疗性关系。

4）提供适合护理对象需要的、活动能力的帮助。

（2）调整的技术

1）维持和促进生命过程。

2）调整护理对象在健康和疾病时的心身状态。

3）促进护理对象的成长和发展。

4）调整护理对象的体位和活动。

三、Orem理论与护理程序

Orem认为护理实践是由一系列有目的的行为所构成的，这一系列的行动就是护理程序，她将护理程序分为三个步骤：（表6-2）。

第一步：确定病人为何需要护理？即评估病人的治疗性自理需求以及病人进行自理的能力。为此，护士应收集以下资料：

1. 该病人的健康状况如何？
2. 医生对病人健康的意见。
3. 病人对自身健康的认识。
4. 病人的自理需求是什么？
5. 病人进行自理的能力如何？

表 6－2 Orem 的护理程序与一般护理程序的比较

护理程序	Orem 的护理程序
1. 评估	第一步：诊断和处置：确定为何需要护理
2. 诊断	分析和解释——对有关照顾作出判断
3. 计划（有科学依据）	第二步：设计护理系统、做出提供照顾的计划
4. 实施	第三步：护理系统的产生和管理
5. 评价	

通过对上述资料的分析和解释，对有关照顾作出判断：
1. 病人的治疗性护理需求是什么？（现在的和以后一段时间内的）
2. 病人在完成其治疗性自理需求时，自理力量存在哪些缺陷？为什么会出现这些缺陷？
3. 是要发挥病人已具备的自理力量呢？还是不让病人参与护理？
4. 病人在自理力量方面有哪些潜力？

经过分析列出护理诊断。按照 Orem 的框架，护理诊断的陈述应包括反应和原因。如：躯体移动障碍：不能独立行走：与右下肢骨折有关。本部分相当于护理程序的评估、诊断两步骤。

第二步：设计护理系统，制定护理计划。当病人的治疗性自理需求和其自理缺陷确定之后，应首先选择适合病人的护理系统，即根据病人的健康状况及其自理能力，选择全补偿系统、部分补偿系统、辅助教育系统中适合病人的一个护理系统；再根据所选择的系统，制定提供照顾的方案，包括具体的护理方法、措施以及实施方案的时间安排、先后顺序等。本步骤相当于护理程序的计划部分。

第三步：护理系统的产生和管理。包括按照所设计的计划和方案实施护理，并在执行过程中，不断观察病人的反应，评价护理措施的效果，再根据病人的自理需求和自理力量的变化调整所选择的护理系统，修改护理方案。因此，本步骤相当于护理程序的实施和评价部分。

四、Orem 理论的特征和优缺点

Orem 理论的结构比较完善而有新意。作为理论应能将各种概念按一定方式相互联系起来，以创造一个观察特定现象的不同方法。Orem 以自理为核心，将其理论分成三个相互关联的理论描述，为护理实践这一特殊现象提出了新的独特的观点，尤其是对于护理的艺术和谨慎、护理是一种服务、护理的角色问题、护理的技术做了较为全面和深入的阐述。

Orem 在其理论中描述了六个主要概念，并用这六个概念说明其理论的三个分理论，概念框架简单明了，她对人、社会、护理、健康的认识在其理论的阐述中也相互映证，富有逻辑性。

Orem理论中词汇比较浅显，易被理解和接受。如：理论中所提及的一般的自理需要近似于日常生活活动；理论提出应根据病人的不同情况选择不同的护理系统提供护理，三个护理系统与国内采用的三级护理制度比较相似，这在临床工作中容易被应用，也容易被理解。不少医院就以该理论作为病房管理的哲理和制定护理常规的依据。理论中描述的概念、定义、概念之间的关系及假设等能够用于也已经被用于许多研究，许多研究者运用Orem的理论以产生可被检验的假设。

Orem的理论与已被验证的理论、法律和原则是相一致的。如自理需求是以基本需要理论为基础的，理论中有关护理的角色理论与角色学说也是相符合的。

此外，Orem阐述了护理概念有关的问题，强调护理的艺术、护士应具有的素质和技术，认为护理力量是受过专业教育或培训的护士所特有的能力，因此，护士是要受教育的，同时在教育过程中，护士要学会“思考”，而不是单纯熟练地执行标准化操作和完成任务。护士在遇到新问题或困难时应该寻求咨询，以做出正确地决策。只有这样，护理学才能更加专业化，并且得到不断提高和发展。然而，Orem的理论还有一些有待进一步完善之处，例如：尽管Orem认为健康是动态的、不断变化的，但其护理系统的概念暗示着三个静止的健康状态；理论的描述更着重于躯体方面的需求，而对心理、情感方面的需求关注不够；对一些概念的界定尚需进一步澄清，如治疗性自理需求与自理需要，此外，自理被用于多种组合含义，如自理力量、自理需要、自理缺陷等，在其理论中不断地被多次应用，易导致混乱。

五、Orem理论的应用

自20世纪五、六十年代Orem提出其概念框架以来，其理论得到不断的发展，并日臻成熟，得到护理界认可，现被认为是护理学科中重要的理论之一，在护理实践中得以广泛应用，并且还被其他学科（如社会学、行为学、康复医学等）所引用。

许多护理学院在课程设置中应用自理护理理论。例如，在乔治城大学护理学院，该理论在新生一年级时就介绍给学生，以帮助学生拓宽护理观。西南密苏里州立大学护理学院的护理本科的课程设置也应用该理论，指导学生结合Orem的理论为病人制定护理计划，进行健康教育。密苏里大学哥伦比亚护理学院在每年的秋季和冬季学期为护生召开Orem护理理论讨论会，同时还组织有关该理论的一些国家级或国际级的护理年会。

有关应用Orem的理论的文献也很多，许多研究者以该理论为基础，发展一些评估工具，用来评价护理的质量，或对理论中的一部分内容进行研究。例如：Barbara等发展了一般的自理需要、健康不佳时的自理需要的测量工具，并以此工具评价护理服务的质量；Dodd研究了癌症化疗病人的自理行为，并为部分病人提供相关信息，研究发现这部分病人的自理能力好于没有被提供信息的病人。随着20世纪80年代我国学者引入该理论以来，国内应用Orem理论的研究越来越多，例如该理论在喉癌术后病人护理中的应用研究、在产科病房的应用、信息支持与自理行为相关性研究等，可以看出Orem的理论被用于各种临床实践场所，护理各种各样的服务对象。

总之，Orem为观察护理现象提供了一个独特的方法，她的理论为护理学提供了理论基础，她对护理理论的发展做出了卓越的贡献。

（路潜）

第五节　Johnson 的行为系统模式

Dorothy E. Johnson 于 1919 年出生于美国的佐治亚州。她在 1942 年于田纳西州纳什维尔市的范德比尔特大学获得护理学士学位。1948 年于美国哈佛大学获得公共卫生专业的硕士学位。她的工作经历主要为教师，曾先后在范德比尔特大学、加州大学洛杉矶分校等处任教，主要承担儿科护理学的教学工作。1965 年至 1967 年她担任了加州护理学会委员会的主席。在 1977 年，她荣获加州护理学会颁发的哈森普拉格露露（Lulu Hassemplug）优良成就奖，1981 年荣获温德比（Vanderbilt）大学颁赠的杰出护理贡献奖。在教学过程中，Johnson 经常思考的问题是：属于护理领域的知识有哪些？护理知识与医学知识的区别在哪里？护理的目标是什么？从而引发了她对护理进行深入探讨的兴趣。在 1968 年 Johnson 第一次提出她的护理照顾模式是培育"病人有效的行为功能以预防疾病"。她将病人视为一个具有众多次系统的行为系统。到 1980 年才正式提出她的护理行为系统模式（behavioral system model），从而使其在护理理论界独树一帜。

一、行为系统模式概述

Johnson 认为每一个人都是由具有一定型态的、有目的的和重复的活动所构成的一个特殊的个人行为系统，是一个有组织的整体功能单位，其功能就是调节个人对环境中各种输入刺激的反应以维持系统的平衡。

此模式的前提是行为系统是由行为的各部分和要素经过组织、互相作用、互相依赖和结合而成的。这个系统的行为具备一定程度的规律性和持续性，并致力于使其内部以及作用于它的各种力量间取得平衡。系统的平衡反映了调节和适应在某些方面取得的一定程度的成功。

Johnson 指出一个行为系统是由功能各异的 7 个次系统组成的，这 7 个次系统是互相关联的，一个次系统的变化会影响所有的次系统。在不同的文化背景下，这些次系统的表现可能不同，它们受生理、心理和社会方面的因素影响。每个人的次系统之间都有一个独特的互相作用的型态，使其成为互不相同的整体。

这 7 个次系统是：

1. 依恋或从属（attaching or affiliative）　是个体发展中的第一个反应系统。这个次系统的功能是使个体进入社会并产生亲密感，形成并维持一个强有力的社会纽带。例如，婴儿对抚养者的依恋是很重要的；进入儿童期或成人期后，除对抚养者的依恋外，还增加了对其他人的依恋，因为这些人可以为其提供安全感。

2. 依赖（dependency）　不同于依恋。依赖行为是环境中其他个体参与抚育的"援助性"行为。依赖行为的结果为赞同、注意、理解和具体帮助。依赖与依恋很难分开，因为没有被依恋者来对个人的依赖行为做出反应，依赖次系统就无法表现出来。从发展的角度讲，依赖行为应逐渐从完全依赖他人过渡到更多地依赖自身，在社会群体中生活时，一定程度的独立是必须的。

3. 摄取（ingestive）　是围绕进食的一些行为，与生理系统、心理系统和社会系统都有关。Johnson 认为护理的重点是在进食时周围社会事物的构成和意义。她认为，与进食有关的行为在某些文化背景下能否被社会所接受，比个体对食物的生理需要更有意义。

4. 排泄（elimination） 与从体内排除废物的行为有关。人的排泄在时间和地点上也有能否被社会接受的问题。

5. 性（sex） 此次系统由与生育有关的行为所组成。生物因素和社会文化因素都能影响性次系统的行为，并随性别而不同。

6. 进取的（aggressive） 此次系统与防卫和自我保护的行为有关。当生命或所属领域受到威胁时，个人能产生防御性反应，但不包括蓄意伤害他人的行为。

7. 成就（achievements） 是指促使对环境进行控制的行为。它的功能是控制或掌握自我或环境的某一方面以达到优秀的标准。Johnson 认为成就性行为的领域可包括智力的、体力的、创新性的、机械性的以及社会技能等方面。

Johnson 认为以上 7 个次系统都可以从其结构要素（structure）和功能性必备条件（functional requirements）两方面来进行描述和分析。Johnson 假设的结构要素有 4 个：

1. 动力和目标（drive and goal） 从个体所采取的行为和所获结果中，可以看到个体所受到的激励和动力以及追求的目标是什么。对所有个体来说，每个次系统的最终目标都是相同的，但为达到目标所用的方法可因文化和其他个体差异而不同。

2. 定向（set） 是指每个个体通常是按照几个固定的方式，根据所要达到的目标和方向去活动。这种行为的预定性被 Johnson 称为“定向”。

3. 选择（choices） 每个次系统都有一定的行为范围可供选择，Johnson 假设适应性较强的个体可选择的行为范围就会较广，随着生活经历的增多，个体可选择的行为就越多。但是当个体对其所得感到满足时，他获得新行为的机会就会下降。

4. 可观察的行为（observable behaviors） 是行为次系统所产生的结果，即人的可被观察到的行为，这些行为可使他人（护士）了解到个体为达到有关目标时所采取的行为，并可在帮助他达到目标时，对行为的效果和效率进行评价。

除此以外，每个次系统在发挥功能时必须具备以下 3 个条件：

1. 每个次系统都应受到保护，避免一些不能应对的恶性刺激。

2. 每个次系统必须接受来自环境的适当输入以得到培育。

3. 每个次系统必须经常接受刺激，以加速成长和预防迟滞。

这些条件可通过个人的努力和外界力量（护士）的帮助得到满足，而在具备这些条件后，系统和次系统才能得以维持和运转。

二、行为系统模式与四个基本概念

1. 人 Johnson 认为人有两个主要的系统，即生物系统和行为系统。生物系统是医生角色的重点，而行为系统是护士角色所着重的，两个系统之间相互影响。

2. 社会 对个人来说，环境就是社会，Johnson 认为个人的行为是受周围环境中所有事物的影响的，而文化对于个人行为的影响是深远的。

3. 健康 健康是行为系统中各个次系统的平衡，是生理、心理和社会方面对内在和外部的刺激的适应性反应，以维持稳定和舒适。疾病是次系统之间相互作用的不平衡，或与次系统本身的结构上或功能上的不平衡有关。这些不平衡的原因有：①次系统或各部分没有完全发展或发展异常；②内部的调节或控制机制遭到破坏；③环境的恶劣影响；④对系统的刺激不适当。个体的目的是有效地并高效地保护全部行为系统，并在功能失调、平衡受到破坏时，有足够的能力恢复原有的平衡。

4. 护理　护理关心的是有组织的、整体的人，而不是疾病本身。护理的目的就是促进个体的平衡，因而可以说护理在健康疾病连续过程中的任何阶段都是有用武之地的。但其重点是在行为对身体健康构成威胁或已发现有疾病的情况下，护理是为保持患者行为的组织性和整体性处于最佳水平的一种外界调节力量。护理的具体目标是协助病人达到以下目的：①其行为能与社会的要求相称；②有能力用各种方法改变其行为，以支持生理上的迫切需要；③在患病时，能从医生的知识和技能中最大限度地受益；④其行为不会导致不必要的损伤或引起后遗症。护理措施着重改变一些对个人维持平衡不利的异常行为，如改变不良的饮食习惯，以促进排泄和维持营养。

三、行为系统模式与护理程序

此模式与护理程序比较容易配合。护理程序是从次系统水平出发，以全部系统具有有效行为功能为目的，护理措施是针对促使次系统回到平衡状态，也就是结果，所以评价也就容易了。具体按照 Johnson 模式进行的护理程序如下：

（一）评估

主要是收集各次系统的动力、定向、选择和可观察的行为方面的有关资料。

1. 依恋　应向有关主要成员或个人所处社会系统中收集。

2. 依赖　可了解个人是如何让有关人员知道他的各种需要，以便有关人员能帮助他满足需要。

3. 摄取　应评估所摄取的食物及液体的种类、总量、进餐习惯以及进食环境等。

4. 排泄　有关排尿和排便的方式、次数、量，以及有无困难、痛苦等。

5. 性　有关性行为和性方式方面的信息。

6. 进取　个人在感受到威胁的时候是如何保护自己，从而获得安全感的。

7. 成就　个人如何改变环境，以加速达到目的。

（二）诊断

Johnson 本人并未提及如何做诊断，其学生 Grubbs 根据其模式提出 4 个护理诊断的范畴：

1. 不充足（insufficiency）　是由于功能性必备条件不足而使某一次系统没有起作用或没有充分发挥力量的状态。

2. 不符合（discrepancy）　这种不一致常常发生在次系统的行为和目标之间，是一种无法达到预期目标的行为。

3. 不和谐（incompatibility）　在同一情境中，两个次系统的目标和行为互相冲突以致对个体不利。

4. 优势（dominance）　不论当时是什么情境或是否对其他次系统有害，一个次系统的行为常常多于其他次系统的行为。

（三）计划和执行

护士制定计划的重点应放在改变病人行为的行动上，在评估的基础上，其护理目标就是使次系统达到体内平衡，计划和执行应包括对所确定的次系统进行保护、培育和刺激。

（四）评价

根据所确定的次系统是否达到平衡来进行评价。如果可以得到个体的健康基本资料，则护士的目标应该是促使个体回到基线以上。

四、Johnson 行为系统模式的应用与评价

（一）Johnson 行为系统模式的应用

Johnson 的行为系统模式在护理教育、护理管理、临床护理和护理科研中都有一定程度的应用。在临床护理中，该模式最常被用于护理评估方面，如 Grubbs 于 1970 年应用该模式发展了对患者的评估工具，Holaday 于 1980 年应用此模式设计了照顾小孩的评估工具等。在护理管理方面，该模式曾被用于发展病人的分类系统，使医院能培训合乎病人需要的护理人员。另外，此模式也曾被用以评估护理的标准。在护理教育方面，很多学校应用她的理论指导教学活动，如加州大学洛杉矶分校目前即以她的理论来设计课程。在护理研究中，Johnson 的行为系统模式常被用作理论框架来指导科研。如 Derdiarian 应用此模式研究癌症病人各次系统间的变化，Damus 研究输血后患上肝炎的患者的生理不平衡和行为不平衡之间的关系等。

（二）Johnson 行为系统模式的评价

Johnson 行为系统模式认为个体应具备一个有效的行为功能以预防疾病的发生。个体被定义为由 7 个次系统组成的行为系统，每个次系统都由 4 个结构要素所组成。而 3 个功能性必备条件的存在才能使各个次系统正常发挥功能。任何次系统的不平衡势必导致整个个体的失衡。护理的目标就是帮助服务对象恢复到平衡的状态。

Johnson 的行为系统模式是以一般系统理论为基础的，但她没有将组成行为系统模式的 7 个次系统的概念和定义清楚地解释，也没有清楚地介绍 7 个次系统之间的相互作用，因此逻辑性不强。

在护理实践中，此模式可用于全生命期和各种文化背景下的相对健康的个体，但由于其重视行为系统，而较难用于躯体受伤的个体。若按 7 个次系统收集资料，则有关过去和现在健康情况的生理方面资料较少，只有进食、排泄、性方面的内容，家庭的相互作用也只在 1、2 次系统中涉及，而关于教育、社会经济地位、居住条件等基本信息，在任何次系统中都没有提及。对一个次系统在受到护理照顾后的期望结局是什么也未加以清楚的说明，只提到一个笼统的期望，即各种文化背景下的人类将得到的同一结局——内环境平衡，但又缺乏定义，所以实践起来有一定难度。

再者 Johnson 对要求病人参与计划的认识是不足的，因而其护理程序是以护士的活动为中心的。此模式也主要是面对病人的，因此用于集体时也会有一定的困难。

虽然本模式有许多不足之处，但她还是为护士如何考虑患者的行为提供了一个可供参考的框架，这与其他护理理论家所提框架有所不同。她是第一个指出“人是一个行为系统”的人，这个框架影响了很多后来的护理学家们，主要有 Roy、Holaday 和 Neuman 等，她们创造了不少新的概念、模式和理论，可见此模式对护理专业的总体发展是有贡献的。

（刘宇　邹恂）

第六节　Levine 的守恒原则

Myra．E Levine 生于 1920 年，于 1944 年在芝加哥的库克县护士学校接受护理教育，1949 年获芝加哥大学学士学位，1962 年在密执安州底特律市的韦恩州立大学获理科硕士学位。她的护理经验包括社区护理、管理、临床教学、教学管理以及护理服务指导等工作，曾任库

克县护理学校临床护理系主任、芝加哥伊利诺伊大学护理学院教授、芝加哥 Loyola 大学护理学院教授、伊利诺伊艾文斯顿医院继续教育处主任以及以色列特拉维夫大学的客座教授等。Levine 在多种护理杂志上发表过许多文章，并出版了一本护理专著《临床护理入门》（Introduction to Clinical Nursing）。1965 年，她在美国护士协会（ANA）组织的地区临床会议上发表的重要论文“Trophicognosis*: An Alternative to Nursing Diagnosis（类护理诊断：护理诊断的另一种形式）”被美国护士协会收录于《内科和外科护理实践中的研究进展》（1966 年，第 2 卷，纽约）。另外，Levine 还参加了许多学术团体和会议。她现在是 Sigma Theta Tau（Alpha Beta Chapter，Loyola University）成员，美国护理科学院委员，以及美国精神卫生组织援助以色列委员会名誉会员。她还被列入“美国妇女名人录”，并获得 Sigma Theta Tau 1977 年颁发的伊丽莎白·卢梭教育奖。

在整体护理的范围内，Levine 发展了四条守恒原则，成为她的护理理论的基础。这些原则致力于保存能量、结构完整性、个体完整性和社会完整性。该理论将护士干预集中于患者对疾病的适应和反应上。

本章将包括对 Levine 的护理理论的讨论，在护理程序中的应用，以及与人、社会/环境、健康和护理这些概念的联系。

一、Levine 的护理理论

Levine 认为护理是一个动态的、有目的的过程。她的定义包括了“什么是护理？护理怎样实现其目标？以及所描述的目标是什么？”。她认为护理是一门学科，其基础是人们对他人关系的依赖。这门学科包括协助和促进病人调整护理措施。此外，她还提出护理的本质是人的相互作用。

（一）前提

Levine 的理论提出了以下的前提：①患者进入健康照顾场所的情况；②在此情境下护士的职责以及护士与患者之间相互作用的关系；③在此情境下护士的功能。这些前提提供了本护理理论的结构和内容。

1. 条件（condition） Levine 将其理论的焦点局限在那些在疾病或健康状态改变后进入健康照顾系统的患者身上。

2. 责任（responsibility） 关于护士与患者相互作用的前提是护士有责任认识到病人对健康状态改变所表现出来的机体反应。所谓机体反应就是指由于患者适应或试图适应环境所表现的行为变化或功能水平的变化。

Levine 认为环境是广泛的，包括内环境和外环境。内环境包括机体和它的功能。外环境则是由三个方面组成的，①感知的，与 5 种感觉有关；②行动的，指力量、条件及非知觉因素；③概念的，包括思维过程、情感和社会过程。然而，Levine 没有将这些直接联系起来，因而在评估环境时，用守恒原则来确定问题。内环境与结构完整性的恒定有关，而外环境则涉及到其他三条守恒原则。

Levine 将机体反应划分四个方面：①对恐惧的反应；②炎症反应；③对应激的反应；④感觉的反应。

3. 职能（functions） 护士的职能包括：①为促进患者对疾病状态的适应进行干预；

* Trophicognosis: the scientific approach to determination of an individual patients' nursing care needs, suggested as an alternative to the term nursing diagnosis.

②评价这些干预是支持性或治疗性的。支持性的护理措施是维持患者目前的状态以防止健康状况的进一步恶化，而治疗性措施则是促进痊愈和康复的护理措施。

（二）守恒原则（conservation principles）

Levine 提出四条守恒原则作为所有护理措施的基础。在本理论中，护理的目标就是使一个人通过保存能量、结构完整性、个体完整性和社会完整性达到保持或恢复健康的状态。这四条原则是：①能量的守恒：是指摄入与消耗能量的平衡。为避免过度疲劳，即适当的休息、营养和锻炼；②结构完整性的守恒：是指保持或恢复机体的结构，即防止身体损伤以及促进痊愈；③个人完整性的守恒：是指保持或恢复患者的认同感和自尊，即承认独特性；④社会完整性的守恒：指承认患者是一个社会的人，它包含着人类相互作用的存在及认识，尤其是与主要成员的相互作用。在 Levine 的理论中，守恒意味着保留或维持一个适当的平衡，其目的是为了维持患者的统一性和完整性，从而达到个体的健康。

（三）理论主要内容（critical components）

Levine 护理理论的主要内容简述如下：①患者处于疾病的困境中；②患者的环境包括有护士；③护士必须认识到患者为适应疾病所产生的机体表现；④护士必须在 4 条守恒原则的基础上对患者的环境加以干预，并评价干预措施是属于治疗性或是支持性的。由此可以看出 Levine 认为对于护士和患者来说，促进患者的适应是有益的，因为 Levine 认为成功的适应对于维持生命和健康都是必要的。

下面用一个简单的例子来说明 Levine 理论的应用

病例：何女士因胸部剧烈疼痛，呼吸困难，恶心，左上肢麻木而由她丈夫送到急诊室。基于这些资料（机体反应），护士认为此患者正在就改变了的健康状态进行调整，以守恒原则为理论基础，护士对此患者的环境进行干预（表 6－3）。

表 6－3　Levine 理论应用的范例

干预措施	守恒原则	治疗性/支持性	理　由
1. 患者被安置在担架上，头部抬高	1. 能量	1. 支持性	1. 限制能量消耗
2. 给患者注射吗啡	2.（a）能量 （b）结构完整性	2.（a）支持性 （b）治疗性	2.（a）减轻疼痛，减少能量消耗 （b）疼痛减轻，可以减少机体的氧气需要量，从而减轻心脏负荷
3. 吸氧（患者可以选用鼻导管或面罩吸氧）	3.（a）结构完整性 （b）个体完整性	3.（a）支持性/治疗性 （b）支持性	3.（a）维持适当的氧气供给，以减少呼吸困难 （b）保持个别性和自主性
4. 患者由丈夫陪伴至 CCU	4. 社会完整性	4. 支持性	4. 在运送过程中为患者提供一个支持系统

护士观察了患者对护理措施的反应，以判断她是如何调整改变了的健康状态的。患者的胸痛解除了，经过鼻导管给氧呼吸困难也得到了缓解。患者被安置在 CCU 内，她的丈夫陪伴着她。基于这些和其他观察结果，护士决定进一步的护理措施。

二、Levine 的理论与四个基本概念

（一）人

Levine 强调了需要整体地看待个体，认为个体是一个复杂的生物。人类在生存的各个方面都在一定程度上依赖于他人，如食物、安全、娱乐及亲密关系。疾病可以破坏正常的平衡，患者对疾病的应激可以表现出功能有所改变的行为变化。

（二）健康

Levine 对健康的定义是患者的统一性和完整性的保持。患者的整体观是应用本理论不可缺少的。改变了的健康状态不仅限于生理功能的损害（结构完整的守恒），而且可以看作是与上述四条守恒原则中任何一条都有关的一种改变或需要。这样，她的理论就只能用于处于疾病状态中的个体，即其焦点集中在护理照顾上。通过护理照顾来恢复或保持健康。只有在讨论整个社会系统中，Levine 才提到预防性健康实践是可期望的或值得寻求的。所以，这个理论仅适用于健康状况发生改变的情况。

（三）社会/环境

在 Levine 的理论中，社会/环境的含义很重要。Levine 对护理定义的要点是人类的互动。她对适应和机体反应等概念的应用来自系统论。在系统理论中，环境是很重要的。Levine 明确指出护士是患者环境的一部分。由于 Levine 的理论是针对个人的，因而人们可以设想患者的家庭及主要成员也包括在患者的环境之中。这样，社会就被广义地视为患者在任何时候所处外环境的一部分。然而此理论所关心的是来到健康照顾系统或需要协助的患者。

（四）护理

Levine 的理论认为护理是提供了一个给予护理照顾的方法。护理被看成是一门学科，护士必须有技术、理论和科学的知识基础。Levine 的理论是牢固地建立在人文科学和自然科学基础上的；它的根本信念就是人们依赖于他们同他人的关系。护理可以作为一个过程，在此过程中，Levine 希望护士做到：①注意这些相互作用的复杂性；②当患者健康状态发生改变时，帮助维持或恢复健康。当正常的平衡被疾病破坏了，处于试图调整疾病应激过程中的患者可能表现出改变其功能水平的行为变化，护士必须承担起以积极的或有利于健康的态度协助病人适应这些变化的责任。应用守恒原则对患者的评估及识别其在试图对疾病的适应中所出现的行为改变和功能水平变化，以此为基础做出干预计划，并可从影响患者健康状态的角度来评价护理干预。

三、Levine 的理论与护理程序

Levine 的理论与护理程序中的许多环节相对应。根据 Levine 的理论，护士必须观察病人，决定适当的干预措施，并执行，然后评价其使病人受益之处。Levine 的理论认为护士和患者将共同参与患者的护理。然而，普遍应用的护理程序则比 Levine 的理论更强调护患的协调。

在 Levine 的理论中，患者处于一种依赖的位置，这限制了患者参与的能力。由于这种依赖，患者是需要护理的协助以适应当时的健康状况，而护士则承担着确定患者参与其自身照顾程度的职责。

（一）评估阶段

在评估阶段，对患者评估的方法有两种：询问和观察。评估的重点是患者，对家庭及主

要成员则仅从他们如何促进或干扰患者的健康，即从外环境影响患者来考虑。一般不考虑家庭和/或主要成员的需要与患者有关。根据 Levine 的理论，如果将要涉及某一个家庭成员的需要，这个人必将成为评估的对象。

在进行整体的评估中，护士应用 Levine 的 4 条守恒原则作为评估的指导。护士关心的是患者维持能量平衡，并保持完整性。因而护士需要收集有关患者能量来源的资料，即营养、睡眠——休息、闲暇、应对型态、主要的关系、用药和环境，以及能量的消耗，如身体各系统的功能、情绪、社会应激、工作类型等。此外，还应收集有关患者的结构完整性的资料，包括：身体的防御、身体的生理结构；个体完整性（患者的自身系统），即独特性、价值观、宗教信仰、经济来源；社会完整性，包括患者做出决定的过程、与他人的关系、在社会和团体事件中的参与情况等。

收集了全部资料后，护士对现有资料进行严格的分析以获得患者的整体看法。分析结果反映了患者在 4 个评估范围（守恒原则）内平衡的优点和弱点，同时也确定了需要进一步收集资料的范围。在分析中也要考虑其他学科的概念和理论。Levine 的理论与 Selye 的应激理论有着密切的关系，在 Selye 的应激理论中，应激原可以引起一般适应综合征的反应。在 Levine 的理论中，疾病就是应激原，患者不断努力适应这种变化了的状态，这种适应表现在患者的机体反应中，包括行为的变化和机体功能水平的变化。

Levine 的理论也认同弗罗伦斯·南丁格尔中有关环境的概念，即护理有责任提供一个支持性环境，一个有利于健康或康复的环境。在 Levine 的理论中，护士是患者环境的一部分。

（二）确立护理诊断

根据分析结果护士可以确立护理诊断。Levine 建议一种确定护理诊断和计划的可能途径，并提出通过科学的方法如依据护理诊断分类法做出护理诊断的过程。因为患者处于疾病或健康改变状态，护理诊断将反映出 4 个守恒原则之一的缺陷或将出现的缺陷有关的问题或潜在的问题。Levine 的理论没有涉及提供促进健康的需要和教育，促进健康的措施被局限于与患者的疾病或健康改变状态有直接联系的现存的问题。因此可得出的结论是，护士用这个理论是有时间倾向性的，因而除非与患者现存的问题有关，护士是只注意目前问题而不关心将来的计划。

（三）计划阶段

在计划阶段，包括制定目标，护理程序强调护士与患者之间活动的互助性，但 Levine 没有特别指出或强调双方共同制定目标的需要。可以认为互助性在这一理论应用于临床的最初阶段并非必需。做出这种假设的基础是：①处于疾病或健康改变状态而需要护理帮助的结果使得病人处于依赖地位。②为调整护理干预和患者参与照顾之间的平衡，护士的职责在于监护患者的状况。作为一个个体的护士可在评估患者参与制定目标能力的基础上，将患者包括在此行动之中。为使这些目标可行，护士应使用行为的词汇（behavioral terms）陈述目标，以便于被衡量。这些目标反映的是为帮助患者适应或达到某种健康状态所做的努力。

在计划阶段，护士利用目标：①决定计划中使用的策略；②决定为达到目标所制定计划的范围。Levine 指出护士应将实践建立在知识的基础之上，护理计划的步骤应建立在自然科学及人文科学的原则、法律、概念和理论基础上。在制订计划的过程中，护士也应考虑到患者参与护理计划的能力，并明确患者参与的程度。在计划期间，护士还可以与其他健康照顾组织成员协商。

在执行护理计划时，护士要观察病人的机体反应，收集资料是为以后评价阶段使用。在计划执行期间，护士有责任照顾病人，Levine 的理论指出，①护士应具备执行护理措施所必需的技能；②护理措施应着眼于支持或促进患者的适应。

（四）评价阶段

在评价阶段，护士应考虑到患者对护理行动的机体反应，利用所收集到的有关机体反应的资料来决定护理措施是治疗性的或支持性的。如果是治疗性的，患者就正在适应并正朝向健康状态前进。

Levine 的理论适用于护理程序。在应用 Levine 理论时必须记住护理程序的焦点是在一个人，时间是指目前或是近期的将来，患者则是处于一种改变的或受损的健康状态，并需要护理干预。

四、Levine 的理论的特征

1. 理论可以将概念互相联系起来，从而创造一种看待现象的独特方法。

在考虑 Levine 对护理有关的看法时，疾病、适应、护理干预和评价这些概念是互相联系的。它们结合起来，用不同的方法看待护理照顾（也许是一种更全面的使护理具体化的观点）。

2. 理论在性质上必须是合乎逻辑的　Levine 关于护理的想法是有顺序地、合乎逻辑地组织起来的，它们可用于解释护理行动的结果。在她的思想中没有明显的矛盾。

3. 理论应是相对简单而又能推广的　Levine 的理论易于使用，它的主要方面也易于理解，其中的相互关系虽然有些复杂，但容易掌握。此理论还存在一定局限性，如与守恒原则相关联的某些方面，可能具有普遍性，但这些关系之间的相互作用却不具有普及性。造成这种普遍性不足的主要因素是应用这一理论基础的研究工作数量有限。

4. 理论是被检验的假设的基础　Levine 的思想可以被检验，并产生假设，其中守恒原则就易于被检验。例如，检验生理结构是否得到支持或改善，是相对比较容易的，这样也就检验了结构完整性的守恒原则。然而要检验患者的社会完整性是否得到支持或被忽视，就需要较复杂的研究技术。

5. 通过进行实证性的研究，使理论更有助于增加学科的知识体系，并为之作出贡献。由于 Levine 的思想还未被广泛地研究，因此很难判断其对学科知识总体的贡献。

6. 理论是否能指导和改进实践者的实践　Levine 的思想可以被实践工作者用于指导和改进他们的实践。

7. 理论必须符合其他已经证实的理论、定律和原则，但仍存在需要继续探索的问题。Levine 的想法与其他理论、定律和原则是一致的，尤其是某些人文科学和自然科学的理论、原则和定律。但仍存在许多未知的、值得探索的问题。

因为 Levine 思想符合上述 7 个标准中的 4 个，我们可以把它看作为一个护理的框架。

五、小　　结

Levine 的护理理论集中在一个人，即患者身上。在应用此理论的过程中，当护士关心患者的家庭和主要成员时，仅在于他们对患者有影响的方面。为此，本理论的应用是有限的，它不适用于家庭、团体或社区。

Levine 理论认为护理是以科学的知识和技术为基础的专业性实践。她的理论认为护理是一种独立的实践性专业，但关于护理与其他健康保健专业的联系却未涉及。这个理论没有为预防性教育或预防性指导做准备，而这些内容在目前被认为属于护理的功能，因此这些局限性也许会影响与其他健康护理人员的合作。对患者护理的连续性和长远计划被限制在帮助患者适应的范围内，正如前面提到的，只有在与患者目前的疾病有关时才提供预防指导和健康教育。

Levine 的护理理论适用于急症病人的护理。这个理论强调患者的依赖地位、患者的健康损害状态、患者参与其自身护理的有限性，以及护士在指导和调整患者的照顾中所增加的责任。人们认为这些条件最适用于急性病患者的护理或是可能的家庭健康护理场所。

Levine 的护理理论对护理实践是具有重要意义的，它的价值也许在今后会变得更加明显。Levine 的理论可以用于指导急症护理的实践，其各要素和要素间的关系是相对简练且易懂的，便于被医院护理在职教育部门用于对新的护理人员进行熟悉期教育。这一理论为制定正确护理判断提供了专门的指导。Levine 的理论的范围广泛，它的整体倾向性促进了整体护理的实行。在我们目前的健康护理环境中，由于受到政府各执照和资格认可机构的调节，要求护士承担更多的责任。护理程序的使用是指令性的。另外，因为 Levine 的理论与护理程序相对应，所以它有助于提高效率并便于使用。

家庭健康护理是 Levine 的理论忽略的一个方面。实际上，美国现行的医疗制度（Medicare）要求，患者必须被限制于家中，当然是需要专业性护理服务，患者需要护理干预，直到她/他的环境包括患者的家庭取得成功的适应，并且患者在新环境中能够充分地发挥功能。在家庭健康护理场所中，应特别强调护理措施的计划，本理论将促进护理程序的使用。

Levine 的理论用于长期护理和康复过程可能会有一些局限性。其时间倾向性是当前的或短期的未来。这种时间倾向性限制了对促进健康和预防疾病的关注。预防保健实践和更具体的健康促进对预测未来的需要有关。为此，在倾向或考虑促进护理对象良好的健康状态的课程中，Levine 的理论从理念上就是存在一定的矛盾。

Levine 提到个体完整性中患者的感觉，即自主性和独特性。在疾病状态，患者被置于依赖位置。患者的地位明显地威胁着个体的自主性。在本理论中，护士有责任确定患者参与护理的能力，并有责任维持这种参与和护理干预的平衡。如果护士和患者对于患者参与护理的理解存在差异，那么这种差异将会形成一种冲突。

在 Levine 的护理理论中，护理是人类的相互作用。这是基于人们是依赖于他们与他人间联系的思想之上。护士在识别患者的机体反应后，有责任干预患者的情境。护理干预是支持性的（保持现状）或治疗性的（促进痊愈和康复）。护士的干预是以 4 条守恒原则为基础的，这些原则是：①能量的守恒；②结构完整性的保存；③个体完整性的保存；④社会完整性的保存。这些守恒原则为用整体的观点考察个体提供了指南。

Levine 的理论将个体、社会/环境、健康、护理等概念联系起来，并与护理程序联系。它的主要局限性在于将重点放在处于疾病状态的个体以及患者的依赖性方面。

（孙宏玉　邹恂）

第七节　King 的互动系统结构和达标理论

Imogen M. King（1923 - ）于 1946 年毕业于密苏里州的圣约翰医院护士学校，1948 年于圣路易斯大学获护理教育学士学位。之后在圣约翰医院护士学校任教。1957 年于圣路易斯大学获护理教育硕士学位，1961 年于哥伦比亚大学获教育学博士学位。此外，她还完成科研设计、统计及计算机等领域的博士后工作。1980年她被南伊利诺伊大学授予荣誉博士。

King除了从事过多年护理教育工作外，还做过护理管理者、实践者，其所从事的临床工作领域为成人内、外科护理。她曾担任过Ohio州立大学护理学院院长，Loyola大学和South Horida的护理教授及卫生、教育与福利部护理司科研审批处的主管助理等。1990年退休后继续通过各种途径为发展和完善她的理论而工作。

20世纪60年代以来，护理开始被看作是一门专业，需要有自己的知识体系来指导实践，护士的角色范畴不断扩大。正是在这种情况下，King开始思考有关问题，并试图寻找有关的答案。如护理实践的范畴或领域是什么？护士应在什么样的情景下发挥功能？目前护理的目标与过去是否一致？在护士的角色和职责范围内，护士应做出哪些决定？哪些信息是护士做出决策所必需的？等等。King通过对护理及其他行为科学领域的文献调研、参加各种会议、讨论等所获得的各种信息并加以分析和判断，最终形成了自己的理论框架，其中一般系统论给了她很大的启示，并成为她解释和预测护理现象，建立自己的护理理论的重要理论基础。

King在1971年出版了《关于护理理论：人类行为的一般概念》(Toward a Theory for Nursing：General Concepts of Human Behavior）一书。在此书的前言中，King明确指出她所提出的是有关护理的一个概念结构而非一个护理理论。正如书名所示，她的目的是要逐步发展为护理理论。她的第二部著作《护理理论：系统、概念和过程》（A theory for nursing：Systems，concepts，process）于1981年出版。在此著作中，她扩展了原有的概念结构，并在此基础上建立了一个护理理论。该概念结构将一些有关护理作为卫生保健系统中的主要系统的概念联系起来，为发展护理的概念和运用护理知识提供了一种方法。King从她的概念结构中提出了如何达标的理论，即开放系统结构和达标理论。

一、King的开放系统结构

不同学科的概念和知识可以是相近的或相同的，但每个学科或专业运用这些概念和知识的方式不尽相同。King将一般系统论及其他相关理论运用于护理领域，提出了她的开放系统结构（open systems framework）——动态互动系统（dynamic interacting system)。该结构是在几个前提的基础上提出的，这些前提包括：①人类是一个开放的系统，不断与环境进行着互动(interaction)；②护理关注的是与环境互动的人类；③护理的目标是帮助个体和群体维持健康。

King的开放系统结构由三个互动的开放系统，即个人系统、人际间系统和社会系统组成。每个系统都有自己独特的概念和特征。这三个系统间还不断地进行着互动（图6-7)。

（一）个人系统

每个个体都是一个个人系统（personal systems)。与个人系统相关的概念有感知、自我、成长与发展、身体心像、空间、时间。

1.感知（perception）　是个体将感官所获得的资料和记忆的信息加以组织、解释和转化的过程，是个人系统的主要概念。感知是人与环境的互动过程，它使每个人的经历具有意义，代表着一个人对现实的看法，并影响一个人的行为。在这一过程中，人是积极的参与者，其感知的准确性（与现实的一致性）与其参与的程度有关。感知具有以下特点：①感知是每个人都经历的，是普遍存在的；②是主观的，而且具有选择性，即任何情景，都被每个参与的人以自己独特的方式所经历和感受。每个人的感知不同是因为他们的知识、能力、需求、价值观和目的不同。因此，感知对于护士理解自我及他人是非常必要的。

2. 自我（self） 是由思想和情感组成的，它使一个人意识到自我的存在，以及建立起“我是谁”的概念。自我是一个人所有能称为“我”的全部，包括一系列的观念、态度、价值和义务，是一个人主观世界的全部。通过自我，一个人建立起自己的内部世界，以区别于由其他人或事组成的外部世界。

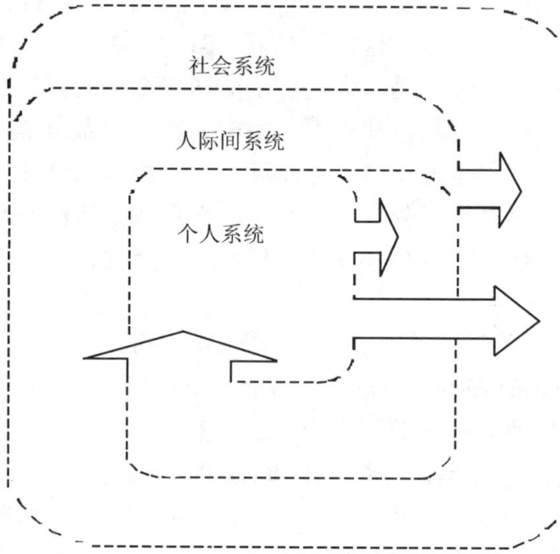

图 6-7 三个互动系统示意图

3. 成长与发展（growth and development） 一个人从分子、细胞、组织到器官和行为的每个层次都有其发生、发展的变化过程。这种变化是有序的、可预测的，但有个体差异性。成长与发展可看作是一个人逐渐趋向成熟，发挥其潜能，实现自我价值的生命过程，是由遗传决定的，并受个人经历及环境等因素的影响。

4. 身体心像（body image） 是一个人对自己的身体以及他人对其仪表的反应的感知方式。身体心像的特点是非常个性化和主观的，是可以习得的，并随自我概念的变化而变化，是每个人成长与发展过程中的一部分。

5. 空间（space） 是指一个人的行为所占有的领地（territory），存在于每个方位，而且在所有的方位上都是相同的。空间是普遍存在的，每个人都拥有的、主观的概念，具有与容积、面积、距离及时间同样的维度，并有赖于个体对环境的感知。

6. 时间（time） King认为“时间是一个人所经历的一件事与另一件事的持续间隔，是一件事与另一件事之间的关系”。随着事件的不断流逝，时间是单向的、不可逆转地由过去移向未来。时间是普遍存在的，与生俱来的，是可测量的，主观的。

1986年，King又在个人系统中增加了一个亚概念——学习（learning），但她没有对学习作进一步的定义。

King将感知作为个人系统最重要的概念，因为感知影响一个人的行为。一个人对自我、身体心像、时间和空间的感知影响其对生活中的人和事物的反应。随着个人的成长与发展，身体的功能与结构的变化影响其对自我的感知。

（二）人际间系统

人际间系统（interpersonal systems）是由人与人的互动形成的。可以是2个人、3个人或更多人，组成的人越多，系统越复杂。如护士与病人组成2个人的系统，而护士与病人、家属、医生等则形成由多人组成的更为复杂的系统。人际间系统的相关概念有：互动、沟通、相互影响、角色和应激。

1. 互动（interaction） 是指两个或更多的人同处时所表现的可观察到的行为。互动是建立人与人关系的机制，具有相互性，是普遍存在的，有价值的，并受感知的影响。此外，互动是单向的、不可逆的、动态的，并具有一定的时空性。

互动是人际间系统中的主要概念，有关互动的知识对护士理解收集健康有关信息的基本程序是非常必要的。

2. 沟通（communication） 是信息由一个人传给另一个人的过程。沟通可以是面对面的直接会晤，也可以通过电话、电视或文字等形式传递。语言性沟通包括语言和文字，非语言性沟通中最重要的是触摸，其次有距离、姿势、面部表情、仪表和形体动作等。沟通作为互动过程中的信息组成部分，存在于所有行为中。沟通具有以下特点：①包括语言的和非语言的；②是与感知有关的；③具有情景性、交互性和个体差异性；④是不可逆的、动态的，是随着时间而不断向前进行的。沟通是发展和维持人类关系，促进群体和社会有序运转的基本社会过程。

3. 相互影响（transaction） 是人类与环境进行沟通的互动过程中可观察到的行为。相互影响源于感知和认知。由于每个个体都有一个基于自己的感知的个人世界，因此相互影响具有其独特性。相互影响是人类互动中有价值的部分，包括谈判、协议和社会交换。在护患间有了互相影响，就达到了目的。

4. 角色（role） 从社会学角度来讲，角色是指个体在社会结构中所处的一定地位。当个体在社会中根据其所处的社会地位履行相应的权利及义务时，也就扮演着相应的角色。每种角色必须在与其角色伙伴发生互动的情况下，才能得以体现。角色具有3个要素：①对在社会系统中占据一定位置的个体的一系列期望行为；②用以确定组织中某个位置的占有者所具有的权利和义务的一系列程序和规定；③在特定的情景中，一些为了一个目的进行着互动的人们（角色伙伴）之间的关系。护士角色就是在护理情景下与一个或更多个体的互动过程。在这种互动过程中，专业护士运用护理的专业知识、技能和价值观帮助他人明确并达到目标。角色还具有相互性，一个人在此时可以是接受者，而在另一时可能是给予者，也可以同时有两个以上的角色。角色是可以学习的，是具有社会性和情景性的，因而是复杂的。

5. 应激（stress） 是开放系统与环境不断进行交换的过程。由于这种交换是不断进行的，因而应激是动态的，是个人对生活事件的一种反应，是有个体差异性的，是主观的；是人类与环境互动以维持成长与发展平衡的动态过程，包括人与环境间的能量和信息交换以调整和控制应激原。应激可以是正性的或负性的，并具有不同的强度。

（三）社会系统（social systems）

人际间系统连接在一起便形成更大的系统，即社会系统。社会系统是由社会角色、行为和实践组织起来的系统，借以维持一些价值和机制来调整实践和规则，例如家庭、学校、社区、工厂和医院等。与社会系统相关的概念有组织、权威、权力、地位和决策。

1. 组织（organization） King对组织的定义是：“由具有指定角色和地位的人所组成的机构，它能利用所具备的资源以满足个人和组织的目标”。组织应具有以下特征：是一个能正式或非正式指定和委派个人或小组的职位和活动，以达到个人或组织目标的机构；有相应的角色、地位及要进行的活动；具有一定的目标；具有一定的物质和人力资源等。

组织是社会系统中的重要概念。对组织的理解对护士理解个体成长与发展过程中所经历的各种社会系统是非常必要的。

2. 权威（authority） 权威通过拥有者的命令、指导以及对活动负责等行为得以表现，是可观察到的。权威是普遍存在的，对正式组织和达标都是必要的。权威的实现需要有合作者（或者说响应者），因此是相互的。权威是有特定情景的，并与权力相联系，其拥有者必须是合法的。权威的拥有者可以是有奖惩权力的人，也可以是具有专门知识和技能的专业人员，也可能是具有人际关系技巧的群体领袖。King认为权威是一个积极的、互惠的相互影响过程，在此过程中，参与者的背景、感知和价值观等影响其对与权威有关的组织地位的确认和接受程度。

3. 权能或权力（power） 权能或权力是在组织中具有利用资源以达到目标的能力；是一个人或更多的人在一定情景下影响其他人的过程；是一个人或一个群体完成目标的能力。每个人都具有这种潜能，它取决于一个人所拥有的条件和所面对的环境。权能是组织和维持团体的社会力量，能加强团体的凝聚力，是维持社会秩序的基础。权能隶属于组织中的不同职位，与权威直接有关，具有人类互动和决策的功能，是组织所必需的，但受可利用的资源的限制。

4. 地位（status） King将地位定义为："一个人在群体中的职位，或在组织中某一群体与其他群体的关系"。地位与职位有关，具有情景性和可变更性。与地位相伴随的是特权（利益）、职责和义务。

5. 决策（decision making） 决策是个体或群体在解决问题和达标的过程中，对各种可能性做出的有目的的选择的一种动态的、系统的过程。决策是每个人调整生活和工作所必需的，是普遍存在的、与情景有关的、持续进行的过程。决策具有个体差异性，是主观的，有目的的。

本概念结构是一个包括感知、沟通、有目的的互动、信息和决策等一系列过程的系统。这些过程需要特殊的技巧。通过有目的的沟通可以明确所要达到的目标、所存在的问题等。这些过程提供了完成目标、达成共识的方法。在这一过程中，护士收集的有关资料应包括护士的、病人的和环境的。因此，在护理情景下应用这一过程必须要有观察和测量的技巧。

King的概念结构的主要论点：

1. 每个人通过与环境中的人和事进行互动而感知世界；

2. 相互影响是感知者与被感知的事物相遇的一种生活情景，情景中的每个人都积极参与，并在这种经历过程中有所改变。

3. 每个人对人、事件及周围环境的感知影响着他的行为、与社会的互动及健康。

4. 护理是将人的健康作为最终目标的一种照顾过程。

二、达标理论

King的达标理论（theory of goal attainment）主要源于概念结构中的人际间系统。护士与病人（服务对象）两个原本陌生的人一起来到一个保健组织中，组成了一个人际间系统，为维持健康而彼此扮演着帮助者与被帮助者的角色功能。该理论所涉及的主要概念有：互动、感知、沟通、相互影响、自我、角色、应激、成长与发展、时间、个人空间。尽管上述概念在概念结构中已有阐述，但作为达标理论的一部分，在此还将做补充性说明。其中，除相互影响为操作性定义外，其余均为概念性定义。

互动　是人与环境、人与人之间相互感知与沟通的过程，表现为有目的的语言和非语言行为。每个参与互动的个体都有不同的思想、态度和对所交换信息的不同感知。他们因某种目的来到一起，彼此相互感知，分别做出各自的判断，思考应如何行动或做出行动的决策。然后各自对另一方以及所处情景做出反应。King 将这个"感知→判断→行动→反应→相互作用→相互影响"的过程以示意图的形式进行了说明（图 6-8）。其中行动是指包括智力和体力行动的一系列行为。其首先是认识所处情景的智力活动；而后是与情景有关的体力活动；最后是努力控制情景的智力活动结合寻求达标的体力活动。

King 指出在这个过程中只有互动和相互影响是可直接观察的。

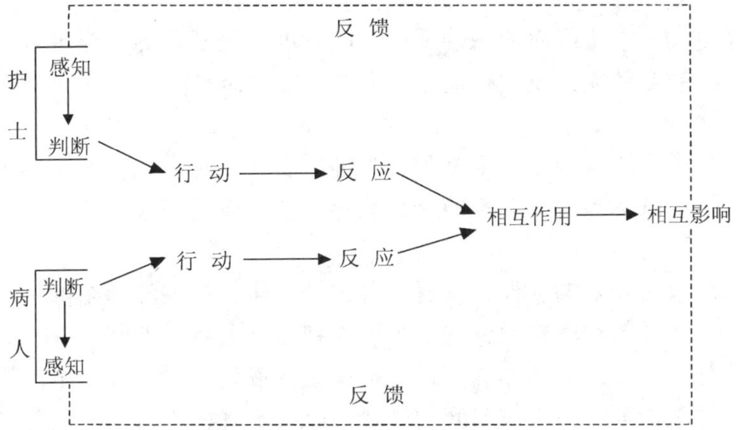

图 6-8　互动示意图

在护理的情景下，一个是具有专业知识和技能的护士，一个是具有护理需求，对自己的问题有所感知的病人（服务对象），彼此走到一起。他们通过彼此互动以明确问题、建立并实现目标。护士这个个人系统与病人这个个人系统通过互动而组成一个人际间系统。这个人际间系统又受到人们彼此所处的社会系统的影响。

感知　是每个人（护患双方）对现实的陈述。感知的基本要素是来自环境的能量输入并以信息的形式加以组织、进行能量的转换、信息的处理与存储以及以可见的行为输出信息。

沟通　是信息由护患双方相互传递的过程。沟通可以通过直接面对面的会晤，亦可通过电话、电视或文字等间接的形式实现。可随时随地或专门组织进行。

相互影响　是人类与环境的互动时可观察到的行为。相互影响代表人类互动中的有价值的成分，包括商议、协议和交换。当护士与服务对象之间出现相互影响时，则目标就达到了。

King 指导研究生完成的一份临床经验性研究显示，促使相互影响发生的行为包括：

1. 护患中的一方询问问题，陈述，伸出手来，走向对方；（启动行为）

2. 对方回答问题，陈述，伸出手，走向对方，给以注意，给予或从对方那里接受某些信息。

3. 根据确认的情况发现所存在的问题，如输液是否正常，病人诉说疼痛，措施是否被执行或被拒绝。

4. 对所要实现的目标两者达成一致。

5. 探讨达标的途径、方法（由一方启动）或一方展示出趋向达标的行为。如术前教育、锻炼的计划等。

6. 另一方同意上述方案，并共同向目标努力。

7. 有了相互影响，目标实现。

自我　是代表“我”的全部的一个个人系统，在这里护患双方都是能够感知、思考、向往、想像和确认目标，并能选择一定的方式以实现目标的复杂的统一体。

角色　是在社会系统中占据一定位置的个体的一组期望行为；是某个位置所应具有的权利和义务的规定；在特定的情景中，为了共同的目标而互动着的人们之间的关系。很好地理解和解释护士和病人各自的角色对避免角色冲突和角色紊乱是非常重要的。

应激　是个体对人、事物等应激原的反应。应激可以是积极的，亦可以是消极的，但过强的应激会降低个体的互动能力及达标能力。因此，如何选择应对措施是护理工作的主要内容。

成长与发展　是指个体在分子、细胞和行为等层面的不断变化，是个体生命中的必经过程，有助于发挥其潜能以达到自我实现的最高境界。护士应按照成长与发展的不同阶段进行护理。

时间　是一系列指向未来的事件，是提示着一种变化、过去和未来的依次发生的连续不断的事件，是每个人所经历和所感觉到的一个事件到另一个事件的间距或一个事件与另一个事件的关系。时间与人体功能的节律有关，包括体温的波动、睡眠与觉醒的周期变化、新陈代谢、水和电解质的平衡等。而工作时间的改变可能会干扰护士机体的生物节律。

空间　存在于每一个方位，包含被称之为领地的躯体范围。空间可通过占据其中的个体的行为，如手势、姿态等加以界定。对空间的感知将影响一个人在某些情景下的行为。空间距离的远近是护患互动时必须考虑的因子之一。

对上述概念的定义中，只有相互影响为可操作性定义。King 曾利用相互影响的可操作性定义确定互动的基本要素，通常将之称为相互影响模式。这些要素包括行动、反应、问题、共同目标的确立、寻找实现目标的方法、对实现目标的方法达成共识、相互影响、目标实现。该模式对两个人（护士与病人）组成的人际间系统的互动进行了描述，其中共同确立目标和做出决策是最终实现达标的一个过程。

根据达标理论，King 于 1990 年提出了以下预测性命题：

■ 在护患互动中，若相互感知准确，就会出现相互影响；

■ 若出现相互影响，目标就会实现；

■ 若目标实现，护理照顾就会有效；

■ 若护患互动中出现相互影响，两者的成长与发展就会加强；

■ 若具有专业知识和技能的护士向护理对象恰当地传递信息，就会建立共同的目标；

■ 若有了共同的目标，找到了实现目标的方法，并且护患对实现目标的方法达成共识，就会出现相互影响并实现目标；

■ 若护士与服务对象的角色期望与角色行为和谐一致，就会出现相互影响；

■ 若护士、服务对象或双方出现角色冲突，护患互动就会出现应激；

■ 一个人对自我概念的认识将有助于建立良好的护患关系；

■ 参与建立目标的病人，其目标的实现要优于未参与目标建立的病人；
■ 参与建立目标的病人，其功能状态要优于未参与目标建立的病人；
■ 相互影响可加强护士与病人在目标实现中的自我意识；
■ 实现目标可降低护理情景下的应激与焦虑；
■ 实现目标可加强病人在护理情景下的学习和应对能力。

三、King的理论与四个基本概念

（一）人类

King认为人类是社会性的，有感情，有理性，进行感知，能做出反应和进行控制，是有目的性，有行动和时间性的。根据上述观点，她又对护患之间的互动提出了假设：

1. 护士与病人的感知、目标、需求和价值观等影响互动过程；
2. 每个人都有权力了解自己的有关情况，并参与影响其生命、健康和社区服务有关的决策；
3. 保健人员有责任分享信息以帮助个体对其健康照顾做出知情的决策；
4. 个体有权接受或拒绝健康照顾；
5. 保健人员的目标与健康照顾接受者的目标可能是不一致的。

此外，King还提出人类具有三个基本的健康需要：①寻求有用的健康信息的需要；②为预防疾病而寻求照顾的需要；③在不能自我照顾时寻求照顾的需要。

（二）健康

是人类动态的生活经历，包括充分利用各种资源持续地与内、外环境中的应激原进行调整，以便能够最好的发挥潜能；也可以被看作是个体实现其社会角色的能力。健康是主观的、相对的、动态的、是与遗传、环境、功能、文化及感知有关的。健康是一种良好的功能状态，而疾病则是正常功能状态的一种干扰、一种偏差，即人在生理或心理上的不平衡，或社会关系的冲突状态。

在本理论中，健康不是作为一个概念加以陈述的，而是作为一个结果变量。King指出该结果就是个体的健康状态或实现其社会角色的能力，即护士与护理对象共同工作的目的是帮助护理对象获得健康。

（三）环境与社会

环境与社会被认为是King的概念结构中的主要概念，但并未对其加以特别的定义。社会可以被看作是开放系统中的社会系统。尽管在其对健康的定义中曾提到内部环境和外部环境，并指出环境具有平衡内部与外部互动的功能，但其在《护理理论》一书中的环境则指的是外部环境，即系统以外，特别是与系统直接进行能量和信息交换的部分。King还提到其概念结构中的三个系统构成了影响个体的环境。

（四）护理

King认为护理是在护理的情景下护士与病人通过彼此分享感知的信息而采取行动、反应和互动的过程；是护士与病人彼此感知对方和环境的人类互动过程；他们通过沟通建立目标、寻求办法、达成共识，并最终实现目标。护士的目标是帮助个体维护他们的健康以满足其社会活动要求。护士的工作范围包括：促进、维持、恢复健康，以及对患病、受伤和濒死者进行照顾。

King指出其理论的一个总的假设就是“护士关注的是人类在与其环境互动过程中，如何促进自我充实和维护健康，以实现其社会角色。”

四、达标理论与护理程序

达标理论的基本前提与护理程序是基本一致的，即护士与病人通过沟通信息，共同确立目标，然后采取行动以实现这些目标。

（一）评估

King指出评估发生于护患互动过程中，常常是与行动和反应相并行的。对于护士来说，评估、会谈和沟通技巧都是必需的，它是一种将自然科学和行为科学的知识运用于具体实践场景的能力。

在病人与护士组成的人际间系统中，护士具有专业的知识和技能，而病人有着对自我的认识和对自身问题的感知。但成长与发展、对自我和角色的认识、应激的大小等会影响一个人的感知，而感知又会影响沟通、互动和相互影响。在评估过程中，护士需要收集有关病人成长与发展水平、对自我的认识、对目前健康状况的感知、沟通型态和社会角色等资料。感知是收集和解释有关资料的基础，因而也是评估的基础。影响病人感知的因素包括病人感觉系统的功能状态、年龄、性别、发育情况、受教育程度、饮食与用药情况、对卫生保健系统的了解等。而护士的感知则受其文化和社会经济背景、年龄、工作经历以及病人的医疗诊断等影响。沟通是确保感知准确所必需的。没有沟通，就不会有互动和相互影响。

（二）诊断

评估所收集的资料是为了得出护理诊断，也就是确定病人所存在的问题、所需要的帮助。应激可能是与护理诊断相关的最重要的概念。因为应激与病人所存在的问题和功能紊乱可能有着密切的关系。

（三）计划

计划就是确定目标，做出如何达到目标的决策。它是相互影响过程的一部分，包括与病人的意见交流。King指出应请求病人参与到如何实现目标的决策过程中。但King说的是病人有权参与决策，而不是有责任。

（四）实施

是为达标而进行的一系列活动，是相互影响的延续。

（五）评价

是对结果是否达标的描述。若未能达标，应说明为什么。King认为评价不仅要描述病人的目标是否达到，还要描述护理的效果。

尽管达标理论的所有概念都会在护理程序中得到应用，但对感知、互动和相互影响的沟通对达标是最为重要的，而且在每个步骤中都是必需的。

五、理论的应用与评价

King在开放系统结构的基础上发展了她的达标理论。开放系统结构是由三个开放的系统，即个人系统、人际间系统和社会系统组成的。每个系统都有其相应的概念和特征，并将有关的概念联系起来，以实现解释特定现象的目的。King的达标理论所着眼的是在护理的情景下，由护士这个个人系统与病人这个个人系统所组成的两个人的人际间系统，如何通过彼此的互动和相互影响，最终实现护理照顾的共同目标。与达标理论有关的主要概念包括互动、感知、沟通、相互影响、自我、角色、应激、成长与发展、时间和空间等。由于护士与病人都有各自对自我、角色的感知以及不同的发展水平等，护士与病人必须通过沟通互动，以便能正确感知，才能出现相互影响，并最终实现共同的目标。King强调在基于病人的需要和利益的互动中，护士与病人相互协调、共同参与计划的制定与实施的重要性。达标理论为我们认识和理解护理提供了一种不同的方法。

本理论是在参考大量护理及其他相关学科的文献基础上建立和发展起来的，与其他已确认的理论、定律和原则等是一致的。King的理论与其他护理理论家的观点有许多相似之处。如King认为在病人出现护理需要时，护士与病人两个原本陌生的人走到了一起，并建立了一种护患关系，通过相互作用实现相应的目标。这与Paplau的观点是一致的。而其对病人参与决策权力的强调则与Orlando的观点类似。

King的理论比较容易用于指导和促进实践。在临床上，King根据其达标理论建立的以目标为中心的护理记录（the goal - oriented nursing record，GONR）为护理工作的记录和效果评价提供了一种系统的方法。此外，她还创制了一种达标的参照标准测量工具——King的达标量表（goal attainment scale）。在护理教育方面，不少学校以King的理论作为课程设置的主要框架，要求学生在正确理解各相关概念的基础上来认识护理。在科研方面，King在其理论的基础上提出了许多可以进行验证的假设，如“护士与病人共同制定目标则有助于目标的实现”等。一份用以验证达标理论的描述性研究报告显示，病人与护士的准确感知、恰当沟通、共同确定目标有助于目标的实现。两项独立进行的有关互动的研究则证实了相互影响的存在。这些研究无疑对理论及学科的发展完善都是十分必要的，但仍需要进一步加以拓展和深入，以使理论得以不断完善，并在指导护理实践中发挥更大的作用。

King的理论尚存在不尽完善之处，主要表现在以下几个方面：①King对理论中的一些主要概念都有明确的定义，但对于环境则缺乏明确的解释。②虽提到了家属的参与以及护理应面向群体等，但其重点仍限定在护患两人组成的人际间系统中。因此，缺乏对群体、家庭、社区等护理的指导。③其达标理论主要运用的是开放系统结构中的前两个系统，相对于个人系统和人际间系统而言，社会系统与达标理论的联系较少。④King对应激的定义显示应激可以是积极的，也可以是消极的，但有关应激的讨论则往往暗示应激是消极的。⑤King的理论提出许多人文学科方面的概念来解释护理现象，而对护士应具备的自然科学特别是与专业有关的医学知识和技能等未加说明。

尽管King的理论并非完美无缺，但它对护理学科发展的指导意义是毋庸置疑的。King的达标理论引导我们从另一个角度来认识护理情景，提出了护患之间的相互影响对达标的作用。为了能够相互影响、实现达标，护士与病人必须准确感知、恰当沟通、协调互动。因此，护士必须具备良好的沟通技巧和准确感知的能力。（孙玉梅　邹恂）

第八节　Rogers的整体人科学*

Martha E. Rogers 1914年5月12日出生于美国得克萨斯州（Texas）的达拉斯（Dallas）市，她最初在田纳西大学诺克斯维尔分校学习理科，出于对护理事业的热爱，于1934年进入诺克斯维尔总医院护理学校改学护理，1936年毕业。但Rogers并不满足于现状，为了护理学科的发展，她寻求一切机会不断地充实自己，丰富自己，从1937年~1954年先后获得

* 注：本书第二版中为“Rogers的生命过程模式”。

护理学士学位、美国哥伦比亚大学师范学院公共卫生护理督导的硕士学位以及约翰斯霍普金斯大学（Johns Hopkins University）的公共卫生硕士学位和理科博士学位。

Rogers 的护理实践以公共卫生护理为主，分别从事过农村公共卫生护理、家庭访视护理、家庭访视护士督导和家庭访视护理教育等工作。从 1954 年～1975 年的 21 年中，她担任美国著名的纽约大学护理学院教授和院长，1979 年成为荣誉退休教授。Rogers 一直是护理专业领域的活跃人物，直到 1994 年 3 月 13 日逝世，享年 80 岁。

Rogers 悉心从事护理理论的构建工作，于 1970 年首次发表了她的理论模式《护理理论基础入门》，她被认为是护理界最有价值的护理理论家之一，由于她为护理学科发展所作的贡献，被誉为护理学的杰出贡献者和领袖。同时，Rogers 又是一位伟大的护理哲学家和思想家，她具有广博的学术知识、丰富的护理实践与护理教育经验和无限的创造力，先后出版了 3 部专著，发表了 200 余篇论文，并在 40 多个国家和地区进行演讲，宣传她的护理理论思想。由于她为护理学科的发展所作的杰出贡献，自 1978 年以来，她被美国 8 所大学分别授予理学、文学和人类学的荣誉博士，并多次获得奖励和嘉奖。

Rogers 概念模式的知识基础来源广泛，包括人类学、心理学、社会学、天文学、哲学、宗教、历史、生物学、物理学、数学、文学及其他学科。在综合以上知识的基础上，以相对论、生命电动态论和一般系统论为基础，于 1970 年创立了“整体人”的理论模式，提出了护理学是一门关于“整体人”的科学，其核心是“对整体人的护理”。Rogers 认为人是不可分割的、单一的存在体，即整体人，是以动态的、不断演变的能量场形式存在的。由于 Rogers 定义的“整体人”不是由部分组合成的，因此，“不能够通过研究部分来理解全部（whole），全部不同于且大于部分之和”，并于 1983 年把“整体（男）人（unitary man）”改成“整体人（unitary human beings)”，其目的是为了取消性别的概念，并强调不要将 Rogers 的“整体人（Unitary human being)”的概念与目前时髦的“整体性（holistic)”相混淆，因为后者表示由部分组成，即人是由生理、身体、心理、精神和社会组成的整体。

一、Rogers 理论与四个基本概念

Rogers 对护理学的四个基本概念人、环境、健康和护理的定义构成了她的整体人理论的基本前提。

（一）人

1. 人是一个单一的整体，拥有他自己的完整性和表现特征，是大于且不同于部分之和的，同时，也与各个部分有着显著的差别。因此，只具有对人的各个部分（次系统）的广博知识并不足以能够确定人的属性。Rogers 认为，只有当各个具体的部分从视野中消失时才能看到整体的人。正是由于这种全部性，一个人的生命过程是一个动态的过程，是连续的、创新的、演进的和不确定的(或不可预测的),因此,塑型过程是极度易变的,并且是持续变化的。

2. 人和环境之间持续地进行着物质和能量的交换，这种交换使人和环境都具备了开放系统的特征。

3. 人的生命过程沿着时空连续体发生不可逆的、单向的演进，也就是说，一个人永远也不可能倒退回去，或回到以前的他/她。因此，在任何时刻，个体是在这一时刻所有事件总体的表达，并且受到先前事件的影响。

4. 型态可以确认一个人并且体现人是一个具有创新性的整体（wholeness)。Rogers 认为人的生命型态是确认一个人并且体现一个人全部的一个概念，人的生命型态使人能够进行自

我调整、富有节律性和活力，使差异性不断增加，体现出一个动态的、创新的整体。

5. 人以具有抽象与想像、语言与思维、感觉与情感能力为特征。地球上的万物生灵中，只有人能够进行有意识地思考，能够对巨大的宇宙世界进行感知和思索。

（二）环境

Rogers 认为每个人都有自己特定的环境，环境对于任何一个人来说都是“一个不能减缩的、全方位的能量场，由型态所确定，并与人场整合在一起”。与人的概念相对应，环境也在进行持续和创新的变化，环境场是无限的，其变化是不断地创新和不可预测的，并以差异性的不断增加为特点。环境场和人场都是由表现为不断变化的波型所确定，并且两个场之间有着持续和相互的作用。

（三）健康

Rogers 在她的著作中经常用到“健康”，但从来没有真正为“健康”下过定义。Rogers 认为，人作为一个整体，其生命过程是“一种整体和连续的现象，是一种动态和创新的变化”。由于 Rogers 认为人是由其型态所确定的，因此，健康和疾病都是型态的表现形式，是生命过程的连续表达方式。

Rogers 把健康看作是一个具有一定价值的术语，应该由个人及其所处的文化来定义，即不同的文化，具有不同的价值观，就有不同的健康定义。因此，在护理实践过程中，应该由病人确定自己的健康目标，而护士则帮助病人达到这一目标，获得最佳的健康型态。在 Rogers 的著作里，提到有两种形式的健康，一种是被动的健康（passive health），表示处于一种良好的状态，没有疾病或不生病；另一种是积极的健康（positive health），是指病人确定自己的健康目标后，护士帮助病人创造机会，增加能量场内节律的一致性，促使病人向自己确定的目标迈进，达到最佳的健康型态。

（四）护理

护理是科学，也是艺术，是一门关于人文主义和人道主义的专业，护理以整体人为服务对象，涉及所有有人的场所，并以整体人的发展本质和发展方向为着眼点，从事维持和促进健康、预防疾病和对病人及残疾者提供照顾和康复的工作。护士的目标是参与护理对象的变化过程，对人和人的生命过程实施照顾活动，促进人与环境之间相互作用的和谐性，增强人场的一致性和完整性，不断引导人与其环境之间的互动型态，以发挥最大的健康潜能。

Rogers 认为，专业护理实践需要有丰富的创造力和想像力，并且以理性的判断、丰富的知识和人的同情心为基础。因此，专业护理实践没有依赖性功能，只有合作性功能，专业护理的实践者在与其他医学学科的协作过程中应用自己的知识和技能来发挥护理在增进人类健康过程中的作用。Rogers 强调，护理措施应该以完整（wholeness）的人为依据加以预测，而护理学科中关于人体功能的独特概念则可以确保措施的安全和有效。因此，护理学科是一门研究人场和环境场的学科，以描述人的生命过程、解释和预测人的生命过程的发展本质和发展方向为目的。

二、主要概念和定义

Rogers 以上述对人的 5 个前提为基础，确定了人的生命过程的四个主要概念，即能量场、型态、开放性和全方位性，这 4 个独特的概念也是 Rogers 构建理论的 4 大要素。

（一）能量场

能量场（energy field）是使生命体与无生命之环境形成一体的一个概念。场是形成单一体的意思，而能量则是一种现象，具有变化的内在动力，体现了场的动态本质。因此，能量场具有没有界线、不可分割、可以无限扩展和动态性等特点。众所周知，能量既不能消耗，也不能产生，能量场的动态性则体现在能量场每时每刻都在与宇宙之间进行不断的能量转换（transforming），使能量从一种形式转换为另一种形式。

Rogers 认为，能量场既是生命体也是非生命体的基本单位，对于护理来说，能量场可以分为两种：即人场和环境场。Rogers 把人场定义为一个不能减缩的、不能分割的、全方位的能量场，由型态和表现特征所确定，每个人场的型态和表现特征体现的是整体（whole）的特性，因而不能通过关于部分的知识加以预测。环境场也是一个不能减缩的、全方位的能量场，由型态和表现特征所确定，并与人场相整合。因此，每个人场都具有一个独特的环境场，两者都在进行持续创新的变化。

（二）开放性

Rogers 的开放性（openness）概念主要来自于一般系统论，由于能量场没有界线，可以无限扩展，而能量场的动态性又确定了能量场与能量场之间进行着不断的能量交换和相互作用，因此，能量场是开放的，即人场和环境场都是一个开放系统。

（三）型态

型态（pattern）是指能量场的显著特征，反映能量场的本质特性，在能量场与其他能量场进行相互交换和相互作用的过程中表现出来，这种型态是以单波的形式传播并可以被人所感知。由于每个能量场都是独特的，我们感知到的型态也就各不相同，因此，我们可以通过认识型态来确定能量场。

Rogers 认为型态是以一定的形式表现出来的，因此，她又引入了“型态表现”的概念，专指能量场的行为、性质和特点。型态表现也是独特的，如“自我感觉”是一种型态表现，而每个人的自我感觉是个体所特有的。人场在与环境场进行能量交换和相互作用的过程中可以表现为健康、疾病或疼痛。

如前所述，能量场每时每刻都在与其他能量场进行不断的能量转换，能量场的这种不固定性决定了能量场的型态也是不固定的，每时每刻都在发生持续而创新的变化，这种型态随能量场的变化而变化的动态过程称为塑型（patterning）。护理的目的在于参与病人的塑型过程，与病人一起塑造其独特的人场和环境场型态，达到有益于健康的和谐状态。

（四）全方位性

Rogers 在 她 1990 年出版的著作中将原来的四维性（four dimensionality）改为全方位性。全方位性是指能量场与能量场之间的相互交换和相互作用可以发生于各个不同的维度，是“一个非线性领域，不受时间和空间的约束和限制”。因此，全方位性进一步说明了能量场的无限性，充分体现了 Rogers“将人看作是一个整体”观点。

三、Rogers 的理论——同源动态学原理*

Rogers 在她的理论著作中并没有明确的理论陈述，她在上述关于人的 5 个前提和 4 个概念要素的基础上引申出同源动态学原理（principles of homeodynamics）。Rogers 的同源动态学原

* 注：同源动态学原理（Principles of Homeodynamics）在第二版中翻译成“体内动态平衡”原理，但由于 Rogers 的这 3 个原理不单纯是指人体内部的变化规律，同时也是指人场和环境场形成一体后的变化规律，因此，本书改为“同源动态学”原理，指能量场是不断变化的，能量场的型态也是千变万化的，在人的生命过程中，不可能有两个完全相同的型态，但不管人的一生中有多少不同的型态出现，其最原始的型态只有一个，即生命起点的型态，其他各种各样的型态都是由这一个原始型态变化而来的。

理由3个独立的原理组成，即螺旋性原理、共振性原理和整合性原理。理论必须将概念之间形成某种联系，为认识特定的现象创造一种新的方法。我们可以通过将Rogers的3个同源动态学原理与她的关于人类和护理的概念结合起来，推断出Rogers的理论陈述是“护理通过应用同源动态学原理为人类服务”。

（一）螺旋性

Rogers的螺旋性（helicy）原理研究的是人－环境场的变化本质和方向，强调人－环境场每时每刻都在发生创新性的变化，其变化方向是沿着时－空的连续体呈螺旋式前进的，是一种连续的、非线性的和创新性的运动，导致能量场的差异性和复杂性不断增加。这一原理提示能量场的变化是不可预测的。其原因主要有两个方面：其一，由于人场和环境场是两个不同的开放系统，在互动过程中，本身会根据当时的不同情境选择输入和输出系统的物质、能量和信息，使能量场在原来型态的基础上形成了新的型态，这种变化过程和所产生的新型态是动态的和不可预测的；其二，生命过程通过一系列有节律的变化完成其演进过程，螺旋式演进过程决定了这种变化的节律性是不会重复的，因而增加了能量场变化的不可预测性。但是随着时间的推移，可能会出现相似的节律，提示能量场的变化又有预测的可能性。

Rogers的螺旋性原理可以用一个例子来说明。如一位中学女教师，已婚，并生有一个儿子，今年4岁，由于工作的需要，该女教师考上了某大学的在职硕士研究生。由于她的角色从原来的妻子－母亲－教师变成了妻子－母亲－教师－学生，其环境场发生了变化，除了与原来环境场发生相互作用外，还要与她就读学院环境中的教师、同学发生相互作用，这种环境场的改变导致她原来生活方式节律的改变。另外，以前，这位女教学师承担家里做饭的任务，由于她需要一边上班，一边读书，而且许多课程需要在下班后再去上课，因此，必须由她丈夫来承担做饭的任务，因而导致了家庭功能节律的改变。这就是Rogers螺旋性原理的具体体现，由于环境场的改变导致了人场和环境场节律的改变，并在原来型态的基础上形成了新的型态。

（二）共振性

共振性（resonancy）原理研究发生于人场和环境场之间的变化性质。人场和环境场型态的变化通过“单波”的形式传播，并不断从低频长波向高频短波变化。Rogers认为，人的生命过程是一支由各种不同振动频率的波构成有节律振动的交响曲，人在与环境的相互交换过程中所体验到的环境是一个与之相呼应的复合体所产生的共振波，使人与其周围的世界形成一个统一的整体。因此，共振性是人场和环境场的身份证明，通过波形显示能量场（人场和环境场）不断地从低频长波向高频短波变化。如上述女教师，她的学生经历必将带来其妻子－母亲－教师经历的改变，随着时间－空间的不断延伸，环境场的“单波”与人场的“单波”形成了一组共振波，使她与新的环境构成一个统一的整体，因此，她将再也不可能回到她以前没有受到学生经历影响的妻子－母亲－教师，并且这将进一步影响她以后的型态。

（三）整合性

整合性（integrality）是指人场与环境场之间的一种持续的、共有的和同时发生的相互作用过程。由于人与环境的不可分割性，两者之间必然存在着连续不断的共同作用和共同改变，使人场和环境场同时进行了各自的塑型过程。人场与环境场的塑型并不是一种因果关系，而是相互影响、相互关联，共同发生的，是一种相关关系。从人场的角度出发，如果把生命过程比作一本书，那么，生命过程的连续变化就是人场与环境场之间相互作用所带来的不断再版。如上述女教师由于其环境的改变，导致了她与环境之间的相互作用发生了改变，大学的新环境包括了新的教职工、新的同学、新的书本和新的学习经历，这一新的环境改变了她与旧环境（家庭和她工作的中学）发生相互作用的方式，并导致了旧环境的改变，同时她本身的生活型态也发生了改变。因此，这位女教师与她的环境是处于一种持续不断的共同作用和共同变化过程。

四、Rogers 理论的应用

（一）Rogers 理论是创建其他护理理论的基础

Rogers 理论的高度抽象性和缺乏术语的操作性定义限制了其在实践中的应用，但是，抽象的概念模型对于发展能够直接指导护理实践的护理理论是一个必要的开端，这是发展理论的规律，它为研究和理论发展提供了基础，从而达到知识的积累。很多护理理论家已经以 Rogers 的概念模型为基础发展了自己的理论，其中 Bultemeier 的不和谐感学说和 Barrett 的知情参与动能论在 Rogers 的概念模型和护理实践之间搭起了两座桥梁，使 Rogers 的理论在护理实践中的应用成为了可能。另外，治疗性触摸是"能量场"概念在护理中应用的具体体现。

1. 不和谐感学说

不和谐感学说（theory of perceived dissonance）是 Bultemeier 于 1993 年从 Rogers 的共振性原理和整合性原理中派生出来的，阐述了在能量场的演进过程中共振性发生周期性和节律性的变化，因此，能量场的固有节律可以演变成各种不同的节律，有的时候可能表现为不和谐。根据整合性原理，人能够通过体验各种共振波来感知自己人场的演进和变化，因此，在各个不同的共振阶段，当共振节律不和谐时，人就有可能感知到人场和环境场出现了非和谐性的、令人不安的或杂乱无章的振动波，此时，这个人就会把自己看成失去了和谐性或染上了疾病。

由此可见，不和谐感学说告诉我们人所经历的临床上所谓的不正常现象或疾病是共振性的节律发生变异时的一种临床表现，这种能量场的不和谐可以同时被自身和他人所感知。因此，不和谐感学说为我们提供了一个评估能量场的工具，护士可以通过病人和护士的感知对病人的共振性和整合性进行评估，做出诊断，用于指导对该病人的护理。

2. 知情参与动能论

知情参与动能论（theory of power as knowing participation）是 Barrett 于 1986 年创建，由 Rogers 概念模式的螺旋性原理引申而来，阐述人塑造其人场和环境场的能力。Barrett 认为动能是指一个人知道选择什么，感到具有去做他所选择的事情的自由，并且有能力去做他所选择的事情。她指出随着病人知识的增加，参与能力也随之增加，并强调人必须具备其型态表现的全面知识方可有意识地参与到塑型过程中。因此，这一理论指明了护士参与整体人护理的方向。

3. 治疗性触摸

治疗性触摸（therapeutic touch）是由 Krieger 于 1979 年首先引入护理界，它的理论依据是：人是一个开放的能量系统，能量在人与人之间的流动是自然和持续的，对于一个经过训练的人来说，能量场是可以评估的，只要把注意力集中在一个人身上，治疗师在距离身体的几英尺之内就有可能感觉到这个人的能量场。"能量场具有力量、差异性和完整性等属性（The field has qualities of strength, differentiation, and integrity），这些属性在人与人之间是不同的，并且受疼痛和疾病等因素的影响。治疗性触摸可以转移生命过程中的能量（称为 Prana，相当于中国的"气"），在开放系统中重新建立能量的生命之流，恢复个体与环境之间的能量交流，促进痊愈过程。

（二）在护理实践中的应用：Rogers 的理论与护理程序

通过不和谐感学说和知情参与动能论，就可以将 Rogers 的理论应用于护理实践，其护理过程分为三个阶段：型态评估、共同塑型和评价。

第一阶段：型态评估

型态评估（Pattern Appraisal）是一种综合评估，相当于护理程序中的评估和诊断阶段。通过认知输入、感觉输入、直觉和语言等途径完成，直觉信息来自于病人和护士双方，通过型态评估确定能够反映整体（whole）的型态，护士和病人在型态评估过程中，重点在于评估个体的型态和节律。

1. 评估方法

（1）病人：鼓励病人集中考虑自身和家庭成员（如父母、孩子、配偶等）的型态，可以通过看照片和写故事等形式来帮助病人确定其型态。型态评估包括对各种生活方式的节律进行评估，如营养、工作、锻炼、疼痛、愤怒、压抑、睡眠/清醒周期和安全，其节律包括①交换节律（饮食、排泄、呼吸、给予和接收）；②沟通节律（语言的和非语言）；③关系节律（隔阂、触摸、目光接触、归属）。在评估过程中，应特别注意疼痛和不适或者病人不舒服或担心的方面。

（2）护士：在评估时要注意，型态是通过型态表现来表达的，病人在某一时刻的型态是病人的过去、现在和将来共同作用的综合体，是动态的。由于评估工具的局限性，型态评估只是对这一综合体的部分型态表现的感知。因此护士通过型态评估、型态确认和反思所获得的资料需要得到病人的认可。

2. 评估内容　通过上述评估手段应对病人的人场和环境场进行综合评估，具体内容包括：

（1）对人场的评估包括下列几个方面：①评估有无不和谐的型态表现存在，如疾病、疼痛、对疾病的治疗方案不知道应该如何选择、怎么去做或感到恐惧等；②评估病人在沟通和交换方面有无不利于健康的型态存在，如抽烟会促使个体向不和谐方向发展；③评估病人存在的和谐方面，如疾病向好的方向发展，对治疗有信心等。

（2）对环境场的评估包括下列几个方面：①评估病人的人场与环境场在持续的相互作用过程中有无导致不和谐的因素存在，包括病人的居住环境（病人是否对居住环境、颜色、光线、声音和气味产生不和谐感如感到拥挤、不卫生等）；与家庭成员的关系（如夫妻关系不和等）和医院环境及其他与病人接触的医务人员的情况是否使病人产生不和谐感。②评估环境场中和谐的型态是什么，环境场中有无促使病人减轻不和谐感，向健康方向塑型的因素存在，如与家庭成员之间保持良好和支持性关系。

3. 列出人场和环境场中所有不和谐与和谐的方面　此步骤相当于护理程序的诊断阶段，所不同的是应用 Rogers 的理论进行诊断时，只列出病人的人场和环境场中存在的不和谐与和谐的方面，如不和谐的方面有：家庭环境拥挤、夫妻关系不和、胸闷、疼痛、恶心、吸烟、恐惧等。而不是采用 NANDA 的护理诊断。因为 Rogers 认为，NANDA 护理诊断的前提是人，是由身体、生理、心理、精神和社会 5 个部分组成的整体，而 Rogers 理论中的整体人（unitary human beings）则是一个能量场，是生命体的基本单位，是不能分割成几个组成部分进行分析和研究的，因此两者有着本质的区别，不能混淆。

4. 证实评估　护士通过自己的反思以及与病人和其他有关人员进行进一步的交流，对上述列出的不和谐与和谐的方面进行证实或排除，对于不能确定的情况需进一步收集资料。

第二阶段：共同塑型

共同塑型（mutual patterning）阶段相当于护理程序的计划和实施阶段。一旦病人和护士对评估的结果达成共识，护理行动的中心应围绕病人的人场和环境场进行共同塑型。在健康塑型过程中，护士帮助病人了解自己的感受、思想和态度，有目的地应用健康塑型手段，如治疗性触摸、想像、沉思，以及声音、光线、颜色和运动的使用。护士通过“加强人场的内聚力和完整性，反复引导人场和环境场的塑型方向”来达到促进人场和环境场节律的和谐性。塑型活动的设计应针对已经明确的不和谐方面，如疼痛、不舒服和焦虑等，通过共同塑型产生平和、快乐的表现。

Barrett 的知情参与动能论确定了塑型过程的四个基本要素，即知晓、选择、自由和参与。护士应根据型态评估的结果，选择性地让病人了解疾病与治疗的相关知识，为病人提供各种个体化的塑型方法，确保病人正确理解各种塑型方法的内涵，具有足够的知识对各种塑型方法进行评估和判断，做出正确的选择，并且对各种塑型活动进行修正以适应病人的缺陷，使其具备参与塑型的能力。通过上述方法，护士与病人一起共同塑造人场和环境场，帮助病人发挥最大的健康潜能，促进和谐型态的形成，最终减少不和谐感。

第三阶段：评价

评价（evaluation）相当于护理程序的评价阶段，由一系列反复进行的型态评估组成，重点在于评价经过共同塑型后病人的不和谐感程度的改变，从而指导进一步的共同塑型。

（三）Rogers 的理论护理教育中的应用

Rogers 反复研究了如何把护理学作为一门科学和专业来进行教学，强调护士的教育应该以护理科学和服务于人的承诺为基础。由于 Rogers 的理论要求其实践者建立一种全新的护理世界观和概念体系来观察、分析和处理我们的护理对象，这就要求护士们具备一种新的知识结构、新的态度和新的价值观。因此，要用 Rogers 的理论框架指导我们的实践，首先必须对我们的护理教育（包括护理的普通教育和继续教育）进行重大的改革，但是，教育的改革又必须依赖于 Rogers 理论的进一步完善。

早在 20 世纪 60 年代初，Rogers 提出了培养一个护士的起点教育应该是本科教育，当时，即使是在美国，这也是一个理想化的观点。然而现在，在美国及其他发达国家，她的倡导已经成为护理教育的标准而不再是一种期望。1987 年，美国北达科他州（North Dakota）首先颁布了实施学士学位教育作为专业护士起点教育的政策。同时，Rogers 还指出“只有合格的护士才具备护理教学的能力”，她的倡导已经在今天的护理教育中得到验证。目前，世界大多数国家的护理教学是由经过护理专业的护理师资承担的。

（四）护理研究中的应用

Rogers 的概念模式与护理研究有着直接的关系，它刺激了护理的科学活动并为之提供方向，目前正在对同源动态学原理进行描述性和论证性研究，研究所涉及的概念主要包括动能、时间的消逝、创造性、场运动、相互作用节律、健康和治疗性触摸等。

1. 对于动能（power）* 的研究　动能是螺旋性中最有意义的研究领域之一，对于动能的研究可以通过将动能作为一个单一的变量或与其他领域如共振性、整合性结合进行研究。如 Barrett 的一项描述性研究分析了人场运动与动能的关系；Bramlett 和 Gueldner 对回忆的作

---

* 动能（power）可理解为才能、精力或能力。

用和回忆作为增强健康老年人动能的一种治疗方法进行了研究；Caroselli 进行的相关性研究评估了动能与女权主义的关系；Malinski 的关于时间体验与抑郁和非抑郁妇女动能的关系研究等，以上及其他所有关于动能的研究几乎都是采用 Barrett 的知情参与改变的动能量表（power as knowing – participation in change，PKPCT）来评估动能及其改变的。

2. 对于时间的研究　时间消逝的概念也已经作为 Rogers 学派研究的变量之一，如 Rawnsley 的研究检验了对时间消逝速度的感知与死亡过程的关系，提出病人的实际年龄将影响对时间消逝的感知，而且，临终病人比健康人感到时间消失得更快。

3. 对于创造性的研究　创造性是整体人演进的一个本质特征，因此对创造性的研究可以用于验证螺旋性原理。Alligood 于 1986 年进行了创造力、现实化和共情/同感（empathy）* 的相关性研究，根据 Rogers 螺旋性原理阐述的能量场型态变化的本质和方向，即创新性和差异的不断增加，Alligood 认为共情是螺旋性的一种人场型态，创造力是创新性的具体体现，而现实化是差异性不断增加的具体体现，研究发现，共情与创造性和共情与现实化之间存在着正相关关系。

4. 对于场运动的研究　场运动的概念来自于 Rogers 的共振性原理，强调从人场和环境场发射出来的波形是从低频向高频不断变化的表现。Gueldner 以共振性原理为基础，对强迫运动（摇摆）与人场运动的关系进行了研究；Matas 比较研究了慢性疼痛与人场运动的关系，结果发现，慢性疼痛患者比对照组具有较少的场运动和较低的动能水平。

五、评　　价

本节应用 Julia George 提出的关于理论的 7 个基本特征来评价 Rogers 的“整体人”理论。

Julia George 认为理论应能将各种概念以某种方式相互联系起来，为观察和认识特定的现象创造一种不同的方法。根据 Rogers 的关于人和护理的概念以及 3 个同源动态学原理，她的理论可被陈述为“护理通过应用同源动态学原理为人类服务”，这一理论观点要求我们以一种全新的方式来看待护理，如 Rogers 的螺旋性原理强调能量场的型态和变化的节律性，因此，Rogers 的理论创造了一种观察和分析人及其环境的新方法。

理论的第二个特征是理论必须有逻辑性。Rogers 理论的总体构建具有较强的逻辑性，她的逻辑发展顺序以确定前提开始，通过确立和定义概念形成理论的 4 个主要要素，最后形成了她的“同源动态学原理”。

Julia 的第三个标准是理论应相对简单且能推广普及。Rogers 的理论不是局限于某些特定的情景和场所，她针对的是所有的人及其环境，因此，可以用于所有的护理场合，是可以推广和普及的。但是，由于她的理论比较抽象，所用的术语不易理解，而且，她的理论是以复杂的开放系统为基础的，因此，Rogers 的理论并不符合简单的标准。

Julia 提出的理论的第四个和第五个标准分别是理论可作为假设的基础而经受检验和理论可以通过理论的验证性研究而增加学科的知识体系。复习文献发现，Rogers 的理论由于过于抽象而产生过多的研究问题，美国众多 Rogers 学派的护理研究者实施了许多验证 Rogers 理论框架的研究。但是，由于理论尚未提供简单可操作的定义和有效的结果测量工具，使研究受到极大的阻碍。另外，理论框架中复杂的相互关系又进一步增加了研究的困难程度。

另外，理论应能被实践者用以指导和改进实践。Rogers 的观点是可以用于实践的，但

---

* 共情/同感（empathy）是指与对方有共同的感情，并非感情的转移，与移情是有不同的。

是，护士在护理实践中应用 Rogers 的观点时，必须用新的尺度去衡量病人的行为，如要求接受“多样性”是一种正常现象、注重护士和病人本身的能力和把变化看作一种积极的现象等。这种理解的改变将带来护理行动之重点的改变，如已有许多研究报道应用治疗性触摸、光线、颜色、音乐和运动作为护理手段增加人场和环境场的和谐性，达到解决病人问题的目的。但是，由于 Rogers 的理论是一个抽象系统，缺乏概念的操作性定义和对能量场及整体人进行评估的适当工具；并且还有相当一部分护士是由职业护理教育培养的，没有接受过专业护理教育。因此，Rogers 的理论在临床护理实践中的广泛应用还是有一定难度的。

最后，理论必须与其他已经证实的理论、定律和原理相一致，但留有进一步探讨的空间。Rogers 的同源动态学原理与一般系统理论的相关原理相一致，如螺旋性原理可以与一般系统理论的同终点原理和负熵（negentropy）原理相匹配。一般系统理论中的同终点原理是指开放系统可以从不同的起点，通过不同的途经达到相同的终点，在这个过程中系统的次序和组织层次不断增加。负熵原理阐述开放系统具有减慢和终止无效运动而使系统趋向终点的机制，而与环境之间的交换则能够增强这一机制的作用，使开放系统能够增加其差异性而达到演进的目的。同时，由于 Rogers 的理论阐述了生命过程的演进本质和方向，因此，与 Erikson 和 Piaget 等心理学家的成长发展理论相吻合。另外，Roy 的适应模式提出个体的适应水平是适应机制与环境之间相互作用的一种功能状态，因此可以认为与 Rogers 的整合性原理相一致。

总之，Rogers 的理论是一个抽象的系统，她提供了分析和理解护理现象的新视角，刺激了护理理论和护理科研的进一步发展。然而，Rogers 理论也存在着明显的局限性，虽然 Rogers 提供了基本的前提，对三个原理也进行了定义，但她的原理仍然非常抽象，对理论中的术语也没有提供操作性定义来增加理解，难于产生验证理论概念的假设和选择测量概念的适当工具，使许多护理科学研究者在进行验证理论的工作时面临了很大的困难。另外，目前并不存在把整个人作为一个单位进行测量（评估）的适当工具，也不能测量能量场和波型，因而 Rogers 的理论原理在护理实践中的应用受到了很大的限制。

（吴瑛　李利）

第九节　Roy 的适应模式

Sister Callista Roy，RN，PhD，生于 1939 年。她在 1963 年于洛杉矶的 Mount Saint Mary's College 获得护理学士学位；1966 年和 1967 年在加州大学洛杉矶分校（UCLA）获得护理硕士和社会学博士学位。Roy 是美国护理学会的委员（FAAN），并在很多护理组织中很活跃，包括 Sigma Theta Tau 和北美护理诊断协会（NANDA）。她的适应模式是她于 1964 年在 UCLA 时由 Dorothy E, Johnson 指导的毕业论文中的内容。从一发表就引起了重视，在 1970 年就已被一些护理院校作为课程设置的概念结构。由她参与的著作有《护理入门：适应模式（Introduction to Nursing: An Adaptation Model)》和《护理的理论结构：适应模式（Theory Construction in Nursing : An Adaptation Model)》。

一、Roy 适应模式与四个基本概念

（一）人

Roy 认为接受护理的对象可以是个人、家庭、集体、社区或社会，这些都应被视为一个整体的适应系统，包含适应和系统两个概念。

首先，人是一个系统。人是由各个部分在一起行动所形成的整体。人作为一个有生命的系统，包括输入、输出、调节和反馈过程。人是一个开放的系统，处于与环境持续互动的状态，在系统与环境之间存在着信息、物质与能量的交换。另外，人也是一个整体的适应系统。人与环境间的不断互动既引起内部变化，也引起外部变化，而在这变化万千的世界中，人必须保持自己的完整性而持续地进行适应（图 6－9）。

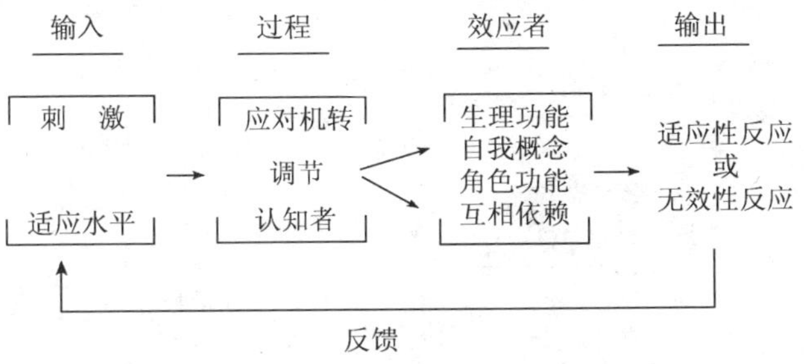

图 6－9　人作为一个适应系统示意图

输入（input）：适应系统的输入可以来自外界环境，也可以来自人的内部。Roy 将这些输入称之为刺激。Roy 将刺激分为三类：

1. 主要刺激（focal stimuli）　指当时面对的主要刺激，通常是影响人的一些最大变化的刺激。

2. 相关刺激（contextual stimuli）　指所有内在的或外部的对当时情境有影响的刺激，这些刺激是可以观察到的、可测量的，或是由本人主动诉说的。

3. 固有刺激（residual stimuli）　指原有的、构成本人特征的刺激，这些刺激与当时的情境有一定关联，但不易观察到或客观测量到。

输出（output）：人作为一个系统的输出是人的行为。输出的行为也可有内部的和外部的，这些行为都是可被观察到的，或可被测量的和记录的。输出的行为可以称为系统的反馈。Roy 把系统的输出分为适应性反应与无效性反应两类。适应性反应可促进人的完整性，并能使人得以生存、成长、繁衍和主宰。无效性反应则无助于达到以上目的。

人作为适应系统面对刺激时，都会做出反应（输出）。反应是适应性还是无效性取决于人的适应水平（adaptation level）。适应水平就是人对刺激以正常的努力进行适应性反应的范围。每个人的反应范围都是不同的，每个人的适应水平也因受个人应对机转的影响而不断地变化。若把适应水平比作一条直线，则其适应区是在该线上下两条虚线之间，这就是适应能力范围。当全部刺激作用于适应范围以内，输出的将是适应性反应；若全部刺激作用于适应区以外，则输出的是无效性反应（图 6－10）。

过程（process）：Roy 使用应对机转（coping mechanism）这个词汇来描述人作为一个适应系统的控制过程。有些应对机转是遗传的，如白细胞防御系统在细菌侵入机体时的对抗。有些机转是学来的，如用抗生素治疗细菌感染。Roy 对这些控制机转提出了一个独特的护理科学的概念。她将这些机转称之为调节者和认知者，此二者均为适应系统的次系统。

调节者（regulator），或调节者次系统（regulator subsystem，简称 rs），也有输入、内部过程和输出。输入的刺激可以来自人的内部或外部。调节者的传递物有化学的、神经的或内分泌的，起源于脑干和脊髓的神经性反应——自主反射可形成 rs 的输出性行为。在内分泌控制下的靶器官和组织也可产生调节者的输出性行为。Roy 还认为来自中枢神经系统的精神运动性反应也是 rs 的行为。有一些生理过程也可视为 rs 行为，如呼吸方面的调节性反馈就是机转之一，是在代谢产物 CO_2 增高至一定程度时，可以刺激延髓的化学感受器而增加呼吸频率以排出 CO_2。另一个调节过程的例子是当人们看到一个恶性刺激时，可通过眼神经到高级脑中枢，然后传至较低的脑自主中枢，在这里的交感神经元可以引起多种脏器的反应，包括血压升高和心率加快等。这个过程参见图 6 - 11。

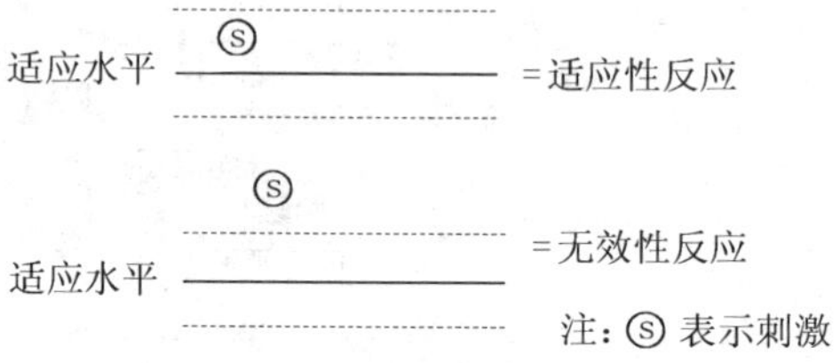

图 6 - 10　适应水平示意图

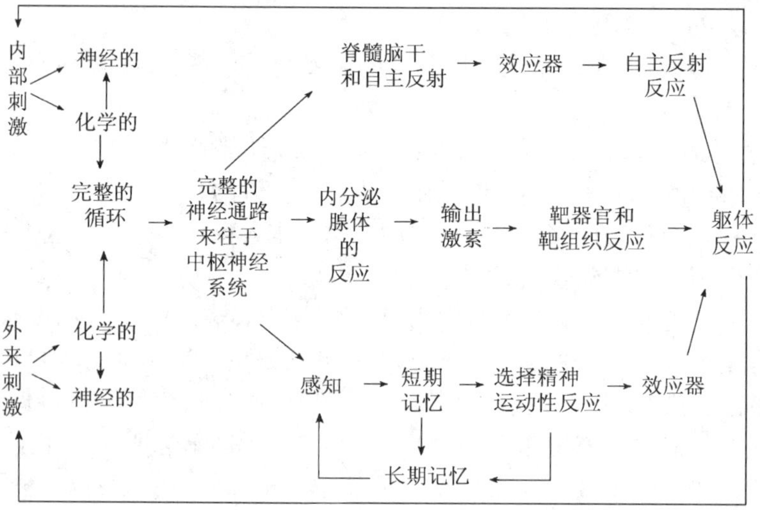

图 6 - 11　调节者次系统反应示意图

认知者（cognator），或认知者次系统（cognator subsystem，简称 cs）的刺激亦可来自内部或外部，rs 的输出性行为可以是 cs 的反馈性刺激。cs 的控制过程与高级大脑功能的感知或信息处理、学习、判断和情感有关。感知或信息处理是与选择性注意、编码和记忆有关的内部作用；学习是与模仿、强化和洞察能力相互关联的；而解决问题和作出决定则是判断的内部过程；最后情感是寻求宽慰和情感依恋而防卫的过程，见图 6 - 12。

在维持人的完整性时，rs 和 cs 经常是共同发挥作用的。人作为一个适应系统，其适应水平是受个体的发展和对这些应对机转的使用所影响的。充分地使用应对机转会拓宽人的适应水平，并能增加人对刺激进行正性反应范围的幅度。

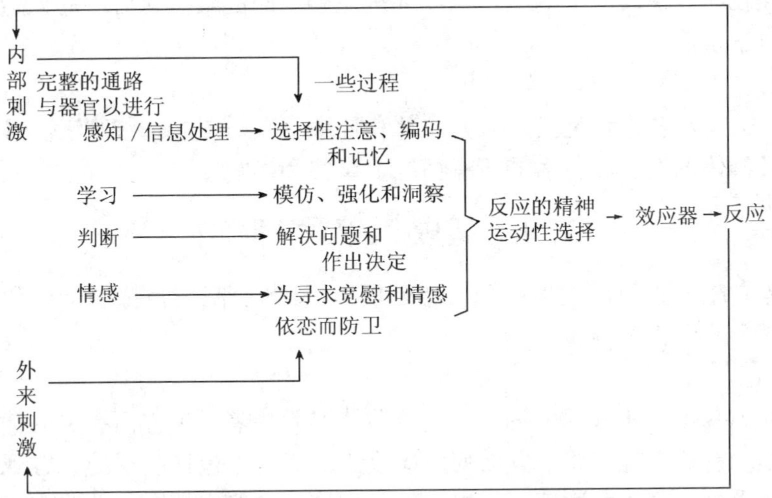

图 6-12　认知者次系统反应示意图

现对 rs 和 cs 的反应机转举例如下：

某患者因在室外高温下工作引起心肌缺氧，刺激了疼痛感受器而出现胸疼，这个刺激又通过交感神经的传入纤维将信息传递至其中枢神经系统。患者自主神经中枢又刺激了交感神经传出纤维，使心跳和呼吸加快以达到增加心肌供氧的目的，这就是 rs 的作用。

cs 也接受了输入的内部刺激——疼痛。此患者根据过去经验知道左胸与左臂疼痛可能是与心脏有关，他的判断促使他作出决定：他立即回到较凉快的室内，坐下并把腿抬高及进行慢而深的呼吸。同时他暂不去医院急诊，因为他相信随后出现的是适应性反应。但他仍高度警惕以后的 rs 输出性行为有可能会改变他的决定，这就是选择性注意和编码的认知过程。在疼痛发作好转后，患者对发病原因有了进一步的了解（强化和洞察），他认识到高温可能是诱因，而作出今后在高温下必须限制活动的决定。这就是运用 cs 的感知、信息处理、学习和判断的过程。

Roy 还提出控制过程的概念不应只限于 rs 和 cs。她认为这两个次系统只是对人类行为的深入了解的第一步，有关人的控制过程的知识需进一步研究和发展。

效应者（effecter）：Roy 认为 rs 和 cs 是在四个效应者范围内起作用的。这 4 个效应者可称之为适应方面（adaptative mode），包括生理功能方面、自我概念方面、角色功能方面和相互依赖方面。与此 4 方面有关的行为可以说明该人的适应水平和反映出对应对机转的使用情况，因此护士可按照这 4 方面来观察该人的行为是适应性的还是无效性的。

（二）护理

适应性反应是对健康有利的反应。Roy 认为护理的目的就是减少无效性反应和促进适应性反应，即促进人在生理功能方面、自我概念方面、角色功能方面和互相依赖方面的适应性反应。护士通过护理活动以达到护理目的。护理活动包括护士对作用于人的各种刺激加以控制，以促进适应性反应，也可以通过加强 rs 和 cs 以及其他应对机转预先扩大人的适应范围，使其能耐受较大范围内的刺激。

（三）健康

Roy 认为健康是“处于和成为一个完整的和全面的人的状态和过程”。而人的完整性则表现为有能力达到生存、成长、繁衍和主宰的目的。利用本模式进行护理，就应以加强适应性反应，把消耗在无效性反应上的能量用以促进健康。此健康概念对人的创造能力和人生目标都有一定的哲学价值。

（四）环境

根据 Roy 模式，环境主要是指来自人内部和环绕于人周围的一些刺激。其定义是“围绕着和作用于人及群体的发展和行为的所有情况、事实和影响”。

二、Roy 适应模式与护理程序

Roy 适应模式的护理程序包括一级和二级评估、诊断、制定目标、干预和评价，基本上与护理程序的 5 个阶段相对应。

（一）评估

1. 一级评估（first level assessment）　是指收集与效应者 4 个方面有关的输出性行为，亦可称行为的评估。有些医院按 4 个方面列出应收集的资料，包括主观的、客观的和体检所测量的资料，制成表格，边收集边填写，以全面掌握病人的健康情况，并确定病人的无效性反应或需要帮助的适应性反应。

2. 二级评估（second level assessment）　在此阶段，护士应收集对病人产生影响的主要的、相关的和固有的刺激，为的是能明确问题的原因。由于能产生影响的因素很多，因而需要具备较广泛的知识基础才能做出正确的判断。例如在上述病例中，该患者面临的主要刺激是心肌缺氧；相关刺激有高温、疼痛感、患者的年龄、体重、血糖水平和冠状动脉的耐受程度等；固有刺激包括吸烟史和与其职业有关的刺激。

（二）诊断

由于 NANDA 所列出的护理诊断已为广大护士们熟悉，所以 Roy 与其助手亦顺应发展趋势，将 4 个适应方面与 NANDA 的护理诊断互相对应。

适应方面	NANDA 的护理诊断
1. 生理方面：	
活动与休息	躯体移动障碍
	自理缺陷
	缺乏娱乐活动
	活动无耐力
	睡眠型态紊乱
	……
排泄	排尿异常
	排便异常：便秘、腹泻
水电解质	体液过多
	体液不足
	……
内分泌方面	性功能障碍
	性生活型态改变
	……
神经功能	思维过程改变
	知识缺乏（特定的）

	体温调节无效
	……
营养	营养失调：低于机体需要量
	营养失调：高于机体需要量
	吞咽障碍
	……
氧化	气体交换受损
	清理呼吸道无效
	低效性呼吸型态
	心输出量减少
	……
感觉	疼痛
	慢性疼痛
	感知改变：视、听、运动、触、嗅、味
	……
皮肤完整性	皮肤完整性受损
	有感染的危险
	有受伤的危险：窒息、外伤、中毒
	……
2. 自我概念方面	焦虑
	恐惧
	调节障碍
	无能为力
	精神困扰
	不合作（特定的）
	自我认同紊乱
	……
3. 角色功能方面	家庭作用改变
	家庭应对无效：妥协
	家庭应对无效：无能
	父母不称职
	有父母不称职的危险
	语言沟通障碍
	……
4. 相互依赖方面	预感性悲哀
	功能障碍性悲哀
	迁居应激综合征
	社交孤立
	有暴力行为的危险：对自己或他人
	……

（三）制定目标

目标是病人最后能达到的行为。短期目标是指在主要、相关和固有刺激经过处理后的一些期望行为，也就是列出一些能说明认知者和调节者的应对的行为。长期目的则应反映出适应性问题的解决，以及有余力达到其他一些目标。

（四）护理措施

护理措施可通过对作用于适应系统的各种刺激（主要、相关和固有刺激）加以改变和控制，也可着重于提高人的应对能力或扩展适应范围，使全部刺激均在人的适应能力范围以内。

（五）评价

将所制定的目标行为与病人的输出性行为进行比较，并测出其间的差距，然后根据评价的资料进行再调整和制定进一步的措施。

三、Roy 适应模式的应用实例

某患者在经腹部手术后转入观察室，他的术前生命体征为血压120/80mmHg，心率80次/分，呼吸 16 次/分。进观察室后，血压 90/60mmHg，心率 150 次/分，呼吸 32 次/分。现进行：

一级评估　4 个方面的行为中，主要表现在生理方面，以上改变为无效性反应。调节者输出行为的变化（呼吸及心率增加）是心脏交感神经系统兴奋的信号，这是对血压下降的反应。

二级评估　主要刺激：血压下降，与一些潜在的因素有关。

相关刺激：45 岁；四肢凉、甲床发白；已有 12 小时未进饮食，静脉点滴 5%葡萄糖 100ml/h；此外手术期间全身麻醉约 1.5 小时，估计失血量为 500ml，静脉点滴液体为 200ml，在观察室内 45 分钟排尿仅 10ml，手术部位无出血，意识状态表现为对触觉的反应较慢。

固有刺激：既往有肾脏感染史。

护理诊断　体液不足：血压下降：与术后输液量不足有关。

护理目标　病人的血压在 15 分钟内维持在基线 ± 20mmHg 的水平。

护理措施　主要是改变相关刺激以促进适应性反应。具体措施如下：

1. 静脉点滴速度增加至 300ml/h；
2. 抬高床脚以增加静脉回流；
3. 给 40%氧气吸入；
4. 嘱病人进行深而慢的呼吸；
5. 持续监测血压、备好升压药。

护理评价　应对采取措施后的反应与目标不断进行比较。

评价指标：血压达到术前水平 ± 20mmHg，心率在基线 ± 20 次/分，呼吸在基线 ± 5 次/分，尿量应大于 30ml/h。

可观察以下体征：神志清醒、四肢转暖、甲床转红。

在达到以上目标后护士可再依据患者情况制定相应目标及措施。如 3 天后患者能在停止静脉点滴后自己进食，且血压维持平稳，护士可改变护理措施，加强术后教育。

四、Roy 适应模式的特征

Roy 适应模式对与护理有关的 4 个概念都有其独特的观点。她把人视为一个适应系统，与环境进行着持续的互动，并对一些输入的刺激做出反应。适应性反应可为调节者和认知者应对机转所促成，是对面临的刺激做出的积极反应；否则就是无效性反应，适应水平代表着人能耐受刺激和维持适应性反应的范围。再者 Roy 提出应对性输出行为包括 4 方面：生理、自我概念、角色功能和相互依赖。这是一个观察护理对象——人的一个特殊的观点。与其他模式相比，它提出了一个整体的框架，而不是只注意某一方面，反映了护理是关心人的各个方面的观点。她将刺激分为主要的、相关的和固有的刺激，这也是比较全面而深入的观点，对分析产生问题的原因及明确护理行为的方向有指导性意义。

Roy 在对健康和环境概念的陈述中都是以适应为主体，以完整性为基础的。健康是成为一个完整的、能达到生存、成长、繁衍和主宰的过程。环境则是围绕和作用于人或集体的发展和行为的所有情况、事件和影响。在健康和疾病的情境中促进适应性反应是护理的目的。这些都是与其将人作为一个整体适应系统这样一个概念相配合的，也就表明了本模式的逻辑性。

理论最重要的问题是在实践中的应用，由于 Roy 适应模式的概念比较明确、比较符合逻辑，因而容易普及。在执行护理程序中，一级评估是对 4 个方面行为的估计，而二级评估着重于 3 个刺激，这可使护士对病人有个更全面的评估。近年来，Roy 适应模式的 4 个方面的行为也开始与 NANDA 的护理诊断命名相对应起来，这样更有利于临床实践的应用，因而本模式被各国广泛采用。但如何应用于集体、社区等的护理中，尚待进一步讨论。此外，对人体的调节过程和认知过程中的各种机转，以及还存在哪些次系统，都需要利用有关生理、心理、社会的知识在理论上加以提高，以便更好地指导护理实践。

（陆虹　邹恂）

第十节　Neuman 的健康照顾系统模式

Betty Neuman1924 年生于美国 Ohio 州 Lowell 附近的一个农场，1947 年 Neuman 在 Ohio 的一所医院护校获得护士证书，随后 Neuman 在 Los Angeles（LA）进行了丰富的临床实践，实践领域包括医院、学校、工厂等，接着进入在加州医学中心的护理学校从事内外科护理、传染病护理、急救护理等工作，她本人对人类行为学极感兴趣，1957 年在加州大学 LA 分校获得护理本科学位，1966 年获得精神卫生和公共卫生咨询的硕士学位，1985 年获得临床心理学博士学位。从此 Neuman 开始致力于精神卫生护理的研究和实践，并且成为精神卫生护理的先驱。

一、健康照顾系统模式产生和发展

Betty Neuman 的健康照顾系统模式（Neuman system model，简称 NSM）是一个综合性的和动态的模式，她认为个体、群体（家庭）和社区是多维的、且与环境中的应激原不断地进行着互动。模式的重点在于分析个体对应激的反应进行适应的某些因素。

1970 年 Neuman 在加州大学进行硕士学习时，在护理导论课程中提出 NSM 的基本观点，1972 年 Neuman 与 Young 正式在美国“护理研究”杂志上发表了题为“一种（运用）整体人的观点对待病人问题的教育模式（A model for teaching total person approach to patient problems)”的文章，1974 年修订过的 NSM 被编入 Riehl and Roy 主编的《护理实践的概念模式》（“Conceptual Models for Nursing practice”）一书中。1982 年 NSM 第一次作为一章被编入《护理教育与实践的应用》（“Application to Nursing Education and Practice”）一书中，此后，该书先后于 1989、1990，1995 年三次再版。从 1988 年以后 Neuman 加入“Trustees Group”小组，并且对 NSM 不断地进行修改和完善，目前我们所学习的 NSM 模式图就是该小组合作的结果。

Neuman 在发展 NSM 的过程中不断汲取了各家的理论，包括 Gastalt 理论中的健康是一个保持持续平衡的变化过程，生命有机体的基本特征就是机体内部平衡与失衡不断交互作用的动态过程；当平衡被持续破坏，或机体不能保持较长时间的和谐状态时，或机体的需要不能被持续满足时，就可能发生疾病。NSM 的部分思想也来自于 deChardin 和 Bernard Marx 的哲学观点，即在动态变化的生命系统内部，部分与整体的相互作用的观点。在 NSM 中 Neuman 也运用到了 H.Selye 的应激、应激反应等的概念。NSM 模式是以一般系统论中的开放系统的观点为基础。Neuman 运用各家理论，在 NSM 中对概念、理论框架进行科学的解释，并促进护士对理论的理解，使其更加容易接受，因而 NSM 在众多的护理模式中其实际的应用价值是得到大家公认的。

二、NSM 的主要内容

NSM 是以开放系统作为理论框架，主要的组成部分有与环境进行互动的个体，应激原和应激反应，护士的工作是进行干预（Intervention），也就是恰当地运用初级预防、二级预防或三级预防的措施来维持或恢复系统的平衡。

（一）主要前提

Neuman 的健康照顾系统模式主要遵循以下几方面的前提：

1. 每一个个体或群体作为一个照顾系统具有独特性，但每一个系统都是由包含在基本结构中的一些众所周知的因素构成，或是由在正常的、已确定的反应范围内的一些特征所组成。

2. 应激原分为已知的、未知的和一般性的，每一种应激原可以在不同程度上干扰着个体的稳定水平或正常防御线。任何时候，系统（服务对象）的各变量——生理、心理、社会文化、成长与发展及精神因素之间的相互关系可以影响系统通过弹性防御线对抗一个或一系列应激原时所产生反应的强度。

3. 随着时间的推移，服务对象/系统对环境的作用可以发展成为正常的反应水平，也就是正常防御线、或通常的健康状态或稳定状态。

4. 当具有缓冲、弹性作用的弹性防御线不再能保护服务对象/系统抵抗环境中的应激原时，应激原将冲破正常防御线。系统内部各变量之间的相互关系决定了系统反应的性质和程度，或对应激原可能的反应。

5. 系统的健康或疾病状态是系统各变量相互关系不断变化的结果（动态的混合物）。健康是有效的能量支持系统处于其最佳的连续状态。

6. 每一个系统都暗含着一些内在的抵抗力，被称之为抵抗线，其功能是使个体稳定，并使个体恢复到通常的健康状态（正常防御线），或是保持个体在环境中应激原反应后高水平的稳定状态。

7. 初级预防是应用于病人的评估/干预措施的一般性知识，包括识别和降低或减少环境中应激原的危险因素。

8. 二级预防是应激反应的症状学、干预措施实施的优先顺序以及减少不良后果等。

9. 三级预防是调整康复开始的过程，以及保持、促进个体/系统恢复到初级预防。

（二）NSM 中涉及的主要名词（表 6－4）

表 6－4　Neuman 健康照顾系统模式涉及的主要名词

the client/client system（服务对象/服务对象系统）
◇ Physiological（生理的）、Psychological（心理的）、Sociocultural（社会文化的）、Developmental（成长与发展的）、Spiritual（精神的）五个方面
◇ normal Line of Defense（正常防御线）
◇ flexible Line of Defense（弹性防御线）
◇ line of Resistance（抵抗线）
health/wellness（健康/健康最佳状态）
◇ wellness－illness continuum（健康－疾病的动态、连续过程）
◇ client system stability（个体系统的稳定状态）
environment（环境）
◇ internal environment（内环境）
◇ external environment（外环境）
◇ created environment（自生环境）（1989，1990，1995 出版的书中提出）
nursing，Prevention as intervention（护理，预防干预措施）
◇ primary intervention（初级预防）
◇ secondary intervention（二级预防）
◇ tertiary intervention（三级预防）
stressor（应激原）
◇ intrapersonal stressors（个体内的应激原）
◇ interpersonal stressors（个体间的应激原）
◇ extrapersonal stressors（个体外的应激原）

（三）NSM 的基本结构

Neuman 用模式结构图对模式中涉及的主要概念进行定义，包括整体人的观点、开放系统、基本结构、环境、应激原、防御和抵抗线、反应度（水平）、预防干预措施和重建，见图 6－13 所示 Neuman 人的整体观示意图。

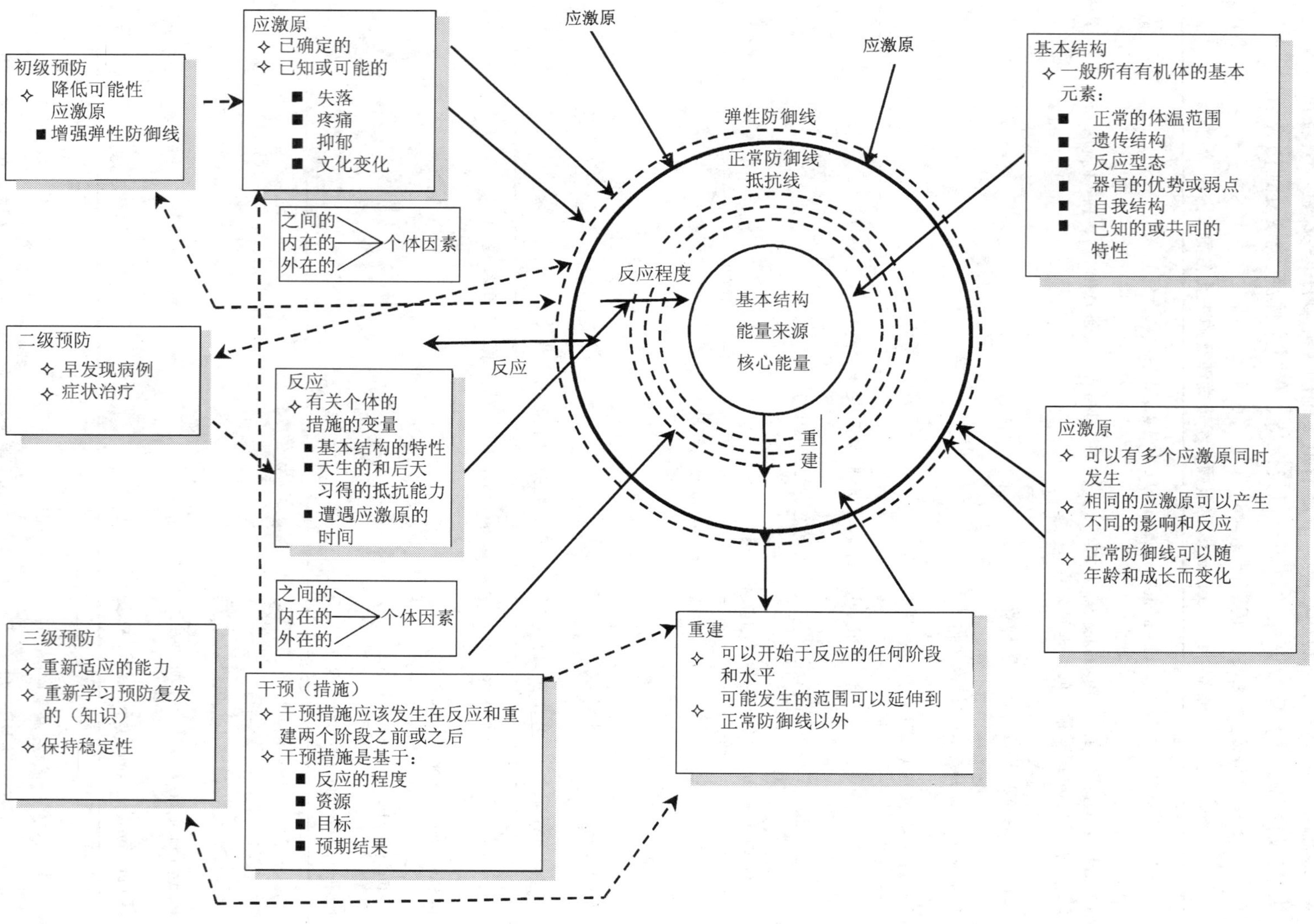

图 6-13　Neuman 人的整体观示意图

1. 基本结构（basic structure） 是由系统的最基本生存因素组成，包括系统组成成分、遗传特征、系统的优点和缺点。Neuman 认为系统是一个开放的系统，系统可以迅速调动机体核心能量，来保持系统的稳定（结构正常）/动态平衡。

2. 正常防御线（normal line of defense） 是指系统经过一定时间逐渐形成的系统稳定的正常范围，是系统应对各种各样应激原不断变化的结果。一般可作为系统稳定或机体健康最佳状态的标准（水平）或作为确定系统/机体偏离健康最佳状态的基线。是由生理的、心理的、社会文化的、发展的、精神的要素所组成，用来应对应激原。这条防御线是动态的，与个体随时需要保持稳定有关。

3. 抵抗线（lines of resistane） 是保护基本结构，并且当环境中的应激原侵入或破坏正常防御线时，抵抗线被激活。它是抵御应激原的一些内部因素，其功能是使个体稳定并恢复到健康最佳状态（正常防御线）；也有可能在与应激原作用后上升至更高的稳定水平。例如：免疫机制。如果抵抗线的作用（反应）是有效的，系统可以重建；如果抵抗线的作用（反应）是无效的，其结果是能量耗尽，系统崩溃。

4. 弹性防御线（flexible line of defense） 为外层的虚线，也是动态变化的，能在短时间内迅速发生变化。它是系统对应激原的最初反应或是系统的保护防线，当环境施加压力时，它是正常防御线的缓冲剂，可以防止应激原侵入系统；而当环境给以支持并有助于成长和发展时，它是正常防御线的过滤器；它也是动态的，并能在短期内迅速发生变化。当弹性防御线与正常防御线之间的距离增加，表明系统保障程度增强。但其功能会因一些变化如失眠、营养不足或其他日常生活变化而降低。当这个防御线的弹性作用不再能保护个体对抗应激原时，应激原就会破坏正常防御线而导致疾病。

5. 应激原 Neuman 将应激原定义为能产生紧张及潜在的引起系统失衡的刺激，系统需要应对一个或多个应激原，环境中有许多已知的、未知的应激原，它们对个体的干扰是有差异的，有关内容可参考应激与适应部分。Neuman 系统模式中强调的是确定应激原的类型、本质和强度。Neuman 将应激原分为：①个体内的（intrapersonal）：指发生在个体内部的力量。如生气，是一种个体内部力量，其表达方式是受年龄（发展的）、体力（生理的）、同伴们的接受情况（社会文化的）以及既往应对应激的经历（心理的）等因素的影响。②个体间的（interpersonal）：发生在一个或多个个体之间的力量。如夫妻关系，常受不同地区和时代（社会文化）、双方的年龄和发展水平（生理和发展的）和对夫妻角色的感觉和期望（心理的）等因素的影响。③个体外的（extrapersonal）：是发生在个体以外的力量。如失业，是受同事是否接受（社会文化力量）、个人对失业的感受（心理的）以及完成工作的能力（生理的、发展的、心理的）等因素的影响。应激原可以对某人有害，但对另一人无害。因而仔细地评估应激原的数量、强度、相持时间的长度以及对该系统的意义和既往的应对能力等，对选择护理干预是十分重要的。

6. 反应 Neuman 认为保健人员应根据个体对应激原的反应情况进行以下不同的干预。①初级预防（primary prevention）：是指在只是怀疑有、或已确定有应激原而尚未发生反应的情况下就开始进行的干预。初级预防的目的是预防应激原侵入正常防御线或通过减少与应激原相遇的可能性，和增强防御线来降低反应的程度，如减轻空气污染、预防免疫注射等；②二级预防（secondary prevention）：如果反应已发生，干预就从二级预防开始。主要是早期发现病例、早期治疗症状以增强内部抵抗线来减少反应。如进行各种治疗和护理；③三级预防（tertiary prevention）：是指在上述治疗计划后，已出现重建和相当程度的稳定时进行的干预。其目的是通过增强抵抗线维持其适应性以防止复发。如进行病人教育，提供康复条件等。

（四）Neuman在NSM中对4个基本概念的解释

1. 个体/系统　Neuman认为人作为一个系统，是整体的、多维的；是由生理的、心理的、社会文化的、发展的、精神的五方面因素构成的综合体。其中包括一些基本特征，如正常体温范围、遗传型态、自我心理状态以及躯体的各种优点和弱点。这些因素和主要特征沿着正常防御线和弹性抵抗线，动态地互相作用，与多种应激原结合起来就构成“整体人的观点”的基本内容。

根据一般系统理论的原则，认为整体是不同于、并超过其部分的总和，这个概念也是NSM的基础。因而Neuman强调必须按系统整体来进行思考和行动。在护理中，我们能用相互关联的方法，同时有效地处理系统的各个部分，而避免出现孤立和片面的现象。

2. 社会/环境　Neuman把环境定义为“在一定时间内围绕着人们的一些内部和外部力量”。环境也是动态的，环境与系统之间的影响是相互的，这种影响既可以是正性的，也可以是负性的，系统和环境的变化可以影响反应的方向。环境还包含着个体的所有系统变量（包括基本结构的能量因素、趋向系统整合、稳定和完整的变量）的无意识活动。Neuman特别提到环境中存在着应激原，这些应激原（个体内的、个体间的和个体外的）是本模式中的一个重要次系统，所有这些构成了个体在其中活动的环境。Neuman认为环境分为内环境和外环境，另外在1989、1990和1995年Neuman在NSM中明确提出第三种环境，即自生环境（created environment*），Neuman将其定义为是服务对象（系统）在不知不觉中产生的，代表着开放系统内、外环境间能量的交换；是系统的变量，特别是心理/社会文化方面的变量动态的和无意识的变化，这种变化是为了保持系统的综合性、完整性和稳定性。自生环境的主要目的是提供积极的刺激使系统向健康的方向趋近。如果在建立自生环境的过程中，对抗环境中的应激原需要消耗能量时，它对系统产生负性作用。

3. 健康/最佳健康状态　Neuman模式的整体人的最佳健康状态（wellness）可被看成是个体身体的、心理的、社会文化的、发展的和精神的平衡的、动态的综合体。这个综合体是具有弹性的，具有能抵抗不平衡和不被突破的能力。她在近期的著作中又提出“健康…等同于系统的最佳稳定状态”，或者是在任何特定的时间内的最佳健康状态。她将健康看作为最佳健康－疾病连续体，即在任何特定的时间…健康是被视为处于正常范围内变化着的不同水平，由于基本结构因素和其对应激原的调节情况不同，在整个生命周期中，这个水平可以上升或下降。

Neuman还将健康看成是生活的能量，不论个体系统是趋向最佳健康或疾病状态，护理的目标是保持能量。因而最佳健康是指可获得能量以支持系统处于连续体上的最佳状态。见图6－14。

4. 护理

Nemnan认为护理作为一种“独特的职业”，是与人类对应激原反应的所有变量相关的，并且首先考虑的是整体的人或系统。护理的主要目标是帮助系统获得、保持和恢复系统的稳定，也就是通过有目的的干预以减少应激原和不利情况，帮助个体、家庭和群体获得和保持一个最高水平的整体最佳健康状态。

---

* 自生环境原文也可译为创造的环境。

护理包括准确地评估现存的和潜在的应激原以及系统为了达到最佳健康需要进行调节的方法，护理的目的是对不同程度的健康状态进行干预，并设计一些措施以促进产生积极的变化，这个变化或结果应能按一个模式、理论或最佳健康的定义所测量的。为此 Neuman 为护士设计了这个具有哲理的、很实用的模式。

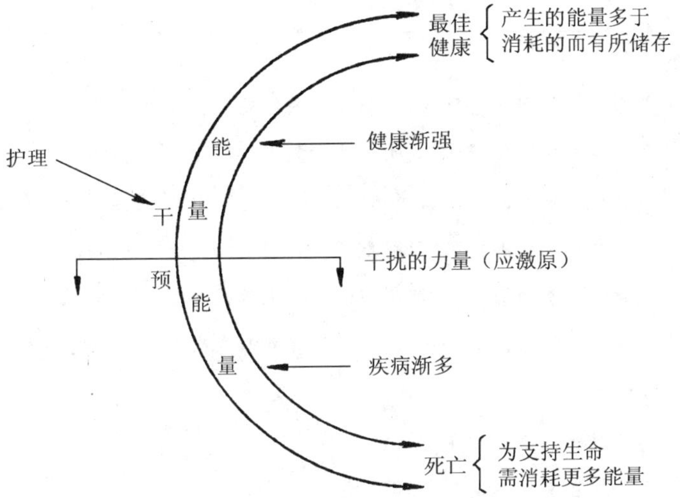

图 6-14　最佳健康-疾病连续体示意图

三、NSM 与护理程序

（一）护理评估

由于 Neuman 认为：①应了解对患者感知领域有影响的所有因素；②一个应激原对患者的意义必须为被照顾者所认同；③应重视在照顾者所感知的领域中影响对患者情况评估的因素，为此 Neuman 设计了一个评估表：见表 6-5。

（二）护理诊断

在所收集资料的基础上（包括各种检查及实验室报告），结合理论进行综合分析，并对患者在生理、心理、社会文化、发展和精神的变量之间动态的相互作用中存在的问题作出诊断，然后排列优先顺序。

（三）护理目标

要求护患双方共同参与制定，主要是保证获得和支持患者系统的稳定性。

（四）护理干预

Neuman 特别强调使用“干预”（intervention）来说明护理措施，并且要求按初级、二级、三级预防来组织护理活动，可以使用一个或多个预防模式（表 6-6）。

（五）护理结果

也就是护理评价或再评估。Neuman 认为再评估是一个持续的过程，主要是检验在列出目标的基础上所进行的干预是否有效。再评估内容包括：①个体内、个体间和个体外因素的变化；②应激原本质上和优先顺序排列上的变化。结果可以作为再制定护理目标和相应护理干预的依据。

表 6-5　Neuman 的护理评估表

I　一般资料

姓名＿＿＿＿　年龄＿＿＿＿性别＿＿＿＿职业＿＿＿＿＿＿＿＿

婚姻状况＿＿＿＿＿＿＿＿住址＿＿＿＿＿＿＿＿

其他相关信息

Ⅱ　患者所感知的应激原

1. 你认为你的主要应激原和健康问题是什么？（明确主要问题）

2. 你现在的情况与日常生活方式有何不同？（明确生活型态）

3. 你曾有过同样的经历吗？如果有，是什么问题？你是如何应对的？是否成功？（明确过去的应对型态）

4. 由于现况的影响，你预期将来会怎样？（了解期望是否现实？）

5. 你为你自己已做了或能做哪些努力？（了解现在的和将来的应对型态）

6. 你希望家人、朋友、照顾者能为你做些什么？（了解现在和未来可能的应对型态）

Ⅲ　照顾者所感知的应激原

1. 你认为患者最主要的应激和健康问题是什么？

2. 患者日常的生活方式和现在有何不同？

3. 患者过去有同样经历吗？如果有，你如何评价患者的所为？你认为是成功的吗？

4. 由于患者现况的影响，你对将来的期望是什么？

5. 患者自己能做些什么？

6. 你认为患者希望从家人、朋友、照顾者那里得到些什么？

小结：注意患者和照顾者对情况的感知有哪些差异和曲解。

Ⅳ　个体内的因素

1. 身体的（活动度、身体功能情况）。

2. 社会文化的（态度、价值观、期望、行为型态和应对型态）。

3. 发展的（年龄、是否正常、与现况有关的因素）。

4. 精神的（信仰、人生观）。

Ⅴ　个体间的因素

有关家庭、朋友、照顾者的影响或可能影响Ⅳ部分的关系和条件。

Ⅵ　个体外的因素

有关社区设施、经济状况、职业或其他能影响Ⅳ和Ⅴ范围的因素。

表 6-6　Neuman 按预防模式进行评估和干预的指南

初级预防：	应激原：	隐蔽的或潜在的
	反应：	是假设的或可能的
	评估：	以对个体的评估、经验和理论为基础，对个体生活方式、经历的意义以及应对型态（过去的、现在的、可能的）进行评估，并识别出个体差异。注意由于个体和护士的感知不同而出现的问题
	干预：	属预防性干预 包括强化个体的弹性防御线及抵抗因素，进行个体教育，避免与应激原接触或进行对应激原的脱敏
二级预防：	应激原：	明显的，存在的或已知的
	反应：	有明确的症状或应激反应
	评估：	决定于反应的性质和程度，测定内部和外部可利用的资源以抵抗反应，与个体（患者）共同制定目标
	干预：	属治疗性干预 列出最佳健康的偏差——明显的症状——护理诊断，进行排列优先顺序和制订相应目标，找出患者的与5个变量有关的有利方面和不利方面，患者对治疗（初级预防和治疗或二级预防同时存在）的反应，更改优先顺序。充分利用内部或外部条件，例如保存能量，减少噪音和经济援助
三级预防：	应激原：	明显的——可能遗留隐患的
	反应：	设想的或已知的遗留症状或已知的应激因素
	评估：	根据治疗后的稳定程度和将来重组潜力和可能退化的因素来决定
	干预：	属治疗后重组的干预，包括激发动力，进行教育和再教育，行为矫正使其面对现实，制定不断前进的目标，充分利用内部和外部可获得的条件，维持患者最佳功能水平

四、Neuman 模式的特征和优缺点

Nemnan 模式是用整体人的方法看待人与环境不断相互作用的模式，她对最佳健康和初级预防的重视是很独特的。对人、健康、护理、社会/环境这些概念的内在联系的阐述是恰当的，有关初级、二级和三级预防的概念和定义的陈述将本模式的一些概念很好地串联起来了。然而，还有些概念，如重组（reconstitution）和最佳健康状态（wellness）还需要更具体地探讨。

本模式一般来说在逻辑上是一致的，她强调准确评估资料的重要性，认为执行护理程序也是最基本的。这个模式相对简单，所用术语容易理解，大部分都有能被接受的定义，再者本模式的另一特征是有评估/干预的具体工具，以及在护理程序中的综合性指南，对护理教育以及在各种场所的护理实践应用本模式都是很有利的。

随着当前对自理、初级预防的重视，以及人们对促进健康意识的加强，保健工作者纷纷转向最佳健康照顾领域，护理也从面向疾病转向面向健康的场所，因而本模式和当前的健康照顾的哲理是非常符合的。

由于此模式具有一定的高度和广度，为形成一个理论打下了基础，并且为检验护理理论、护理研究和护理实践之间的相互关系有很大的潜力。将来可考虑的一个领域，就是预防作为干预这样一个概念，值得进一步探讨和研究。Neuman 本人则认为，为了发展一个整体护理体系，应该探索如何识别和应对外界力量对护理专业的影响。

（尚少梅　邹恂）

第十一节　Leininger 的跨文化护理理论

Madeleine M. Leininger 出生于美国的内布拉斯加州的萨顿，1948 年毕业于美国丹佛的安东尼护士学校。1950 年于堪萨斯州的本笃会大学获生物科学学士学位。1954 年于华盛顿天主教大学获精神科护理硕士学位。她曾与 Hofling 撰写了第一套精神科护理教材中的《精神科护理基本概念》一书，该书先后以 11 种语言出版发行，并在世界范围内广泛使用。1965 年获西雅图华盛顿大学的人类学博士学位。1966 年，她在科罗拉多大学开设了“跨文化护理（transcultural nursing）”课程，并成为其他院校开设类似课程的重要参考。

在 Leininger 的努力及倡导下，1974 年成立了跨文化护理协会（Transcultural Nursing Society）。作为一个世界范围的组织，跨文化护理协会为有意于跨文化护理的护理人员提供了一个深入学习和实践的机会。

1979 年 Leininger 对跨文化护理进行了定义。她认为“跨文化护理”是护理学的一个学术分支。它是对与护理和健康 - 疾病照顾有关的习惯、信念和价值的文化所进行的比较研究和分析。其目的是根据人们的文化价值和对健康的认识，为其提供有意义和有效的护理保健服务。

1985 年 Leiningers 在《护理与健康照顾》杂志上发表了首次作为理论加以陈述的文章—“跨文化照顾的差异与共性：一个护理理论（Transcultural care diversity and university：A theory of Nursing)”。1988 年及 1991 年又分别对该理论做了进一步解释。在 1991 年出版的《文化照顾的差异与共性：一个护理理论》(Cultural care diversity and university：A theory of Nursing）一书中，对相关概念的定义进行了陈述，并提出了有关假设。

一、Leininger 的理论

Leininger 的跨文化理论的前提（premise）是：具有各种文化的人们不仅能认识并说明他们所经历的和感知到的护理照顾，而且能将这种体验和感知与他们的健康信念和实践联系起来。因此，护理照顾是从这些照顾的文化中产生并在文化中得以发展的。不同的文化以不同的方式感知、认识和实施照顾，但世界上各种文化之间的照顾亦存在一些共同之处。所存在的不同之处谓之“差异性”，所存在的相同之处谓之“共性”。为此，Leininger 在她的跨文化理论名称中增加了“差异”、“共性”两个词。目前，Leininger 跨文化理论最常用的名称为文化照顾理论（The Theory of Culture Care）或文化照顾差异与共性理论（The Theory of Culture Care Diversity and University)。

（一）相关概念与假设

任何理论都是由一组相互关联的概念以及具有解释性和预测性的观点组成的。Leininger 的文化照顾理论的主要概念有：文化、照顾、文化照顾、文化照顾差异、文化照顾共性、社会结构、民间照顾系统、专业照顾系统、文化照顾保存、文化照顾调整、文化照顾再建等。

1. 文化（culture）　是由一个特定的群体学习得到的、共同享有的、流传下来的一些被用来指导其以一定的方式进行思考、决策和行动的价值、信念、规范和生活方式。

2. 照顾（care）　是指能够帮助、支持或使具有明确或预期需要的人或群体获得相应能力的行为及活动。这种行为及活动能改善和促进个体或群体的健康状况、生活方式或面对死亡。Leininger 认为照顾是人类得以生存的基础。照顾被假设为在护理学中占中心的、统治的地位。若没有照顾，治疗（cure）就不能有效地进行，而没有治疗，照顾却可以有效地进行。但在不同的文化背景下，对照顾的表达形式和生活方式是具有不同意义的。照顾现象可以通过考查相应文化群体的世界观、社会结构以及语言等得以发现或确认。

3. 文化照顾（cultural care） 是指对另一个个体或群体维持其健康，改善生活状况和生活方式，或面对疾病、残障或死亡的一些价值、信念和已模式化的生活方式进行辅助、支持和促进。

4. 文化照顾差异（cultural care diversity）与文化照顾共性（Cultural care universality） 文化照顾差异是在涉及辅助、支持、促进人类照顾的表达方面，不同人群或人群内部对照顾的意义、价值、型态、生活方式或象征等所存在的不同或变异。文化照顾共性是指在涉及辅助、支持、促进人类照顾的表达方面，各种不同文化之间所表现的对照顾的共同的、相似的或一致的意义、价值、型态、生活方式或象征等。Leininger 认为人类的照顾在不同文化之间是统一的、一致的，但却有着不同的表现、行为、型态、价值和意义等。

5. 世界观（worldview） 是人们看待世界或宇宙的方式，以及所形成的对世界和生命的“图像或价值取向”。

6. 文化与社会结构因素（cultural and social structure dimensions） 是指某特定文化中具有内在联系的结构和组织因素所形成的动态的模式和特征，以及这些因素在不同的环境背景下是如何相互联系，并影响人的行为的。这些结构和组织因素包括宗教、亲属关系、政治与法律、经济、技术、文化价值、种族历史等。

7. 环境因素（Environmental context） 是指对人类有意义的所有事件、情景和特殊的经历，包括社会互动、躯体的、生态的、情感的、文化的等范畴。

在提供与文化一致的照顾中，有关特定人群由其世界观、社会结构因素、文化价值、环境因素以及所用语言等衍生的习惯及含意的认识，对指导护理决策和行为是至关重要的。

8. 民间（或传统）的照顾系统（folk or lay care systems）与专业照顾系统（professional care systems） 民间照顾系统是指流传下来的、传统的、固有的，用以改善生活方式、健康状况、面对残障或死亡的健康照顾和治疗服务。专业照顾系统是指在专业机构，经过正规培训的保健人员所提供的健康照顾和治疗服务。

Leininger 认为每种文化都有自己的民间（或传统）的卫生保健习惯，而专业照顾通常是跨越不同文化的。在任何文化中，专业照顾的提供者与照顾的接受者之间都会在文化上存在相近和不同之处。

9. 文化休克（culture shock）与文化强迫（culture imposition） 文化休克是指在试图理解或适应不同文化群体时，由于不同的文化价值观、信念和习惯而经历的不舒服、无助以及不知所措的感觉。文化强迫是指有意或无意地将自己的文化价值观、信念和行为强加于来自另一文化的个人或群体。

照顾是人类得以生存繁衍的基础，是人类的共有的特性。但对于某一具体的文化来说，其照顾的文化价值、信念和习惯又有其独特性。在此基础上，Leininger 提出了护理照顾决策与行为的三个模式：

1. 文化照顾保留/维持（cultural care preservation/maintainance）是指有助于特定文化的人们保持和/或保留能维持其健康、使其从疾病中康复、或面对残障和/或死亡的照顾价值的一些帮助性、支持性、促能性的专业照顾行为和决策。

2. 文化照顾调整（cultural care accommodation） 是指所做出的帮助性、支持性、促能性的专业照顾决策和行为是为了帮助特定文化的人们获得有益的或满意的健康照顾结果，调整原有的照顾价值而与专业照顾的提供者进行协商和调整。

3. 文化照顾重塑/重建（cultural care repatterning/ restructuring） 是指所做出的帮助性、支持性、促能性的专业照顾决策和行为是在尊重服务对象文化价值与信念的情况下，帮助其对自己原有的生活方式进行重新安排或做较大的调整以建立一种新的，不同的，有利于健康照顾的生活型态。文化照顾重塑/重建是在尊重服务对象的文化价值与信念的同时，为其提供较之以前更有益的、更健康的生活方式。因此，这种改变必须是专业照顾的提供者与服务对象共同参与建立。

Leininger 指出以文化为基础的护理照顾是有效促进和维持健康以及从疾病和残疾中康复的关键。过去护士们在为不同文化的人们提供照顾时，未能从跨文化的角度赋予价值和实践。要使护理对世界上各种文化的人有效、合理和切合实际，必须具有跨文化照顾的知识和技能。

（二）朝阳模式

Leininger 将其理论称之为文化照顾的差异与共性。为了描述该理论的基本组成成分，Leininger 构建了一个所谓的“朝阳模式（sunrise model)”（见图 10－1），并逐渐予以改进和完善。该模式通过不同的表现形式准确地描述了理论中各组成部分之间的关系。

该模式最上边的半圆形描述的是通过语言和环境影响着相应文化的人们的照顾和健康的世界观及社会结构因素。这些因素包括文化价值与生活方式、宗教与哲学因素、亲属与社会因素、政治与法制因素、经济因素、技术因素和教育因素。他们相互关联、相互影响并影响着位于模式下半部分的各种保健系统——民间照顾系统、专业照顾系统和护理照顾系统。通过三种不同类型的护理照顾的决策和行为，护理照顾这个亚系统将民间照顾系统和专业照顾系统联系起来而成为两者之间的桥梁纽带，并最终实现提供与文化一致的照顾的护理目标。

朝阳模式可被看作是一个由最为抽象到最不抽象的认知图谱。根据各部分的抽象程度不同可分为以下 4 级：

Ⅰ级为模式的最顶层，即世界观与社会系统层，是对某种文化以外的世界的研究。根据一般系统论的观点，该层可称为超系统。在这一层可通过三种不同的方法对照顾的本质、意义和属性进行研究。以微观法对某文化中的个体进行研究，以中间法对某特定文化中的一些更复杂的因素进行研究，而宏观法则是对不同文化间的照顾现象进行比较研究。

Ⅱ级是特定文化的人们（包括个体、家庭、群体、社区以及机构等）有关照顾与健康的型态、含意和表达方式。

Ⅲ级是 3 个保健系统，即民间照顾系统、专业照顾系统与护理照顾系统的特征及各自的照顾特色。

Ⅳ级是护理照顾的决策和行为，包括文化照顾保存、文化照顾调整和文化照顾再建。通过这些决策和行为实现与文化一致的护理照顾。

Leininger 指出朝阳模式不是理论而是对理论的构成成分的一种描述。该模式的目的是帮助理解理论中的各个成分在一种文化中是如何影响人们的健康状态以及对他们所提供的健康照顾的。Leininger 强烈反对以因果关系或线性关系的观点来研究文化照顾的差异与共性。她认为找出什么是照顾，探讨和发现照顾的本质和意义是很重要的。

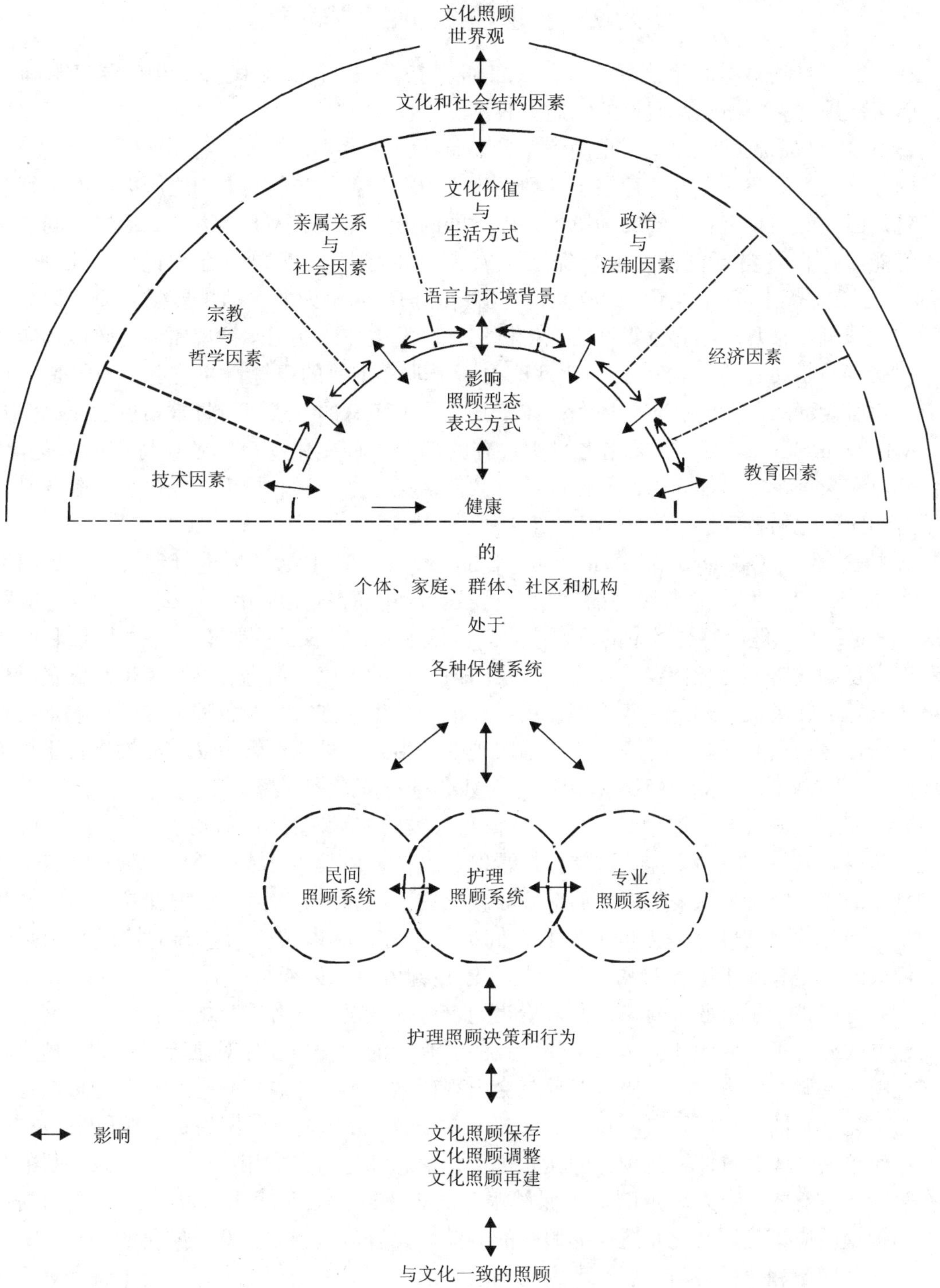

图 6－15　Leininger 的朝阳模式示意图

二、跨文化护理理论与四个基本概念

在4个主要概念中，除健康以外，Leininger对其他三个主要概念都没有专门明确的定义，但可从她对有关概念及假设的陈述中获得。

1. 人类（human being） 人是确信能受到照顾，并能关心他人的需要、健康状况和生存的。因此，人类的照顾是普遍存在于各种文化之中的。各种文化的人们之所以能够生存和繁衍，就是因为他们具有在不同的环境中，以不同的方式照顾他人的能力。生活在不同文化中的人们能够根据各自不同的文化、需要以及所处的场所以不同的方式提供一般的照顾。Leininger提出护理作为一门照顾的科学，应由传统护患两个人的互动扩展到家庭、群体、所有的文化和机构，乃至建立世界性的卫生机构，以发展和建立国际护理照顾的政策和实践。

2. 健康（health） 健康是跨文化理论中一个非常重要的概念，并被定义为“是一种被相应文化所诠释的，能够反应个体和群体按其文化上满意的方式执行日常角色功能的完好状态（well-being）”。健康是各文化之间所共有的，但每种文化则是以各自特定的文化信念、价值和习惯来进行定义的。因此，健康既有共性，又存在差异。护士在提供护理服务时，必须了解相应文化的特殊性。

3. 社会/环境（society / environment） Leininger没有对社会/环境进行定义。她是用世界观、社会结构和环境因素来代替的。如果将社会/环境看作是文化，那么，社会/环境则是Leininger的跨文化理论所要讨论的重要主题。环境因素被定义为是所有事件、情景和经历的总和。文化则被定义为是特定的群体，以及由该群体的价值、信念、准则和生活方式所形成的行为、思考和决策定式。这些价值、信念、准则、生活方式以及各种定式的形成是在特定的场合或环境中通过学习、分享、传播等实现的。由此可见，尽管Leininger没有特别提到社会/环境，但从文化的定义中不难看出文化与社会/环境的密切关系。

4. 护理（Nursing） 护理是一门主要研究人类的照顾现象和活动的，人性的、科学的专业和学科。其目的是为个体或群体提供帮助、支持，使其便于或能够以一种符合其文化意义和利益的方式维持或恢复健康，面对残障或死亡。Leininger认为：①护理是一门跨文化照顾的学科和专业，其目标是为全世界的人们提供服务；②以文化为基础的护理照顾是有益的、健康的，是有助于服务对象（不论是个体、群体、社区或机构）保持良好的健康状态的；③只有当护士了解服务对象，并能恰当地、有效地运用服务对象的日常型态、文化价值和表达方式时，护理照顾才会是与文化一致的、有益的；④当服务对象所接受的护理照顾与其文化缺乏起码的一致性时，服务对象就会出现应激、不合作、文化冲突以及伦理或道德问题。与文化一致的护理照顾（cultural congruent nursing care）是指所做的护理照顾决策和行动与服务对象（个体、群体或机构）的文化价值、信念和生活方式相适应、相一致，目的是提供有效的、有益的，令人满意的卫生保健服务。护士既然要给很多不同文化的人们提供照顾，那护理就应该是与文化相适应的照顾的专业。只有最适于服务对象文化的护理照顾，才能减少文化应激和照顾者与被照顾者之间的潜在矛盾。对一个护士来说，要了解和理解自己所不熟悉的文化是需要一定的过程的。因此，在提供跨文化护理时，我们应警惕可能出现的文化休克或文化强迫。

三、跨文化护理理论与护理程序

跨文化护理理论的主要特点是提出并强调了文化与照顾和护理的关系。护士在为服务对象提供护理服务的过程中，必须具有跨文化护理的意识和能力，了解并尊重服务对象的文化价值、信念和行为习惯。

根据朝阳模式所描述的认知途径可以看出，护士首先要了解服务对象所处的文化背景及其对服务对象的健康与照顾的影响，然后根据服务对象所处的不同照顾系统的关系，通过文化照顾保存、文化照顾调整和文化照顾再建三种护理照顾的行为和决策为服务对象提供与文化一致的护理照顾。由此可见，跨文化护理理论为我们观察护理现象和实践护理活动提供了一种新的观点和方法。下面我们主要介绍如何将 Leininger 的跨文化护理理论应用于护理程序中。

（一）评估

根据跨文化护理理论，对服务对象的评估可分为两个部分进行。

第一部分：首先，护士要具有服务对象所处的文化的世界观和社会结构的相关知识。同时，还要了解该文化的语言与环境状况以及文化价值与信念、亲属关系、宗教、政治、技术、经济和教育等因素的有关情况。这些知识的获得必须是在接触服务对象之前完成，才可能避免文化休克或文化强迫的发生。

第二部分：是将上述知识与服务对象（不论是个体、家庭，还是群体或社会文化机构）的具体情况相结合，确认服务对象所处的保健系统以及三种保健系统（民间的、专业的和护理照顾系统）的价值、信念和行为特征。

（二）诊断

对上述特征进行分析和判断，找出哪些特征是各种文化所共有的、普遍的，哪些是服务对象的文化所特有的、不同的。找到了该文化的共性与差异，就可以确认服务对象在哪些方面未能满足其文化期望，进而就可以得出护理诊断。

（三）计划与实施

有了护理诊断，就该制定和执行护理计划了，也就是做出护理照顾的决策与行为。根据文化照顾差异与共性理论，护理照顾决策与行为必须是以文化为基础的，才能最好满足服务对象需要和提供与文化一致的照顾。根据服务对象的具体情况可采用以下三种不同的文化照顾决策与行为：

文化照顾保存：即专业人员的决策和行为是帮助、支持或促使服务对象保留或维持那些有利于健康、疾病的康复以及面对残障和死亡的信念和行为习惯。

文化照顾调整：是指专业人员的决策和行为是帮助、支持或促使服务对象通过协商，适应和调整其健康与照顾型态，使其获得有益的或满意的健康照顾结果。

文化照顾再建：是指专业人员的决策和行为是在尊重服务对象的文化价值的基础上，帮助、支持或促使其改变原有的生活习惯，建立更有益于健康的生活习惯。

（四）评价

Leininger 没有提到如何进行评价，但她非常强调为服务对象提供最有益的照顾方式，以及对护理行为进行系统研究以找出能满足不同文化人们健康需要的照顾行为的重要性。Leininger 及其他对跨文化护理感兴趣的护理人士在这方面已进行了大量的相关研究。实际上，这些研究就相当于一种评价。

四、理论的应用与评价

Leininger 的跨文化理论强调了文化与照顾和护理之间的关系，而且是第一个从跨文化的角度来关注人类照顾的理论。该理论认为照顾是护理的本质，在护理学中占统治地位。而照顾又是复杂的，常常体现于相应的社会结构以及其他的文化方面，可通过文化群体对世界、社会结构等方面的观点和所用语言来加以识别。不同文化的照顾有不同的表现形式、意义和程序，但同时也存在着一定的共性。所有的文化都既有专业的、又有民间的照顾系统。护理作为一个跨文化照顾的专业，为各种不同文化的个人或群体提供健康照顾。有效的、令人满意的护理照顾必须是以文化为基础，与文化相一致的。该理论围绕着文化和护理照顾提出了许多新的概念，如文化照顾、社会结构、民间照顾系统、专业照顾系统、文化照顾保存、文化照顾调整、文化照顾再建等。每个概念都有明确的定义，并通过朝阳模式将这些概念之间的相互关系进行了描述。理论中的各个概念之间存在着内在的、密切的联系，是相辅相成、相互影响的。Leininger 的跨文化理论为我们观察和理解护理现象和实施与文化一致的护理服务提供了一种新的途径。

对护理对象了解越多（这里是指了解文化方面的情况越多），为其提供能满足其需要的护理照顾的可能性就越大。因此，该理论在本质上是符合逻辑的。

Leininger 的理论与其他已存在的理论、定律等也是一致的。例如，Leininger 对护士无意识的文化强迫的危害、护士必须了解自身文化以及其对护患情景的影响等的论述与 King 对感知以及护士了解服务对象与自身感知的重要性的重视是非常相近的。

Leininger 在发展她的文化照顾差异与共性理论过程中进行了大量的研究。该理论正是在这些研究的基础上建立起来的。值得注意的是该理论的有关研究是建立在定性研究基础上而非定量研究。1985 年，她又提出了许多相关的假设，为进一步的深入研究提供了基础（参见表 6－7）。例如“西方文化照顾的价值观明显不同于非西方的文化照顾价值观”、“照顾的提供者与接受者之间的含义和表达若存在明显差异，会导致双方都不满意”等假设都已通过科研得到证实。此外，1991 年她还提出了一种研究方法，被她称为种族护理研究方法。她用这种方法对不同地区的护士以及不同文化的人群进行了研究。Leininger 在 1991 年指出，通过种族护理研究，她已从 54 种文化中识别出 172 种文化照顾构件（culture care construct），包括期望、移情、舒适、应对、保护、支持、触摸、信任等，这些构件之间的差异大于共性。Leininger 认为护士将会为世界上不同文化的人们提供护理照顾，因此，跨文化护理应是所有护理教育、理论、科研和实践的主要框架。

在临床护理实践中，可根据朝阳模式的描述来执行护理程序。当所面临的护理对象可能处于不同的文化背景时，护士必须具备跨文化护理的知识和能力。首先，在评估过程中要收集与护理对象文化有关的资料，根据所获得的资料找出所存在的文化差异与共性。然后，以文化为基础，分析护理对象所存在或潜在的健康问题，即得出护理诊断。最后，通过选择采取文化照顾保存、调整或再建的不同护理照顾决策和行为来提供与文化一致的护理照顾。尽管在刚一开始时，可能会感觉有些概念比较抽象，难以理解。一旦掌握了各概念之间的关系，就会发现 Leininger 的跨文化理论还是比较容易理解和简单易行的。

在跨文化理论形成之初，几乎没有护士能以人类学的观点和方法来理解跨文化护理的概念和理论。尽管病人有着自己的文化需求，但并没有向卫生保健人员提出他们的要求。1966 年，Leininger 任教的科罗拉多大学首先在护理课程中开设了“文化与比较照顾”课程。此后 Leininger 在华盛顿大学组建了跨文化护理课程及跨文化护理学部。1977 年犹他州大学被授权成立了世界上第一个跨文化护理的硕士与博士研究项目。随着理论及相关研究的发展，越来越多的护士认识到跨文化护理的重要性。自 1980 年以后，越来越多的护理学院开始重视跨文化护理与照顾，并开始了相应的课程内容。Leininger相信为满足世界范围对跨文化护理的需要和培养更多的跨文化护理专家需要有更多的项目和课程。这些项目也是对跨文化护理进行认证所必需的。为此，在Leininger的倡导下成立了面向世界的跨文化护理协会。目前，更多的跨文化护理研究是由护理系教师及研究生进行的。

表6－7 由Leininger的理论所衍生的研究假设

- 文化照顾的价值、信念和文化习惯与其日常照顾型态有着密切的关系
- 对文化照顾概念的运用和含义在不同文化之间存在差异，并影响护理照顾的提供者与接受者的行为
- 社会结构因素和世界观与传统的和专业的照顾系统之间有着重要关系
- 政策、宗教、经济、亲属关系、文化价值和环境可显著影响人的照顾和预测个体、家庭和群体的健康
- 护理照顾系统与专业卫生保健系统密切相关，而与传统卫生保健系统则存在明显不同
- 民间照顾与专业照顾价值观的差异越大，专业照顾的提供者与非专业的照顾接受者之间的文化冲突和应激表现就会越明显
- 能够反映对服务对象的文化照顾价值、信念和习惯的护理照顾决策和行为与护理对象对护理照顾的满意度呈正相关关系
- 以文化照顾保存、调整和再建为基础的护理照顾决策和行为与护理照顾的实效呈正相关关系
- 如果照顾的提供者不能利用护理对象的文化照顾价值和信念，就会出现文化间的照顾冲突和应激
- 若照顾的提供者与接受者的表达和含义存在明显差异，则会导致两者均不满意
- 宗教的和亲缘关系的照顾因素比技术因素更不易改变
- 西方文化照顾的价值观明显不同于非西方的文化照顾价值观
- 自我照顾习惯明显存在于崇尚个人主义和独立的文化中；在倡导人际间相互依赖的其他文化中则表现不明显

该理论提出不同文化对健康、疾病与照顾等的信念、价值、表达方式和行为习惯等存在着差异。事实上，这种文化差异不仅存在于不同文化之间，而且存在于同一文化之中的不同个体之间，表现为即使是同一文化内，对同样刺激的反应也是不同的。因此，对于每一个护患之间都存在着差异，都有其特殊性。

该理论的主要特点是强调了文化的重要性及其对包括护理照顾的提供者与接受者在内的所有事物的影响。通过对文化与护理照顾的关系的描述，将护理由单一文化扩展到多文化之间。这对我们这样一个地域广阔的多民族国家来说，是很有借鉴意义的。而在国际间交流日益频繁的今天，该理论的重要意义已愈显突出。尽管一些先进国家的护理院校相继开设了“跨文化护理”课程，但目前接受这方面教育的护士仍为数较少。因此，要使跨文化护理得到进一步的推广和深入，还需要更多的人投入其中，并付出更多的努力。尤其是在我国，应积极开展和推进跨文化护理的研究，大力培养具有跨文化护理意识和能力的护理人员，以适应现代护理发展的要求。

（孙玉梅　邹恂）

第十二节　中国的传统医学理论与护理

中国的医学在几千年的发展过程中，一直保持着医、药、护不分的状态，虽没有形成单独的护理理论，但对护理的重要作用给予了充分的肯定。如祖国医学强调“三分治、七分养”，这“七分养”与现代护理学的内容相符。《内经·素问》中提到：“病热少愈，食肉则复，多食则遗，此其禁也”，说明饮食调节不好与热病的反复有关。又如《内经》中还提到有关精神、生活失调、自然环境、气候剧烈变化、饮食不节等都是致病因素，称之为“邪气”，并强调应重视人体的自身防御能力，称之为“正气”，所以要以“扶正祛邪”来帮助病人恢复和维护健康等。这些对进行护理都有指导意义。此外，中国传统医学的整体观突出了人是一个统一的有机体，这个观点比近代提出的生理、心理、社会整体模式领先了2000多年，是我国宝贵的文化遗产之一。

一、中国医学的理论

中医理论的基本内容包括有：阴阳五行学说、脏腑学说、经络学说、病因与发病学说等。现将与护理比较有关的阴阳五行学说和病因与发病学说简述如下：

（一）阴阳五行学说

是阴阳学说和五行学说的总称。

阴阳学说：认为宇宙间的任何事物，都包含着相互对立统一的两个方面，统称为阴与阳。如昼与夜、冷与热、动与静。宇宙间一切事物的发生、发展和变化都是阴和阳对立统一矛盾运动的结果。阴与阳之间具有相互对立和制约、相互依存和互用、相互转化、相互消长平衡的关系。

1. 相互对立与制约　阴阳的对立不是绝对的，而是相对的；即互相对立的一方面通过消长对另一方面起着制约的作用。在正常生理状态下的机体，阴阳两方不是互不相关地共处于一个统一体中，而是处于互相制约、互相消长的平衡中。如果这种动态平衡遭到破坏，疾病就形成了。

2. 相互依存和互用　任何一方不能离开另一方单独存在，这表现在机体的功能之间的相互依存关系，如物质为阴、功能为阳，没有物质就没有功能，世界上也没有不运动的物质；又如兴奋为阳、抑制为阴，没有兴奋就没有抑制，没有抑制也无所谓兴奋，二者之间为互根互用的。阴与阳之间的这种关系遭到了破坏，也就没有了生命。

3. 相互转化　是指阴阳对立双方，可以各自向相反方向转化，即阴可以转阳、阳可以转阴，但必须具备一定的条件。如兴奋和抑制在药物影响下可以转化。一般来说，阴阳转化虽然可以发生突变，但大多数应该是个由量变到质变的逐渐转化过程。

4. 相互消长平衡　阴阳之间的对立制约、互存互用，并不是处于静止和不变的状态，而是处于不断运动变化之中，这就是消长平衡，也就是阴阳之间的平衡，但不是静止的和绝对的平衡，而是在一定限度、一定时间内的相对平衡。

总之，阴和阳是事物的相对属性，阴阳的对立制约、互根互用、相互转化和消长平衡，说明阴阳之间的相互关系不是孤立的、静止不变的，而是互相联系、互相影响、相反相成的。并可以此来说明人体的组织结构（属阴）和生理功能（属阳）的关系。疾病的发生是阴或阳的偏盛和偏衰，阴阳失去平衡所致。

五行学说：是说世界上的一切事物，都是由木、火、土、金、水5种基本物质之间的运动变化而生成的。所有事物都可以五行的特性加以分析、归类，如将五季配五行（春属木、夏属火、长夏属土、秋属金、冬属水），五脏配五行（肝属木、心属火、脾属土、肺属金、肾属水）。

五行之间存在以下两种关系：

1. 相生或相克　是为探索和说明事物之间的联系、相互协调平衡的整体性和统一性的。相生为相互滋生和助长；相克为相互制约和克制。

五行相生的次序为：木生火、火生土、土生金、金生水、水生木。五行相克的次序为：木克土、土克水、水克火、火克金、金克木。如图6-14所示。

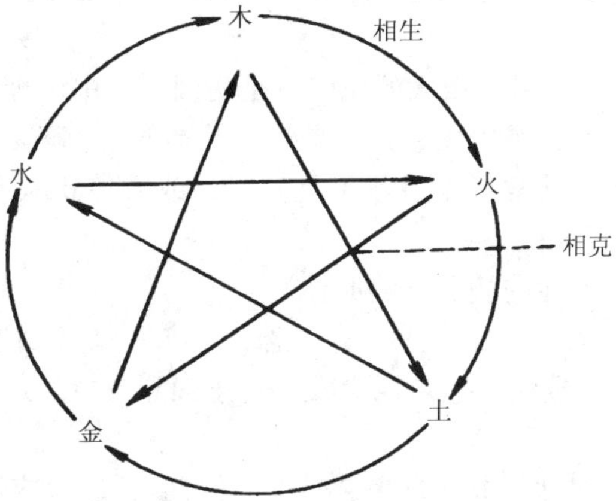

图6-14　五行相生相克图

五行就是这样环环相扣、生化不息地维持着事物之间的动态平衡，并以此来阐述自然界的生态平衡和人体的生理平衡。如果相生、相克任何一方的太过或不足均可导致平衡破坏。

2. 相乘和相侮　是为探索和说明事物之间的平衡被破坏后的相互影响的。相乘是指按五行相克次序发生过强克制而形成的五行间生克制化异常；相侮是五行相克次序发生相反方向的克制现象而形成的生克制化异常。

五行学说还有：

（1）用五行的特性来说明五脏的生理功能，如肝属木，因肝喜条达、有疏泄的功能；心属火，因心有温煦如火之功；脾属土，因脾能运化水谷，营养五脏六腑，为气血之源；肺属金，因肺有清肃之性；肾属水，因肾有藏精、主水的功能。

（2）用五行之间的生克制化来说明五脏之间的相互关系。如：在五脏相互滋生的关系中有肝生心，与五行相对应为木生火，即肝脏藏血以供应心脏；肾生肝就是水生木，以此说明肾脏藏精滋养肝脏。在五脏相互制约的关系中，有肺属金而制于心火，故心为肺之主，心肺是互相制约的；脾属土而制于肝木，故肝为脾之主，肝脾是互相制约的，这都与五脏之间的关系相符。

（3）说明病理情况下的相互关系。可通过以下两方面来说明：

①相生关系的转变：有“子病犯母”和“母病及子”两方面。如“子病犯母，肝生心，按母子关系则肝为母、心为子，心血不足可以累及肝血不足（心肝血虚）；或心火旺盛引动肝火（心肝火旺）。又如“母病及子”，肾生肝，肾属水、肝属木，水能生木则肾为母、肝为

子，在肾水不足时，可影响肝脏形成肝肾阴虚、肝阳上亢。

②相克关系的转变，即相乘相侮。

相乘：指一方太盛或另一方不及，如肝气横逆犯脾胃，说明肝过强，脾较弱。

相侮：指一方太强不受对方克制而对其反克，或克方软弱反受被克方克制。如金克木，肺应克制肝，但肺金不足，肝火上逆时就可肝火犯肺。

总之，五脏归五行的学说就是这样将机体各部分联系起来，形成了以五脏为中心的生理体系，体现了人体的整体观。以相生相克规律说明五脏之间的关系，生克乘侮的转变说明五脏病变的相互影响。

除此以外，五行学说还将自然界的五方、五时、五气、五味、五色等按其特性与人体的六腑、五声、五官等联系起来，将人与自然界统一起来，表达了天人合一的整体观。

（二）病因与发病学说

破坏人体相对平衡状态而引起疾病的原因就是病因，在中医理论中将病因归纳为：

1. 六淫　为风、寒、暑、湿、燥、火，是病邪外感的总称。在正常情况下称之为六气，一般不易使人致病。只有在异常（太过或不足）时，或人体正气不足时，才能成为致病因素。

2. 疫疠　是指具有传染性的病邪（病原体）。

3. 内伤七情　是指喜、怒、忧、思、悲、恐、惊 7 种精神因素。这些都是人体对客观事物的反映，一般不会使人致病。但若属突发、过于强烈或持续过久的情志变化，就能引起疾病。

4. 饮食、劳逸　包括饮食不节（过多、过少、偏食），过劳或过逸等。

5. 外伤　包括各种武器伤、刀刃伤、冻伤、烫伤、扭伤等。

而发病机理则是与人体本身的正气和邪气两个方面有关。正气（可理解为内环境）是指人体机能和抗病、康复能力，正气的强弱是与体质和精神状态有关的；邪气（可理解为外环境）是指各种致病因素以及生活工作环境等。疾病的发生与变化则是在一定条件下，正气与邪气斗争的结果。正能胜邪则不发病，邪胜正负则发病，所以扶正和祛邪对恢复健康都有重要意义。

二、中医理论与护理的四个基本概念

在众多中医理论的学说中，虽然没有明确地对 4 个基本概念进行阐述，但在很多方面都涉及到，并且是比较一致的。现试将其归纳后陈述如下：

1. 人　人体是一个统一的有机整体，它是由脏腑、经络等许多组织器官所构成的。各脏腑、组织、器官的功能活动不是孤立的，都是整体活动的一个组成部分，而且是以经络为联系通道；在各脏腑之间，相互传递各种信息，在气血、津液环周于全身情况下形成的一个非常协调的、统一的整体。

人的正常生命活动，是阴阳两方面始终处于不断地运动和变化之中，由于存在着相互对立制约、互根互用、相互转化和相互消长平衡的作用，而保持着对立统一的协调关系的结果。

2. 环境　主要是指围绕人类的自然界，自然界存在着人类赖以生存的必要条件，但自然界的变化可直接或间接影响人体而使机体发生反应，即“人与天地相应也”。这些变化主要是季节气候、地区方域、昼夜改变和生活工作环境等。

3. 健康　人体与外界环境之间以及人体各脏腑之间都存在着阴阳两个方面，它们既对立又统一，在不断产生矛盾而又解决矛盾的过程中，维持着阴阳的相对动态平衡，从而保持着人体正常的生理活动，这就是健康，即所谓“阴平阳秘，精神乃治”。当这种动态平衡由于某种原因遭到破坏，即“阴阳失调”时，又不能立即自行调节得以恢复时，人体就会发生疾病。

4. 护理　中医理论中并未明确提出护理的概念，但强调“三分治七分养”和“不治已病治未病”等概念。或可理解为“在全面了解病人有关情况的基础上，以整体观和辩证分析为依据，通过中医（或中西医结合）护理措施，因时、因地、因人地解决个体身心存在的和潜在的健康问题的过程”。

三、中医理论与护理程序

在我国开展整体护理以来，各地中医医院（或中西医结合）医院也纷纷将护理程序应用于具体护理实践中。用辨证施护、整体观点（或中医辨证、西医辨病的方法）与现代的生物、心理、社会医学模式相辅相成，进行以人为中心的整体护理。

（一）评估

除了解一般资料外，可通过中医传统的望闻问切四诊方法收集。

望　观察病人的神色、形态、舌（舌苔、舌质）变化等。

闻　了解病人的语言、声音、呼吸、咳嗽、气味的变化。

问　了解病人的疾病所在、起病过程、治疗经过等。

切　检查病人的脉象、肌肤、脘腹的情况。

中医强调辨证，对寒热、疼痛、出汗、睡眠、饮食（食欲和口味）、二便、月经、带下和情志变化等情况应了解得比较细致、周全。观察内容也有所侧重，从而按八纲（阴、阳、表、里、寒、热、虚、实）进行辨证，从而判断人体正气的盈亏、病邪性质及其盛衰、疾病所在部位的深浅等。

（二）诊断

根据中医辨证提出护理问题，如：

肝阳上亢：眩晕：与情志失调有关。

痰热壅肺：高热、咳嗽：与肺部炎症有关。

定出护理问题（或护理诊断）的目的，是明确列出需要进行护理帮助的问题，以便所有护理人员都能明确该病人的问题所在，才能按计划护理。

在本书护理程序一章中提及的北美护理诊断协会所用的护理诊断陈述方式（PES 公式）及分类方法，是否适用于中医护理，尚待商榷。

（三）计划

将护理问题、排列顺序，拟定目标以及制定护理措施，基本按本书护理程序所述执行。但中医根据扶正祛邪原则，措施较侧重于：

1. 外界环境的调整　包括空气、阳光、水、温度、湿度、通风、隔离、噪声等。

2. 饮食的调整　包括饮食性质、种类等。

3. 加强体质、增加机体抗病能力包括生活规律、体格锻炼等。

（四）实施

即护士和病人共同进行各种促进、恢复和保持健康的活动。此阶段活动包括：

1. 执行措施。

2. 继续收集资料和评估。

3. 做好护理记录。

在实施过程中，要求护士具备更多方面的专业技能，如：

1. 食疗能力　注意食物的属性，根据热者寒之、寒者热之的原则选用温性或者凉性食品，以及注意禁忌食品等。

2. 健身技巧知识　应了解有关按摩、针灸、气功、五禽戏、太极拳等的原理和适用范围，以便选择介绍。

3. 调节情志的技能　即一般的心理治疗方法。

4. 中药性能的相关知识　各种口服和外用药物的作用和服法或用法。

（五）评价

在这最后一步中，对为个别病人所做的计划及执行措施的后果进行检查和评价。可根据所制定目标评价：目标是否实现？若未能实现，其原因何在？以便进一步修改。

四、中医理论的优缺点

在2000多年前就已形成的中医学理论，通过阴阳五行学说、脏腑学说等，对自然界和人体提出了一些不同的概念。认为自然界的一切事物都有共同的物质根源，并且都不是一成不变的，其运动是阴阳的矛盾和统一。各事物之间不是孤立的，是相互联系和相互制约的。人的生命过程就是阴阳对立双方，在不断矛盾运动中取得统一的过程。人体各组织器官共处于一个统一体中，在生理上还是病理上都是互相联系、互相影响的。这都说明了人的整体性以及与自然界的辩证关系。这些概念与一般系统理论是符合的。阴阳学说的动态平衡观点与Rogers的体内动态原则也颇有相似之处，这都说明中医理论与其他定律或原则都是一致的。

在临床实践方面，中医比较强调辨证施治（护），应因时、因地、因人地针对每个人独特的需要进行个体化的护理，这也和近代所提倡的将以疾病为中心的护理，转为以人为中心的护理相同。对于七情六淫的病因分析，促使我们不但要重视环境因素，还要关注精神、社会因素，说明了中国医学理论的全面性，中医原本就是“生物、心理、社会”模式。也正因为如此，中医理论在漫长的历史长河中，不但未被淹没，反而更加光彩夺目。

缺点是中医理论的有些概念比较抽象，难以理解。不过自然界与人体本身就是很复杂的，需要我们加强学习，深入探讨。在科研方面，自新中国成立以来，已有不少成就，如对经络、气和肾等的研究，但还需亟待加强。

近年来，由于改革开放，国际间交流机会增多，许多国家对中医药理论产生了兴趣，甚至进行了不少研究。我国有些中医医院和中西医结合医院对如何将中医理论运用于护理以形成中医护理学（或中西医结合护理学）做了不少工作，但这只是开始，尚需继续努力。

中医理论的内容非常丰富，这里所介绍的非常肤浅，与护理的联系只是尝试，定有不妥之处，希望大家共同来发掘、继承和丰富祖国的宝贵遗产。

（邹　恂）

主要参考书目录

1．王琇瑛．护理发展简史．上海：上海科技出版社，1987

2．郑修霞．护理学基础．北京：北京医科大学、中国协和医科大学联合出版社，1998

3．Sorenson，luckmann．Basic Nursing： A Psychophysiologic Approach．3rd ed．Philadelphia：Saunders，1996

4．甘兰君．护理学基础．北京：人民卫生出版社，1986

5．铃木美惠子，陈淑英．现代护理学．上海：上海医科大学出版社，1992

6．Doheny M，Cook C，d Stopper C．The Discipline of Nursing：An Introduction．Norwalk CT：Appleton lange，1992

7．Taylorb C，Lillis C，LeMone P．Fundamentals of Nursing：The Art and Science of Nursing care．philadelphia：Lippincott，1989

8．胡月娟．基础护理．台湾：华杏出版股份有限公司，1990

9．徐崇凯，曹荣桂．中共中央国务院关于卫生改革与发展的决定．1997

10．医疗机构配套改革要抓好5项工作．健康报，1999：1月7日

11．林菊英．社区护理．北京：科学出版社，1998

12．林菊英，巩玉秀．整体护理概论及模式病房建设．北京：中国科技出版社，中华人民共和国卫生部医政司 1998

13．Eleanor C．Hein．Communication in Nursing Practice．2nd ed．Boston Massachusetts：Liffle Brown，1980

14．Peter G．Northouse d laurel L．Northouse Health Communication：A Handbook for Health Professionals．Englewood：Newjersey prentice Hall 1985

15．吕姿之．健康教育与健康促进．北京：北京医科大学、中国协和医科大学联合出版社，1998

16．Barbara klug Redmau．The Process of patient Education．5th ed．Toronto：Mosby 1984

17．全国13所高等院校《社会心理学》编写组．社会心理学．第2版．天津：南开大学出版社，1995

18．时蓉华．新编社会心理学概论．上海：东方出版中心，1998

19．秦龙．马斯洛与健康心理学．呼和浩特：内蒙古人民出版社，1998

20．李鸣杲，金魁和．医学心理学．沈阳：辽宁科技出版社，1987

21．Barbara J．Stevens Barnum ．Nursing Theory：Analysis，Application，Evaluation．3rd ed．Boston MA：Scott，Foresmant Company Lihle Brown，1990

22．Julia B George．Nursing Theories．3rd ed．Norwalk CT：Appleton a lange ，1990

23．Jacqueline Fawcett．Analysis and Evaluation of Conceptual Models of Nursing．2nd ed．Philadelphia FA：Davis Company，1989

24．印会河．中医基础理论．上海：上海科学技术出版社，1984

25．张莉荣，何世银．中西医结合护理学．天津：天津科技翻译出版公司，1996

26. Young A, Taylor S.G., Mclaughlin-Renpenning K. Connections Nursing Research, Theory, and Practice. Mosby, 2001
27. Alligood M.R., Tomey A.M. Nursing Theory: Utilization & Application. 2nd ed. Mosby, 2002
28. Marriner-Tomey A. Nursing Theorists and Their Work. 3rd ed. Boston: Mosby. 1994
29. Barnum B.S. Nursing Theory: Analysis, Application, Evaluation. 5th ed. Lippincott Company, 1998
30. Nicoll LH. Perspectives on Nursing Theory. 3rd ed. Lippincott Company, 1997
31. Nicoll, LH. Perspectives on Nursing Theory. Boston: Little Brown
32. 邹恂．护理程序入门：现代护理新概念．第2版．北京：北京医科大学出版社，1999
33. 孙正聿．哲学通论．沈阳：辽宁人民出版社，1998
34. 刘大椿．科学哲学．北京：人民出版社，1998
35. Dorothea E. Orem. Nursing Concepts of Practice, 2001

附录1　有关身体、心理和社会评估的内容

护理评估是执行护理程序的第一步骤，是有计划地收集护理对象的主客观资料的过程，进而为正确地做出护理诊断，制定和实施护理计划提供依据。护理评估过程所获得的资料是否正确、全面和真实直接关系到护理程序的其他步骤的完成质量。护理评估的内容不仅仅包括护理对象的身体状况，而且还包括其心理、社会、文化及经济等各个方面。

身体评估一向是医护人员关注的重点，并为病人及其家属所接受，对于身体功能状态也比较容易做出正常或异常的判断。心理社会评估则与身体评估不同，心理社会资料多为主观资料，不仅收集比较困难，而且分析判断也比较困难，很难用“正常”或“异常”来划分。护理对象多是因躯体疾病来就医的，对于了解其疾病的有关情况能够较好地予以配合，而对于涉及其心理社会方面的情况则不愿谈及、不易接受甚至会产生抵触情绪。因此，心理社会评估与护患关系密切相关。如果未能建立起良好的护患关系，必然影响所收集资料的准确性、真实性和完整性。其影响因素主要包括：

1. 病人对护士的信任程度。

2. 在沟通中护士的态度，是否诚恳？

3. 护士的沟通技巧，是否善于引导病人谈出自己的感受？

4. 护士的观察能力和专业知识水平。

5. 病人当时的健康状况、情绪状态。

6. 沟通环境，是否安静及保护隐私等？

护理评估不仅仅需要有医学及护理学的专业知识，还需要具备人文社会学知识。护理评估的范围和内容包括一般资料、健康史、体格检查、实验室及各种辅助仪器的检查结果。这里主要介绍有关一般资料、健康史及身体评估的具体内容。

一、一般资料

包括姓名、性别、年龄、出生地、民族、婚姻状况、文化程度、职业以及医疗费负担形式等。许多健康问题的发生与性别、年龄、出生地、婚姻状况及职业等有关。而不同的民族往往有不同的饮食习惯和宗教信仰。文化程度及职业等可帮助我们选择适宜的健康教育方式。根据不同的医疗费负担形式可以指导我们对护理措施进行选择。除此以外，还应包括护理对象的通讯地址、电话、联系人及联系方式等（以便与其家人联系和今后的随访）；资料来源及可靠程度、交谈日期等，若资料来源并非护理对象本人，应注明其与护理对象的关系。

二、健康史

健康史的内容包括护理对象目前及既往的健康状况、影响其健康状况的有关因素以及服务对象对自己的健康状况的认识、看法与反应等。与医疗病史不同的是：医生关注的是病人的症状、体征与疾病的进展情况等，而护士更关注的是护理对象对健康状况以及因之而带来的生活方式等的改变所做出的反应。

（一）目前的健康状况

1. 主诉　即本次就诊的主要原因，是护理对象认为最重要、最关心的问题，是本次就诊的主要目的。陈述时要简短扼要，并尽可能用护理对象自己的语言描述，同时还要注明问题自发生至就诊的时间。如“发热、头痛 16 小时”、“乏力、纳差 5 天，尿黄 3 天”或“胸片发现右肺阴影，要求入院诊治”。

2. 现病史　是对护理对象目前所出现的健康问题的发生、发展及应对的全过程的描述。内容包括问题发生的时间、发生时的情况、主要问题的特点（如发生的部位、性质、发生的频率、持续时间和程度、诱发因素、加重或缓解因素等）、相关问题的发生情况、所采取的处理措施及其效果如何、健康问题的发生对护理对象的影响、护理对象对自己目前健康状况的看法。

（二）既往的健康状况

主要包括以下几项内容：

1. 护理对象对自己既往健康状况的评价

2. 既往患病史、住院史、手术史、外伤史　包括所患疾病的时间、诊断、诊疗经过及转归情况；有无住院经历、住院的原因、住院时间；手术的原因、手术的名称；外伤的原因、诊疗与转归等。

3. 流行病学史　有无疫区居住史、传染病（如病毒性肝炎、结核、艾滋病等）接触史及不洁饮食史、性乱史、输血或血制品史等以及预防接种史。

4. 过敏史　应记录有无对食物、药物或其他接触物的过敏史。若有，应记录过敏时间、过敏原和过敏反应的情况。

5. 目前用药史　包括用药的原因、时间、药物名称、用量、用法及效果。这些情况有助于对护理对象进行适当的指导，以免发生用药过量以及预防发生毒性反应等；同时借此也可以了解护理对象的自我健康照顾能力。

（三）家族史

主要是了解其直系亲属及其配偶的健康状况及患病情况，特别应注意询问是否患有同样的疾病，以及与遗传有关的疾病，以明确遗传、家庭及环境等对其目前的健康状况和需要的影响。

（四）成长发展史

不同的年龄阶段有着不同的成长发展任务，个体的成长发展状况亦是反映其健康状况的重要指标之一。运用相应的成长发展理论，根据护理对象所处的不同成长发展阶段，确定其是否存在成长发展障碍。

1. 对于儿童来说，主要了解其出生时的情况及其后的生长发展情况。

2. 月经史　月经初潮年龄、月经周期和经期的天数、经血的量和色、经期症状、有无痛经和白带、末次月经日期、闭经日期、绝经年龄。记录格式：初潮年龄$\frac{\text{行经期（天）}}{\text{月经周期（天）}}$末次月经时间（LMP）或绝经年龄。

3. 婚姻史　婚姻状况、结婚年龄、对方的健康状况、性生活情况、夫妻关系等。

4. 生育史　妊娠与生育次数和年龄、人工和自然流产的次数、有无死产、手术产、产褥热和计划生育状况。男性应询问有无患过影响生育的疾病。

（五）日常生活型态及自理能力

对护理对象的日常生活型态及自理能力的了解有助于找出适宜的方法以帮助其维持和恢复健康。收集资料的主要内容如下：

1. 营养　平素的饮食习惯包括饮食类型、每日的进食量和餐次、饮水情况、进食和饮水的特殊嗜好等，皮肤的营养状况及伤口的愈合情况等，目前在饮食习惯、食欲及体重等方面有无变化或特殊要求等。

2. 排泄　每日大小便的次数、性状和量，以及目前有无排便、排尿障碍或习惯的改变等。

3. 休息与睡眠　睡眠习惯包括睡眠时间、有无午睡、晚间入睡及晨起的时间、是否需要药物或其他方式辅助睡眠、醒后是否有精力充沛的感觉。

4. 活动与锻炼　日常活动及锻炼习惯，如有的人晨起后先户外跑步锻炼，然后回家吃早点等。若有日常活动能力受限应具体描述受限的范围和程度、有无使用辅助器具等。

5. 嗜好　主要了解护理对象的烟酒嗜好与摄入量、有无麻醉毒品或其他特殊嗜好。

（六）心理评估

1. 感知能力　视、听、触、嗅等感觉功能状况，有无减退或消失、错觉、幻觉等。

2. 认知能力　对时间、地点、人物等的定向力、记忆力、计算力、理解力、判断力、抽象思维能力等。

3. 沟通型态　语言沟通能力（包括语音、语调、语速及语意的连贯性，注意有无音哑、失语等）、思维内容及过程（有无怀疑、强迫观念、妄想等）。

4. 情绪状态　病人对自己心情的描述以及对未来的看法等，如有无焦虑、抑郁、失望、沮丧、恐惧、愤怒等。

5. 自我概念与自尊　对自己的感觉和看法，如可能觉得自己无能为力、毫无希望或成为别人的累赘等等。

6. 对疾病和健康的理解与反应　对健康的认识、对所患疾病的了解程度及情绪反应、所采取的相应措施（包括自我保健的知识与行为）、对目前疾病的期望及恢复健康所持有的信心等。

7. 对应激事件的反应　了解护理对象对日常生活中出现的应激事件的反应及所采取的控制情绪、处理问题的方式，如独立面对或寻求别人的帮助等。

8. 价值观与信仰　是对世界的看法、人生的态度，是力量与希望的源泉。可询问护理对象“什么对您最重要?”、“遇到困难时，您是如何看待的？一般从何处寻求力量和帮助”、“您参加什么组织没有?”等。

（七）社会评估

1. 受教育情况　根据受教育程度可以判断护理对象对事物的认识和判断能力以及对事物发生的可能反应，进而了解对健康教育的态度和接受能力。

2. 生活与居住环境　指家庭的居住环境、所在社区的环境。要了解护理对象对其生活与居住环境的感受与看法，是否存在影响其目前健康状况的因素，目前这些环境有无变化等。

3. 职业及工作环境　工种、劳动环境、工业毒物的接触情况及时间等。

4. 家庭关系　包括家庭结构、家庭氛围、护理对象在家庭中的地位、与家人的关系以及护理对象的健康问题给家庭关系带来的影响等，以了解护理对象在家庭中所扮演的角色、所承担的责任以及是否拥有良好的家庭支持系统。

5. 社交状况　包括与周围人（如朋友、同事、领导等）的人际关系、经常参加的社交活动及所扮演的角色等，以了解其是否存在人际关系紧张、社交障碍等。

6. 经济负担　主要是了解由于求医而给家庭可能带来的经济问题及影响，以及护理对象对此所做出的反应。

心理社会评估主要通过问诊的方式进行，同时也需要对护理对象的言行、表情等的观察，加以进一步的核实与确认。必要时，还可以进行某些测试。而某些方面（如情绪状态等）的评估，只有通过密切的观察才能确保其真实性、准确性。

三、身体评估

身体评估是护理人员运用自己的感官及借助传统的辅助工具（如听诊器、血压计和体温计等）对护理对象进行细致的观察和系统的检查以了解和判断其身体及心理功能状态的一种护理评估方法。与通过问诊所得到的健康史不同，通过身体评估所获得的评估资料属于客观资料。可以进一步验证通过问诊所获得的主观资料的真实性和准确性。身体评估的内容包括：

●生命体征、身高、体重。

●姿势、步态与体位。

●营养状态：良好、中等、不良。

●皮肤粘膜：皮肤的颜色、弹性、温湿度、完整性（皮肤破溃、皮疹、皮下出血、蜘蛛痣、水肿等）。

●浅表淋巴结：肿大淋巴结的大小、部位、质地、压痛、活动度、周围皮肤的改变。

●头面部评估

1. 头部　头颅的大小、形态，头发疏密程度，脱发、头皮血肿或外伤。

2. 面部

（1）面容表情：特殊病容、表情。

（2）眼：眼睑下垂、结膜苍白、充血、出血等，巩膜黄染，角膜透明度，瞳孔的形态大小，眼球运动，视力、色觉及视野。

（3）耳：耳廓畸形，外耳道皮肤、溢脓或溢液及其性状，乳突压痛，听力减退。

（4）鼻：外形与颜色，鼻翼扇动，鼻腔是否通畅，异常分泌物，鼻窦压痛，嗅觉。

（5）口腔：口唇干裂、苍白或紫绀，口腔粘膜出血及溃疡，牙齿脱失、义齿、残齿，牙龈出血、溢脓，伸舌偏斜，咽部充血、淋巴滤泡，扁桃体肿大，口腔异味。

（6）腮腺：肿大、腮腺导管肿大、异常分泌物。

●颈部评估

1. 姿势与运动：姿势改变、运动受限。

2. 血管：颈静脉怒张、颈动脉异常搏动。

3. 甲状腺：有无肿大、触痛。

4. 气管：移位。

●胸部评估

1. 胸廓：胸廓外形，胸壁压痛、皮下气肿。

2. 乳房：视诊——对称性，皮肤颜色，局部凹陷及水肿，乳头异常分泌物；

触诊——硬度与弹性，压痛，包块的部位、大小、外形、质地、活动度、有无触压痛。

● 肺脏评估

1. 视诊：呼吸运动（对称性、频率、节律）。
2. 触诊：呼吸运动、触觉语颤、胸膜摩擦感。
3. 叩诊：叩诊音、肺下界、肺下界移动度。
4. 听诊：异常呼吸音、干湿啰音。

● 心脏评估

1. 视诊：心前区隆起、心尖搏动、心前区异常搏动。
2. 触诊：心尖搏动的位置、强度及范围、震颤、心包摩擦感。
3. 叩诊：心界（相对浊音界）。
4. 听诊：心率、节律，心音的强度、有无心音分裂、额外心音及杂音（杂音出现的时期、性质、强度及传导等）。

● 周围血管评估

1. 视诊：血管外形、充盈度、肝颈静脉回流征、毛细血管搏动征。
2. 触诊：脉搏（脉率、节律、强弱、波形）、血管壁的状态。
3. 听诊：血管杂音。

● 腹部评估

1. 视诊：外形、腹式呼吸运动受限、腹壁静脉曲张、胃肠型、蠕动波。
2. 触诊：腹肌紧张度、压痛及反跳痛、肝脏及脾脏肿大及触痛、Murphy 征。
3. 叩诊：叩诊音、肝区叩击痛、肾区叩击痛、移动性浊音。
4. 听诊：肠鸣音、血管杂音。

● 脊柱四肢评估

1. 脊柱的弯曲度：脊柱侧弯或畸形
2. 脊柱的活动度：活动受限
3. 脊柱压痛及叩击痛
4. 四肢关节的活动度受限、畸形、肌肉萎缩。
5. 指趾形态异常

● 神经系统评估

1. 感觉功能：触觉、痛觉、温度觉及本体感觉。
2. 运动功能：随意运动的受限、不随意运动的增加，肌力及肌张力，共济运动失调。
3. 生理反射：浅反射（角膜反射、腹壁反射、提睾反射）和深反射（肱二头肌反射、肱三头肌反射、膝腱反射、跟腱反射）。
4. 病理反射：巴宾斯基征及其等位征、霍夫曼征。
5. 脑膜刺激征：颈强直、克氏征、布氏征。

● 肛门及生殖器评估

1. 肛门：肛裂、瘘管、痔疮及脱出。
2. 粪便：粪便的颜色、性状、有无粘液脓血等异常。
3. 男性生殖器：阴毛的分布、阴茎的大小及皮肤颜色、触痛或结节、阴囊的大小颜色、对称性，睾丸大小、压痛，透光试验。

4. 女性生殖器：阴毛的分布，会阴部的卫生状况、皮肤粘膜完整性、颜色，阴蒂的大小，阴道口分泌物、处女膜、宫颈脱出，尿道口红肿或有脓性分泌物。

以上身体评估的内容并不是每一项都要检查和记录，应结合护理对象的具体情况有所侧重，特别要注意的是对明确护理诊断有意义的阳性或阴性体征。例如，对于可能存在清理呼吸道无效的病人要注意肺部体征的评估（如呼吸的频率、幅度、咳嗽和咳痰、干湿啰音等）；对于肝硬化的病人，考虑有感知障碍的可能，就要有听、视、触、味、嗅觉以及对时间、地点、人物的定向力等的检查和记录；对于晚期癌症的病人，应注意检查和记录其身高、体重、营养状态（包括皮肤、粘膜、皮下脂肪、肌肉等的发育状况），以明确其是否存在营养失调、低于机体需要量的诊断等。

四、辅助检查

包括对明确护理诊断有意义的各种实验室及器械等检查的结果。

（孙玉梅）

附录 2 参考病历格式

收集资料之后，还要对资料进行整理和记录而形成文件，即护理病历。目的在于对护理对象的健康状况进行动态的观察、比较，同时也便于他人参阅。一般来讲，可以采取不同的理论模式（如 Orem 的自理模式、Maslow 的人类基本需要层次论、Marjory Gordon 的功能性健康型态、人类健康反应类型模式等）作为理论框架编制护理病历的格式，对资料进行整理和记录。这里的附录是一些以不同的理论为框架而编制的成人护理病历格式以供参考。

例 1（是参照 Orem 的自理模式、Maslow 的人类基本需要层次论，并主要按生理、心理、社会的层次设计的）

入院护理病历

科别________________ 病房____________ 床号________ 住院号____________

一 般 情 况

姓名__________ 性别： 男 女 年龄____天/月/岁 民族____ 信仰________ 籍贯______

婚姻状况：未婚 已婚 离异 再婚 丧偶 医疗费负担形式：公费 大病统筹 医疗保险 自费

文化程度：小学及以下 初中 中专 高中 大专 大学及以上 职业：工人 农民 教师 干部 其他______

工作单位______________________________ 邮政编码________________ 电话_________________

家庭住址______________________________ 邮政编码________________ 电话_________________

联系人__________ 联系人单位（住址）______________________________ 电话_________________

入院日期 ____年____月____日 入院方式： 步行 扶行 背入 轮椅 平车 担架 其他________

病历记录日期 ____年____月____日 病史陈述者__________ 可靠程度：可靠 基本可靠 不可靠

入院医疗诊断____________________________ 主治医师____________ 责任护士__________

健 康 史

一、目前健康史

主诉（入院或求医的主要原因）：____

目前健康状况（现病史）：____

____

____

____

____

二、既往健康史

既往健康状况：很好 较好 一般 不好 很差

既往病史、住院史、手术史及外伤史：____

____

____

流行病学史：____

过敏史：____

三、目前用药史：无，有

药 物 名 称	使用时间	用 法 与 剂 量	用途与目的	疗效

四、日常生活型态及自理能力

营养：____

____

排泄：____

____

休息与睡眠：____

____

活动与锻炼：____

____

嗜好：____

____

自理能力（1完全自理、2部分自理、3完全不能自理）：

翻身______， 坐起______， 下床______， 穿衣______， 洗漱______， 洗澡______，

进食______， 行走______， 入厕______， 上下楼梯______， 做饭______， 购物______。

辅助工具：无，有____

五、成长发展史

月经史：____

婚育史：____

六、家族史：____

____

七、心理评估

感知能力：____

认知能力：____

沟通型态：________________

情绪状态：________________

自我概念与自尊：________________

对疾病与健康的认识：________________

____

对应激事件的反应：________________

____

价值与信仰：________________

____

八、社会评估

受教育情况与职业经历：________________

____

生活与工作环境：________________

家庭构成与家庭关系：________________

____

社交状况：________________

____

经济负担：________________

身 体 评 估

一、一般状态

体温____℃ 脉搏____次/分 呼吸____次/分 血压______ mmHg 身高______ cm 体重______ kg

意识状态：清醒 嗜睡 模糊 昏睡 浅昏迷 深昏迷 谵妄 其他________________；

姿势：端正 异常________________； 步态：稳健 跛行 蹒跚 其他________________；

体位：自动体位 被动体位 强迫__________位；语言：流畅 断续 音哑 其他____________；

记忆力：良好 减退 丧失 其他__________；听力：良好 减退 耳聋 其他____________；

瞳孔：等大等圆 左______ mm 右______ mm ________散大 ________缩小 其他____________；

对光反射：迅速 迟钝 消失； 营养状态： 良好 中等 不良；

视力：良好 近视 远视 色盲 色弱 其他____________；嗅觉：敏感 减退 其他__________；

味觉：敏感 减退 口苦 其他________________；浅感觉：敏感 异常________________；

表情：自然 痛苦 无欲；情绪状态：乐观 平静 紧张 焦虑 恐惧 愤怒 激动 消沉 其他__________；

行为：得体 怪异 其他________________；卫生状况：良好 一般 差________________；

二、皮肤粘膜

颜色：红润　苍白__________，紫绀____________，黄染____________，其他____________；

弹性：良好　减退；　温湿度：正常　出汗多　干燥；　完整　破溃__________________________；

皮疹：无，有______________________________；皮肤粘膜出血：无，有________________________；

蜘蛛痣；无，有______________________________；水肿：无，有______________________________；

三、脊柱与四肢活动度

脊柱的活动度（腰椎）________________，脊柱压痛________________，叩击痛________________；

右上肢关节的活动度________，外形________，肌肉________，肌力________，肌张力________；

左上肢关节的活动度________，外形________，肌肉________，肌力________，肌张力________；

右下肢关节的活动度________，外形________，肌肉________，肌力________，肌张力________；

左下肢关节的活动度________，外形________，肌肉________，肌力________，肌张力________；

运动功能：随意运动________；不随意运动________；共济运动________________________；

四、专科评估*

____

____

____

____

____

辅 助 检 查

（对明确护理诊断有意义的各种实验室、器械等检查结果）

主要护理诊断

签名：

*：专科评估内容是指通过全身的系统检查所获得的有意义的阳性或阴性体征，其重点是依据护理对象的具体情况而定的。如心脏疾患的病人主要是心脏及周围血管的评估，而胃肠道疾患的病人主要是腹部评估等。这样既可全面反映病人在体征上的各种变化，又可减轻书写负担。

例 2（是依据 Marjory Gordon 的功能性健康型态模式而设计的）

HS2〗

入院护理病历

科别________ 病房________ 床号________ 住院号________

一 般 情 况

姓名________ 性别： 男 女 年龄____天/月/岁 民族____ 信仰________ 籍贯______

婚姻状况：未婚 已婚 离异 再婚 丧偶 医疗费负担形式：公费 大病统筹 医疗保险 自费

文化程度：小学及以下 初中 中专 高中 大专 大学及以上 职业：工人 农民 教师 干部 其他______

工作单位________________ 邮政编码________ 电话________

家庭住址________________ 邮政编码________ 电话________

联系人________ 联系人单位（住址）________________ 电话________

入院日期 ____年____月____日 入院方式： 步行 扶行 背入 轮椅 平车 担架 其他________

病历记录日期 ____年____月____日 病史陈述者________ 可靠程度：可靠 基本可靠 不可靠

入院医疗诊断________________ 主治医师________ 责任护士________

健 康 史

一、目前健康史

主诉（入院或求医的主要原因）：________________

目前健康状况（现病史）：________________

____

____

____

____

二、既往健康史

既往健康状况：很好 较好 一般 不好 很差

既往病史、住院史、手术史及外伤史：________________

____

____

流行病学史：________________

过敏史：________________

三、目前用药史：无，有

药 物 名 称	使用时间	用 法 与 剂 量	用途与目的	疗效

四、家族史：____

____

五、功能性健康型态

健 康 认 知——健 康 管 理 型 态

吸烟史：无，有____年，____支/日，戒烟____年；饮酒史：无，有____年，____两/日，戒酒____年；

其他嗜好：无，有（____）；

定期体检：从不体检、不定期体检（说明____________________）、定期体检（____年/月一次）

寻求保健信息：从不、偶尔、经常；寻求方式：读书、看电视、参加讲座、其他____________；

对既往健康状况的看法：很好、较好、一般、较差、很差______________；

对目前健康状况的看法：很好、较好、一般、较差、很差______________；

本次住院的期望：____；

对于诊疗方案，希望：完全由医护人员决定、事先应予通知、共同讨论后由医护人员决定、共同讨论后由自己决定

营 养 – 代 谢 型 态

基本膳食：普食、软食、半流食、流食、其他________；______餐/日，____两/日；

膳食搭配：平衡膳食、高蛋白饮食、高糖饮食、高脂饮食、素食、治疗饮食____、其他______；

饮水：______ ml/日，以白开水、矿泉水、茶水（浓、淡）、咖啡、其他______为主；

食欲：良好、减退、亢进；咀嚼困难：无、有______________；吞咽困难：无、有______；

体重变化：无变化、增加________、下降________；皮肤破损愈合情况：良好、不易愈合。

排 泄 型 态

排便情况：正常、便秘、腹泻（____次/日），失禁（____次/日）、其他__________；

造瘘：无、有（类型________）；应用缓泻剂：无、口服______、灌肠______、其他______；

排尿情况：____ ml/日，____次/日，夜尿____次/日；颜色：淡黄、浓茶色、酱油色、其他______；

性状：透明、脓性、血性、其他____；排尿障碍：无、尿潴留、尿失禁、尿淋漓、尿急、尿痛、其他____；

运动 – 运动型态

锻炼：无、有______________；其他业余爱好：无、有______________

精力：充沛、易疲乏、倦怠；身体活动能力：自如、受限________________________；

自理能力（1 完全自理、2 部分自理、3 完全不能自理）：

翻身______，坐起______，下床______，穿衣______，洗漱______，洗澡______，

进食______，行走______，入厕______，上下楼梯______，做饭______，购物______。

辅助工具：无、轮椅、拐杖、假肢、其他______________________________。

睡眠－休息型态

睡眠习惯：晚上______时入睡，早晨______时起床，午睡：无、有______小时；醒后：精力充沛、仍感疲倦；

睡眠障碍：无、失眠、入睡困难、易醒、多梦、恶梦、早醒、思睡、其他____________；

辅助睡眠：无、进食、药物______、催眠术______、其他______________________________；

认知－感知型态

听力：正常、减退、幻听、其他______________________________；使用助听器：无、有；

视力：正常、近视、远视、幻视、其他__________；眼镜：无、有；色觉：正常、色弱、色盲；

感觉异常：无、感觉过敏、错觉、其他______________________________；

最有效的学习方法：看书、听课、示范、其他__________；学习困难：无、有__________；

对自己目前的健康状况：十分了解、了解一些、不了解；

想了解的信息：无、疾病诊断、病因、病情进展、预后、诊疗方案、康复措施、其他__________；

自我感知－自我概念型态

目前对自己的看法是：____；

目前对自己最关心的是：____；

对自己目前的健康状况感到：乐观、无所谓、紧张、焦虑、恐惧、愤怒、无能为力、无望、其他______；

角色－关系型态

语言沟通障碍；无、有____；

家庭主要成员及其健康状况____；

____

家庭关系：和睦、紧张____________________；最亲近的人是：____________________；

患病和住院对家庭的影响：无、有____；

与同事及领导的关系：融洽、一般、紧张；朋友：较少、一般、较多；社交往来：较少、一般、较多；

主要的社交活动：____；

性－生殖型态

月经初潮____岁；月经周期____天；行经期____天；末次月经____年____月____日；绝经年龄____岁；

月经量：少、中等、多；痛经：无、有____；月经不调：无、周期紊乱、闭经、其他____；

结婚年龄____岁；生育情况：孕____次、产____次、自然流产____次、药物流产____次、人工流产____次；

避孕方式：无、口服避孕药、工具避孕、其他____；夫妻关系：融洽、紧张、其他____；

性功能障碍：无、有____

应对－应激耐受型态

遇较大问题时，经常：独立面对、与______商讨、向______寻求帮助、其他__________；

最近1、2年经历的重大事件：无、有____；

处理方式：____；
效果：非常成功、有一定效果、完全无效______________________________；
医疗费的经济压力：无、有（看法与对策______________________________）；
是否经常需要他人的帮助：否、是（需要______的帮助；能否满足：能、不能______）；
住院对您的影响：无、生活规律被打乱、环境不熟悉、紧张、孤独、其他__________；
对医护人员的期望：____；
价值－信仰型态
对您来说，人生最重要的是____；
对您来说，生存的意义是____；
有无宗教信仰：无、有____；
目前您的上述信念有无改变或矛盾：无、有______________________________；

身体评估（参见例1）

辅助检查

主要护理诊断

签名：

（孙玉梅）

例 3 （北京大学护理学院教学用病历格式）

入院护理病历

一 般 资 料

姓名：
性别：
年龄：
职业：
民族：
籍贯：
婚姻：
文化程度：
住址：

入院日期：
入院方式：
病历采集日期：
病史陈述者：
可靠程度：
入院医疗诊断：
主管医生：
责任护士：

健 康 史

入院原因

主诉：
现病史：

日常生活型态及自理能力

饮食型态：
休息与睡眠型态：
排泄型态：
自理能力及日常活动：

既往史

个人史

出生及成长情况：
月经史：
婚育史：
过敏史：
嗜好：

家族史

心理评估

认知能力：
情绪状态：
自我概念和自尊：
对健康与疾病的理解和期望：
重大应激事件及应对情况（应激与应对能力）：
价值观与信仰：

社会评估

家庭关系：
生活与居住环境：
工作与受教育情况（职业及工作环境、受教育水平）：
社交状况：
经济状况：
文化评估

身体评估

实验室及其他检查

主要护理诊断

签名：

附录3　采集护理病史的参考问题

1. 您来到医院，希望我们帮助您解决的最主要问题是什么？

2. 您谈一谈这个问题开始是在什么情况下、如何出现的，好吗？

3. 出现这个问题后，您是怎么想的？采取了哪些措施？效果如何？

4. 从什么时候这个问题发生了变化？发生了怎样的变化？有无其他新的问题出现？

5. 您认为自己目前的身体状况如何？有何想法？

6. 您认为自己以往的身体状况如何？

7. 您采取了哪些有利于身体健康的措施？您是如何了解这方面的知识的？

8. 您以前得过哪些疾病？是什么时候得的？怎么知道的？采取了什么样的治疗措施？效果如何？

9. 您以前住过院吗？住过几次？住在哪个医院？有什么感觉和看法？

10. 您做过哪些手术？在手术前后，您有什么感觉？

11. 您认为医护人员怎样做才能帮助您减轻手术前后的紧张情绪？

12. 您受过外伤吗？当时是在什么情况下发生的？是如何处理的？效果如何？

13. 您是否对什么药物、食物或其他东西过敏？在什么情况下出现的？是什么样的表现？

14. 目前您仍在服用哪些药物？为什么服用？具体的用法是什么？用量是多少？效果如何？

15. 您是否接种过甲、乙肝疫苗？是否输过血或血制品？是否经常在外就餐？

16. 您的父母、兄弟、姐妹的身体如何？家族中有无与您患同样疾病的？有无患血友病、色盲、糖尿病、高血压病等疾病的病人？

17. 您平素的饮食习惯如何？是否有不进早餐的习惯？每日进食量有多少？每日几餐？食欲如何？

18. 对食物有何特殊喜好或要求？喜食油腻的，还是清淡的？

19. 每日饮水量多少？喜欢什么饮料（白开水、矿泉水、茶、咖啡或其他）？

20. 最近有无食欲及体重变化？

21. 牙齿有无问题？

22. 皮肤是否干燥或破损？平时皮肤破损后，是否容易愈合？

23. 平时排便是否规律？每日排便次数？颜色性状如何？是否成形？排便时有无不适？

24. 您每天的排尿规律如何？一天几次？一天总的尿量大约有多少？有无性质或颜色的变化？有无排尿困难、排尿时疼痛等不适？有无尿失禁的情况？

25. 平时的睡眠习惯如何？一般晚上几点入睡？早晨几点起床？有无午睡的习惯？醒后是否感到精力充沛？

26. 有无入睡困难？是否需要药物或其他方式帮助入睡？有无早醒、或夜间醒后不易入睡的情况？

27. 您的日常生活规律如何？早晨起来后都做些什么？有无晨练的习惯？

28. 您经常锻炼吗？都有哪些锻炼活动？多长时间一次？

29. 您最喜欢的娱乐活动是什么？

30. 在日常生活中，有无困难？起床、下地、走路是否需要帮助？吃饭、穿衣是否需要帮助？入厕、洗漱是否需要帮助？做饭、买东西等家务是否需要帮助？

31. 您有吸烟的习惯吗？吸烟多少年了？一般每天吸几支？有无戒烟的打算？

32. 您有喝酒的习惯吗？有这个习惯已经多少年了？一般在什么情况下喝？每次能喝多少？多长时间一次？

33. 您结婚时的年龄是多少？爱人身体如何？夫妻关系如何？

34. 您有几个孩子？孩子的身体如何？

35. 在性生活方面有什么问题或变化？

36. 对于女性，应了解月经的情况、怀孕次数。是否做过人工流产等？对于男性，还应询问有无影响生育的疾病等。

37. 对于儿童，应向家属了解其出生的情况，如是自然分娩、剖腹产？顺产、难产？出生体重、Apgar 评分等？以及什么时候能抬头、翻身、坐起、会走？什么时候开始出牙、会说话等？

38. 您的听力如何？是否需要助听工具？

39. 您的视力如何？是否需要戴眼镜？最近视力检查的情况如何？

40. 您辨别时间、地点、方向的能力如何？

41. 您平时的记忆力怎么样？最近有没有改变？

42. 为了学习或掌握某种知识或技能，您认为最好的学习方法是什么？在学习中有什么困难？

43. 您目前对自己的看法如何？有无让自己不满意或失望的地方？

44. 您是怎样理解和看待疾病与健康的？

45. 您是否为了使身体保持健康而采取了一定的措施？这些措施都是什么？您觉得效果如何？

46. 您一般通过什么方法了解有关的保健知识？

47. 平时您若有不适，一般如何处理？是自己吃药、求医、还是等等看？

48. 您对自己目前的健康问题有何看法？是否令您感到担心、紧张、焦虑？您是如何处理的？是泰然处之，还是寻求别人的帮助？您认为谁最能给您帮助？

49. 您是否常常感到有事使您发怒、烦恼、恐惧、焦虑或消沉？您一般采取什么方式加以控制？效果如何？

50. 当您遇到较大问题时，是自己处理，还是与人商量？多数情况下都能成功吗？

51. 您以前曾因病住院，对得到的治疗护理满意吗？让您不满意的是哪些问题？您觉得医护人员怎样做会让您感到更舒适？更满意？

52. 您是否曾拒绝过所给予的治疗护理措施？为什么？

53. 您这次住院的期望是什么？对于疾病的治疗护理效果，您希望能达到什么程度？

54. 您都接受过什么教育？获得过哪些文凭或证书？都从事过哪些职业？担任过什么职务？

55. 您的家庭及所在社区的居住环境如何？您对自己的生活和居住的环境满意吗？存在的主要问题是什么？目前有无改变？

56. 您的工作环境如何？劳动保护措施是否完善？是否可能接触到有害健康的工业毒物、放射线等？

57. 您的家庭中都有哪些成员？家里的事一般都由谁来做主？家里人的关系如何？有无家庭关系紧张等问题？

58. 您认为自己在家庭中的地位如何？在您需要时，您认为家人能给予您足够的帮助吗？(若不能）为什么？

59. 您与谁的关系最密切？在住院期间或需要人照顾时，您希望与谁保持联系？希望谁陪在您身边？

60. 家庭对您生病或住院有何看法？您是如何看待的？

61. 除了家人，您还喜欢与哪些人交往？您与朋友、同事及领导的关系如何？

62. 您喜欢参加哪些社交活动？在这些活动中，您是否参与组织工作？在其中担任什么职务？

63. 在您的朋友中，您与谁的关系最密切？当您遇到困难时，您愿意向谁寻求帮助？寻求什么样的帮助？

64. 什么对您最重要？您参加了哪些政治团体、宗教组织？从中您有哪些教益或感受？您对自己的信仰是否有过矛盾或改变？有过哪些矛盾或改变？

65. 您的家庭收入情况如何？对于承担看病或住院的费用是否有困难？您的看法和愿望是什么？有什么顾虑及特殊要求吗？

以上问题只是在采集病史时作为提示与参考。具体操作过程中，还必须根据病史陈述者的身份、年龄、文化程度、社会文化背景等的不同，而调整问题的用语、谈话的语气等，不能生搬硬套地逐条询问。否则，会使人感到你只是为了完成任务，而并不是真正关心他的问题、为他寻找解决问题的办法。这样必然会失去陈述者对你的信任而不愿配合，进而影响所收集的资料的准确性、完整性和治疗性护患关系的建立，以致对今后的护理工作形成障碍，带来不利影响。

（孙玉梅）